Resincronización cardíaca

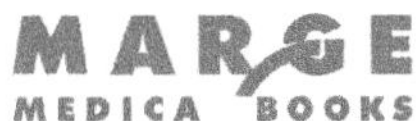

MARGE
MEDICA BOOKS

Resincronización cardíaca

Dr. Lluís Mont i Girbau

Editor invitado:
Dr. Antonio Hernández Madrid

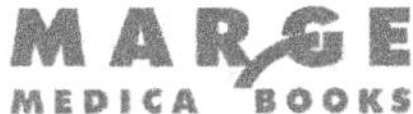

Colección: ARRITMIA Y ESTIMULACIÓN CARDÍACA

RESINCRONIZACIÓN CARDÍACA
Editor: L. Mont i Girbau
Editor invitado: A. Hernández Madrid

1.ª edición, octubre de 2006

© *Copyright* de esta edición: ICG Marge, SL
© *Copyright* fotografía de la cubierta: Hospital Clínic Universitari

Edita
ICG Marge, SL
Valencia, 558, ático 2.ª
08026 Barcelona (España)
Tel. +34-932 449 130
Fax +34-932 310 865
www.marge.es

Director editorial
David Soler

Realización editorial
Laura Matos

Diseño cubierta
Héctor Soler

Coordinación editorial
Sandra González

Colaboración técnica
Ana Romo
Susana Carmona

Impresión
Novoprint (Sant Andreu de la Barca)

ISBN: 84-86684-58-7
Depósito Legal: B-39304-06

Índice

Autores

A. Amador
Médico adjunto Unidad de Arritmias.
Servicio de Cardiología.
Hospital Ramón y Cajal.
Departamento de Medicina.
Universidad de Alcalá de Henares. Madrid.

O. Bernal
Médico adjunto Unidad de Arritmias.
Servicio de Cardiología.
Hospital Ramón y Cajal.
Departamento de Medicina.
Universidad de Alcalá de Henares. Madrid.

A. Berruezo
Médico adjunto Sección de Arritmias.
Instituto del Tórax.
Hospital Clínic Universitari/IDIBAPS.
Barcelona.

B. Blanco
Médico adjunto Servicio de Cardiología.
Hospital Ramón y Cajal. Madrid.

J. Brugada
Director Instituto del Tórax.
Hospital Clínic Universitari/IDIBAPS.
Barcelona.

A. Camino
Médico adjunto Servicio de Cardiología.
Hospital Ramón y Cajal. Madrid.

R. Campuzano
Médico adjunto Servicio de Cardiología.
Hospital Universitario de Guadalajara.
Guadalajara.

M. Castillo
Médico adjunto Unidad de Arritmias.
Servicio de Cardiología.
Hospital Ramón y Cajal.
Departamento de Medicina.
Universidad de Alcalá de Henares. Madrid.

M. Cobo
Residente Unidad de Arritmias.
Servicio de Cardiología.
Clínica Puerta de Hierro. Madrid.

E. de Teresa
Jefe de Servicio de Cardiología.
Hospital Clínico Universitario Virgen
de la Victoria.
Profesor Titular de Cardiología,
Departamento de Medicina.
Universidad de Málaga. Málaga.

V. Delgado
Servicio de Cardiología.
Instituto del Tórax.
Hospital Clínic Universitari/IDIBAPS.
Barcelona.

E. Díaz Infante
Médico adjunto Unidad de Arritmias
y Estimulación Cardíaca.
Hospital Virgen Macarena. Sevilla.

M. Domínguez Muñoa
Médico adjunto Unidad de Insuficiencia
Cardíaca.
Servicio de Cardiología.
Hospital General Universitario Gregorio
Marañón. Madrid.

J. M. Escudier Villa
Médico adjunto Unidad de Arritmias.
Servicio de Cardiología.
Clínica Puerta de Hierro. Madrid.

I. Fernández Lozano
Director Unidad de Arritmias.
Servicio de Cardiología.
Clínica Puerta de Hierro. Madrid.

A. Ferrero de Loma Osorio
Unidad de Arritmias.
Servicio de Cardiología.
Hospital Clínico Universitario. Valencia.

I. García
Médico adjunto Unidad de Arritmias.
Servicio de Cardiología.
Hospital Ramón y Cajal.
Departamento de Medicina.
Universidad de Alcalá de Henares. Madrid.

I. García Bolao
Director Unidad de Arritmias.
Departamento de Cardiología y Cirugía
Cardiovascular.
Clínica Universitaria de Navarra. Pamplona.

R. García Civera
Profesor Titular. Departamento de Medicina.
Universitat de València.
Jefe de Sección Unidad de Arritmias.
Servicio de Cardiología.
Hospital Clínico Universitario. Valencia.

A. García Lledó
Médico adjunto Servicio de Cardiología.
Hospital Universitario de Guadalajara.
Guadalajara.

J. A. García Robles
Médico adjunto Unidad de Insuficiencia Cardíaca.
Servicio de Cardiología.
Hospital General Universitario Gregorio
Marañón. Madrid.

M. Godoy
Médico adjunto Unidad de Arritmias.
Servicio de Cardiología.
Hospital Ramón y Cajal.
Departamento de Medicina.
Universidad de Alcalá de Henares. Madrid.

A. Hernández Madrid
Médico adjunto Unidad de Arritmias.
Servicio de Cardiología.
Hospital Ramón y Cajal.
Departamento de Medicina.
Universidad de Alcalá de Henares. Madrid.

J. Jiménez
Médico adjunto Unidad de Arritmias y
Marcapasos.
Hospital General Universitario de Valencia.
Valencia.

A. Macías Gallego
Unidad de Arritmias.
Departamento de Cardiología y Cirugía
Cardiovascular.
Clínica Universitaria de Navarra. Pamplona.

W. Marín
Médico adjunto Unidad de Arritmias.
Servicio de Cardiología.
Hospital Ramón y Cajal.
Departamento de Medicina.
Universidad de Alcalá de Henares. Madrid.

A. Martínez Brotons
Unidad de Arritmias.
Servicio de Cardiología.
Hospital Clínico Universitario. Valencia.

J. Martínez Ferrer
Jefe Unidad de Estimulación Cardíaca.
Hospital Txagorritxu. Vitoria.

L. Mont i Girbau
Director Unidad de Arritmias.
Instituto del Tórax.
Hospital Clínic Universitari/IDIBAPS.
Barcelona.

S. Morell Cabedo
Unidad de Arritmias.
Servicio de Cardiología.
Hospital Clínico Universitario. Valencia.

C. Moro
Jefe Unidad de Arritmias.
Servicio de Cardiología.
Hospital Ramón y Cajal.
Departamento de Medicina.
Universidad de Alcalá de Henares. Madrid.

J. L. Moya Mur
Coordinador Unidad de Diagnóstico por
Imagen Cardíaca.
Hospital Ramón y Cajal. Madrid.

R. Muñoz Aguilera
Médico adjunto Unidad de Insuficiencia Cardíaca.
Servicio de Cardiología.
Hospital General Universitario Gregorio Marañón. Madrid.

J. Ortega
Médico adjunto Servicio de Cardiología.
Hospital Ramón y Cajal. Madrid.

J. Osca
Médico adjunto Unidad de Arritmias y Marcapasos.
Hospital La Fe de Valencia. Valencia.

V. Palanca
Médico adjunto Unidad de Arritmias y Marcapasos.
Hospital General Universitario de Valencia. Valencia.

D. Pascual Hernández
Médico adjunto Unidad de Insuficiencia Cardíaca.
Servicio de Cardiología.
Hospital General Universitario Gregorio Marañón. Madrid.

L. A. Pulpon
Jefe Servicio de Cardiología.
Clínica Puerta de Hierro. Madrid.

A. Quesada
Médico adjunto Unidad de Arritmias y Marcapasos.
Responsable de Electrofisiología Cardíaca.
Hospital General Universitario de Valencia. Valencia.

J. Roda
Jefe de Sección Unidad de Arritmias y Marcapasos.
Hospital General Universitario de Valencia. Valencia.

R. Ruiz Granell
Jefe de Sección Unidad de Arritmias.
Servicio de Cardiología.
Hospital Clínico Universitario. Valencia.

J. A. Serrano
Médico adjunto Unidad de Insuficiencia Cardíaca.
Servicio de Cardiología.
Hospital General Universitario Gregorio Marañón. Madrid.

M. Sitges
Servicio de Cardiología.
Instituto del Tórax.
Hospital Clínic Universitari/IDIBAPS. Barcelona.

D. Tamborero
Bioingeniero.
Sección de Arritmias.
Instituto del Tórax.
Hospital Clínic Universitari/IDIBAPS. Barcelona.

J. M. Tolosana Viu
Especialista en Cardiología.
Servicio de Cardiología.
Instituto del Tórax.
Hospital Clínic Universitari/IDIBAPS. Barcelona.

J. Toquero Ramos
Médico adjunto Unidad de Arritmias.
Servicio de Cardiología.
Clínica Puerta de Hierro. Madrid.

B. Vidal i Hagemeijer
Médico adjunto Servicio de Cardiología.
Hospital Germans Trias i Pujol. Badalona.

S. Villalba
Médico adjunto Unidad de Arritmias y Marcapasos.
Hospital General Universitario de Valencia. Valencia.

Prólogo

La introducción de la terapia de resincronización cardíaca ha significado un salto cualitativo y cuantitativo importante en el tratamiento de los pacientes con insuficiencia cardíaca. Conceptualmente, aporta una nueva manera de tratar a dichos pacientes, potenciando la reserva contráctil miocárdica mediante coordinación de distintos segmentos que en situación basal se contraían de manera asincrónica. Los trabajos que se han ido publicando a lo largo de la pasada década, han generado una gran cantidad de información que demuestra la utilidad de la resincronización en distintas situaciones. Sin duda, quedan todavía por resolver numerosos interrogantes; sin embargo, el gran salto que va desde la concepción de la idea hasta la demostración de su utilidad, se ha completado de manera muy brillante, a juzgar por la cantidad y calidad de los estudios llevados a cabo.

A pesar del conocimiento científico acumulado, la expansión de la terapia a todos los posibles candidatos se ha efectuado de manera muy lenta en España. Ello ha sido debido a diversas causas. La primera, las dificultades inherentes a la aplicación de la técnica que requiere la adquisición de unas habilidades distintas a las de los implantes habituales. La segunda es la dificultad en la coordinación de médicos implantadores, cardiólogos clínicos y ecocardiografistas, implicados, todos ellos, en el implante y seguimiento de dichos pacientes. Y en tercer lugar, por la idiosincrasia del sistema público de salud, que limita el crecimiento y la aplicación de nuevas técnicas por la limitación de los recursos sanitarios en general. También en particular por el escaso crecimiento de las plantillas y la dotación de las unidades de arritmias que han soportado la aparición de estas nuevas técnicas (ablación de fibrilación auricular, implante de desfibriladores, resincronización cardíaca) sin una adecuación de medios y personal a la nueva situación.

Desde el Grupo de Trabajo de Resincronización de la Sociedad Española de Cardiología nos propusimos trabajar en la expansión del conocimiento de esta terapia con todo tipo de actividades docentes y científicas, promoviendo reuniones y publicaciones, y utilizando todas las plataformas a nuestro alcance. Gran parte de nuestra actividad ha sido posible gracias al apoyo de la Sociedad Española de Cardiología y sus secciones, que nos han facilitado dicha labor, y también gracias a los fondos recibidos de distintos fabricantes que han colaborado en muchas de nuestras iniciativas. Desde estas páginas queremos expresarles nuestro agradecimiento. También queremos expresar nuestro agradecimiento a los autores de la obra que, en calidad de expertos, han contribuido de manera entusiasta a su realización. Afortunadamente, existe en España en la actualidad un nutrido grupo de expertos que acumulan gran experiencia y conocimiento sobre el tema. Hemos buscado también introducir autores jóvenes, que se hallan al inicio de su carrera como investigadores, con la voluntad de que la participación en estas iniciativas les mantenga despierto el espíritu investigador. Lamentablemente, y por la extensión de la obra, no hemos podido invitar a algunos expertos que han colaborado en otras iniciativas y que esperamos sigan colaborando con el grupo de trabajo (diríamos que no están todos los que son, pero sí son todos los que están). Esperamos que esta obra contribuya de manera eficaz a la difusión de la terapia de resincronización y nos mantenga atentos a los nuevos hallazgos y desarrollos que todavía están por llegar.

DR. LLUÍS MONT
Presidente del Grupo de Trabajo de Resincronización Cardíaca
Sociedad Española de Cardiología

DR. ANTONIO HERNÁNDEZ MADRID
Secretario del Grupo de Trabajo de Resincronización Cardíaca
Sociedad Española de Cardiología

Introducción

Aunque la función del corazón –el bombeo de sangre mediante la contracción del miocardio– parece relativamente simple, su mantenimiento incesante a lo largo del tiempo en términos de máxima eficiencia requiere la adecuada interacción de múltiples mecanismos. La activación eléctrica secuencial de aurículas y ventrículos, que conduce a la contracción ventricular una vez que las aurículas han contribuido a su llenado, constituye un ejemplo bien conocido de este hecho. Por ello, una vez superadas las primeras etapas de la *estimulación eléctrica* artificial mediante marcapasos simples, se introdujo el concepto de estimulación fisiológica para referirse a la activación aurículo-ventricular empleando marcapasos bicamerales. A principios de la década de 1980, nuestro grupo de trabajo introdujo la idea de posibilitar una estimulación aún más fisiológica *(«An even more physiological pacing: Changing the sequence of ventricular activation»)*[1] revirtiendo la anormal activación que sucedía durante el bloqueo de rama izquierda; ello era posible mediante la estimulación epicárdica en el ventrículo izquierdo o, empleando una programación adecuada, sincronizando la activación del ventrículo derecho (por medio de la rama derecha intacta) con la del ventrículo izquierdo inducida por un marcapasos. Pudimos demostrar, además, que, incluso en pacientes con función sistólica ventricular izquierda preservada, era posible mejorar la fracción de eyección del VI y el gasto cardíaco al proceder a esa estimulación más «fisiológica». Más adelante, analizamos las consecuencias hemodinámicas de distintos tipos de estimulación eléctrica AV, empleando como destino de la estimulación ventricular el ventrículo derecho, el izquierdo o ambos simultáneamente.[2] De nuevo en pacientes con función ventricular normal, hallamos que la repercusión hemodinámica de esos diferentes modos de estimulación era significativa, siendo más eficaz la activación biventricular, seguida de la ventricular izquierda y, a distancia, de la ventricular derecha. Es cierto que las diferencias encontradas no debían traducirse en consecuencias clínicas a corto plazo y en presencia de función ventricular no deprimida. Más adelante, siguiendo la misma línea de trabajo, Lorenzo Silva, integrante también del grupo, estudió en un modelo experimental en perros la secuencia de activación eléctrica epicárdica ventricular, y pudo reproducir dicha secuencia mediante la estimulación simultánea de los dos puntos más precoces de activación en ambos ventrículos; posteriormente, comprobó que podían conseguirse los mismos resultados en pacientes durante la cirugía extracorpórea. Estos trabajos constituyeron la tesis doctoral del doctor Silva.[3] Las consecuencias de esta serie de estudios fueron, en resumen, las siguientes:

1. El bloqueo de rama izquierda produce una activación mecánica del miocardio menos fisiológica que la normal, lo que se traduce en un deterioro global de la función ventricular.
2. La estimulación eléctrica en ventrículo izquierdo o en ambos ventrículos simultáneamente puede mejorar dicha función.

En aquella época (1983-1987) no existía la posibilidad de plantearse una estimulación eléctrica a largo plazo en una cámara ventricular diferente al ventrículo derecho, a menos que se optara por la más compleja y no exenta de complicaciones implantación epicárdica. Por otra parte, el deterioro de la función ventricular inducido por el bloqueo de rama izquierda (y, por tanto, la mejoría que se conseguía mediante formas novedosas de estimulación) era modesto en pacientes con función ventricular prácticamente normal. No obstante, como las conclusiones de la tesis de Silva recogían, «aunque por el momento existen dificultades para la aplicación de este principio a la estimulación cardíaca permanente, no se descarta que en el futuro, con nuevas técnicas quirúrgicas y diseños especiales de generador de impulsos y cable electrodo, pueda suponer un importante beneficio para un grupo de enfermos seleccionados».

El salto que supuso aplicar este principio a pacientes con insuficiencia cardíaca franca y activación ventricular anómala (BRI) en un intento de «resincronizar» la contracción de ambos ventrículos y mejorar así la función cardíaca global fue dado por Cazeau *et al* en 1994.[4] En aquel momento, como reconoce el propio autor,[5] no conocían los trabajos de nuestro grupo, por lo que su idea es doblemente meritoria. El desarrollo por parte de la industria de nuevos dispositivos y técnicas de implantación estable del electrodo, que permitían la estimulación crónica del ventrículo izquierdo por vía transvenosa, abrió la puerta a la CRT *(cardiac resynchronization therapy)* de la que hoy se benefician tantos enfermos con insuficiencia cardíaca. En esta última década se ha acumulado información suficiente como para afirmar que este tratamiento no sólo mejora la sintomatología y la capacidad funcional, sino que reduce la mortalidad de los pacientes con insuficiencia cardíaca avanzada. Se han refinado los métodos de estudio que posibilitan una mejor identificación de los candidatos ideales y la evaluación de los efectos del tratamiento, y se ha comprobado la especial efectividad de la asociación resincronización-desfibrilación automática en un mismo dispositivo. Sigue, sin embargo, sin extenderse la técnica –al menos en España– a todos los pacientes que potencialmente se beneficiarían de ella. La mejorable comunicación entre clínicos indicadores y electrofisiólogos implantadores puede ser una de las causas; el tiempo de ocupación de algunos laboratorios sobrecargados o la presión de consideraciones económicas, pueden ser factores que contribuyan a esta indeseable situación. Por el contrario, se exploran nuevos campos de indicación: la aplicación a pacientes con grados menos avanzados de insuficiencia cardíaca, el posible beneficio de algunos subgrupos de pacientes con QRS estrecho, o la conveniencia de aplicar el principio de la CRT a pacientes que precisan de estimulación ventricular permanente para evitar deteriorar la función ventricular a la larga. Mientras, la terapia de resincronización ha ayudado a establecer el principio de la multidisciplinariedad y coordinación (clínicos, electrofisiólogos, ecocardiografistas) en la atención de una afección compleja, como es la insuficiencia cardíaca; y, lo que es más importante, ha ayudado a muchos pacientes que la padecen.

Este libro, fruto de la iniciativa del Grupo de Trabajo de Resincronización de la Sociedad Española de Cardiología y del liderazgo de Lluís Mont y Antonio Hernández Madrid, llega en un momento oportuno. La técnica está ya madura, la cantidad de información de que se dispone es relevante y el público potencial interesado en el tema, amplio; estoy seguro de que no se sentirá defraudado.

BIBLIOGRAFÍA

1. de Teresa E, Chamorro JLl, Pulpon LA, Ruiz C, Bailon IR, Alzueta J, de Artaza M: An even more physiological pacing: Changing the sequence of ventricular activation. En Cardiac pacing. Dr D Steinkopff Verlag, Darmstadt, 1983; 395-400.

2. de Teresa E, Bailon IR, Moreu J, Diez A, Marin MD, de Artaza M: Haemodynamics of ventricular depolarization sequence during permanent cardiac pacing. En Santini M, Pistolese M, Alliegro A (Editores): Progress in Clinical Pacing. CEPI, Roma, 1984; 888-94.

3. Silva Melchor L. Influencia de la localización de la estimulación eléctrica ventricular sobre la eficiencia cardíaca. Estudio experimental y clínico. Universidad Autónoma de Madrid, Madrid, 1987. Tesis Doctoral.

4. Cazeau S, Ritter P, Bakdach S. Four chamber pacing in dilated cardiomyopathy. PACE 1994; 17: 1974-79.

5. Barold SS, Cazeau S. The first reports of electrical multisite ventricular activation in humans. PACE 2000; 23: 2117-19.

DR. EDUARDO DE TERESA
Jefe del Servicio de Cardiología
Hospital Universitario Virgen de la Victoria de Málaga
edeteresa@secardiologia.es

Capítulo 1

Asincronía eléctrica. Importancia del QRS

A. Berruezo, D. Tamborero, J. Brugada

Hospital Clínic Universitari
Instituto del Tórax
Sección de Arritmias
Barcelona

IDIBAPS (Institut d'Investigacions Biomèdiques August Pi i Sunyer)
Facultat de Medicina
Universitat de Barcelona
Barcelona

Dirección para correspondencia
Hospital Clínic i Provincial de Barcelona
Dr. A. Berruezo
berruezo@clinic.ub.es

Desde que el impulso eléctrico se origina en el nodo sinusal hasta que termina de repolarizarse por completo el corazón, ocurre toda una serie de complejos acontecimientos que deben estar exquisitamente coordinados para dar lugar a una contracción mecánica efectiva de las aurículas y los ventrículos.

La conducción del impulso eléctrico en los ventrículos se produce a través del sistema His-Purkinje, situado en el subendocardio. A través de estas fibras, el impulso eléctrico es capaz de propagarse de forma muy rápida hasta alcanzar las zonas basales de ambos ventrículos. Tras esta primera «fase rápida» de propagación, el impulso debe transmitirse de endocardio a epicardio, activando los miocitos y pasando de unos a otros, facilitado, todo ello, por las conexiones intercelulares. En esta segunda fase, la propagación es mucho más lenta. Un retraso en cualquiera de estas fases producirá un retraso en la activación y, por tanto, también en la contracción de determinados segmentos de un ventrículo o bien de un ventrículo con respecto al otro. Este retraso se traduce en el electrocardiograma de superficie en un aumento de la duración del complejo QRS. Aunque ésta sea normal, en el corazón humano existe cierto retraso en la contracción de unos segmentos con respecto a otros; así, por ejemplo, la activación de la pared libre del ventrículo izquierdo se produce en la segunda mitad del complejo QRS.[1]

1 Epidemiología y valor pronóstico de los trastornos de conducción intraventricular

Los estudios en los que se ha evaluado la prevalencia y el pronóstico de los trastornos de conducción intraventriculares, ya sea bloqueo de rama derecha o bloqueo de rama izquierda, sugieren que ésta aumenta con la edad y el antecedente de enfermedad coronaria, hipertensión arterial, diabetes, cardiomegalia e insuficiencia cardíaca. Se puede decir, por tanto, que son marcadores de enfermedad cardiovascular en la población general. El bloqueo de rama derecha es más frecuente que el bloqueo de rama izquierda (24-113/1.000 versus 6-57/1.000, respectivamente en población > 60 años). En el subgrupo de pacientes con enfermedad coronaria, un aumento en la duración del QRS ($\geq$ 105 ms) se ha asociado a una mayor mortalidad, incluso tras ajustar por factores clínicos, capacidad funcional, función ventricular e inducción de isquemia en prueba de esfuerzo.[2] El estudio Framingham encontró un aumento significativo de la mortalidad y del desarrollo de enfermedad cardiovascular en hombres (tras corregir por la influencia de diabetes, hipertensión arterial, edad, enfermedad coronaria e insuficiencia cardíaca), en pacientes que desarrollaron bloqueo de rama izquierda.[3] Los trastornos de la conducción son mucho más frecuentes en enfermos con insuficiencia cardíaca, de manera que los podemos encontrar en aproximadamente 1/3 de ellos (la gran mayoría por bloqueo de rama izquierda)[4,5] y, en este escenario, adquieren un importante valor pronóstico.

En pacientes con cardiopatía estructural, el bloqueo de rama izquierda se asocia con una mortalidad significativamente elevada. En el registro IN-CHF, de un total de 5.517 pacientes con insuficiencia cardíaca, 659 (11,9 %) murieron al año de seguimiento. La mortalidad global de los pacientes con bloqueo de rama izquierda fue del 16,1 % (224 de 1.392) y la de los pacientes con bloqueo de rama derecha, del 11,9 % (40 de 336). La mortalidad por cualquier causa y muerte súbita fue significativamente mayor en los pacientes con bloqueo de rama izquierda.[6]

La asincronía en la contracción que produce el bloqueo de rama izquierda es generalmente bien tolerada en pacientes con función ventricular normal. Sin embargo, en aquellos con disfunción ventricular severa y síntomas de insuficiencia cardíaca su efecto deletéreo es más evidente. Esto hace que sea razonable intentar obtener beneficios en términos de calidad de vida, capacidad funcional e incluso mortalidad, en este último grupo de pacientes, mediante la corrección de esta asincronía, es decir, con la terapia de resincronización cardíaca.

2   Asincronía

El aumento en la duración del complejo QRS puede dar lugar a una contracción asincrónica de los ventrículos o asincronía mecánica. Entre los factores que pueden influir en este retraso en la contracción mecánica de los distintos segmentos de la pared ventricular, se encuentran los siguientes: 1) un retraso en la llegada del impulso eléctrico; 2) un retraso en su propagación transmural; 3) una disminución o ausencia de contractilidad de la zona (infarto, fibrosis, gran estrés de pared) con retraso o ausencia de acoplamiento electromecánico.

Se puede considerar, por lo tanto, que la asincronía mecánica es la consecuencia de distintos procesos que pueden afectar, bien a la propagación del impulso eléctrico o bien a otros factores como la capacidad contráctil de los ventrículos. La existencia de asincronía mecánica puede dar lugar a un empeoramiento hemodinámico, a una insuficiencia mitral y a una redistribución de las fibras miocárdicas, entre otros aspectos.[7-9] La consecuencia final es el desarrollo de disfunción ventricular izquierda, insuficiencia cardíaca y muerte.

La disminución de la contractilidad de distintos segmentos del ventrículo podría explicar la presencia de asincronía mecánica intraventricular izquierda, evaluada mediante distintos parámetros ecocardiográficos, en pacientes con complejo QRS estrecho[10,11] y su relación directamente proporcional con el grado de disfunción sistólica del ventrículo izquierdo. En este sentido, mediante la utilización de ventriculografía con radioisótopos[12] y técnicas ecocardiográficas[13] se ha comprobado una elevada prevalencia de asincronía mecánica intraventricular izquierda en pacientes con disfunción ventricular severa. Recientemente, además, se ha puesto de manifiesto que algunos pacientes con complejo QRS estrecho se benefician de la resincronización cardíaca.[14]

2.1 Asincronía por complejo QRS estimulado

La estimulación en el ápex del ventrículo derecho produce una secuencia de activación anómala, de manera que el ventrículo derecho se activa en primer lugar y, a continuación, lo hace el izquierdo. Esto da lugar a una activación y contracción anormal del septo interventricular y a una despolarización, asimismo inusual, del ventrículo izquierdo. La traducción electrocardiográfica es un patrón similar al del bloqueo de la rama izquierda, con unas consecuencias hemodinámicas también similares. Se ha demostrado que esta secuencia de activación anormal de los ventrículos, producida por la estimulación en el ápex del ventrículo derecho, deteriora la función de bomba del ventrículo izquierdo y este deterioro se correlaciona con el grado de activación asincrónica, estimado por la duración del complejo QRS.[15-17] Es decir, a mayor duración del complejo QRS estimulado, mayor deterioro hemodinámico.

Además, la presencia o ausencia de trastornos de la conducción basales puede influir en el resultado de la estimulación en el ápex del ventrículo derecho. Ésta produce un mayor grado de asincronía eléctrica (complejo QRS más ancho) en pacientes con trastornos previos de la conducción intraventricular, en comparación con los que no los tienen. Es decir, el QRS estimulado en enfermos con bloqueo de rama previo será más ancho que en aquéllos con QRS estrecho. Por otra parte, si estimulamos a un paciente con bloqueo de la rama izquierda basalmente, no produciremos grandes cambios. Por el contrario, si lo hacemos a un enfermo con bloqueo de la rama derecha o QRS estrecho, induciremos una asincronía eléctrica y probablemente hemodinámica que antes no estaba presente.[18]

2.2 Componentes eléctricos y mecánicos de la asincronía en los pacientes con insuficiencia cardíaca

La terapia de resincronización cardíaca ha demostrado mejorar los parámetros hemodinámicos, la capacidad de ejercicio, los síntomas, las hospitalizaciones por insuficiencia cardíaca e incluso la mortalidad en aquellos pacientes con insuficiencia cardíaca que presentan asincronía eléctrica por prolongación en la duración del complejo QRS.[19,20] Los mecanismos responsables de esta mejoría se cree que se deben a una mejor sincronía en la sístole de los ventrículos derecho e izquierdo (interventricular), a una mejor sincronía en la contracción de los distintos segmentos del izquierdo (intraventricular), a la optimización del intervalo aurículo-ventricular y a una reducción de la regurgitación mitral, entre otros efectos.

Estudios ecocardiográficos han demostrado la presencia de una marcada asincronía en la contracción intraventricular en los pacientes con disfunción ventricular y bloqueo de la rama izquierda, que puede mejorarse con la estimulación biventricular.[21] Esta contracción asincrónica intraventricular izquierda ha podido también demostrarse en enfermos con disfunción ventricular y complejo QRS estrecho,[22] como se ha mencionado anteriormente.

Asimismo, se ha demostrado que la activación eléctrica del epicardio de la pared libre del ventrículo izquierdo (registrada con el electrodo de VI de los dispositivos de resincronización) en los pacientes con complejo QRS normal, ocurre antes que en los que presentan bloqueo de la rama izquierda, con respecto al inicio del complejo QRS en el electrocardiograma de superficie. Esto sucede no sólo en términos absolutos (milisegundos) sino también en relación con la duración del complejo QRS. De esta manera, la activación eléctrica acontece transcurrido aproximadamente un 65 % (rango 23 % a 99 %) de la duración del QRS en los pacientes con QRS estrecho (hasta 120 ms) y transcurrido aproximadamente un 90 % (rango 7 % a 102 %) de la duración del QRS en los pacientes con bloqueo de rama izquierda. Si nos fijamos en los rangos, es fácil deducir que algunos enfermos con complejo QRS estrecho pueden presentar *«asincronía eléctrica oculta»*, cuantitativamente similar a la que presentan algunos pacientes con bloqueo de la rama izquierda (véase la figura 1). Sin embargo, los efectos inmediatos (evaluados por técnicas ecocardiográficas) de la estimulación biventricular y en ventrículo izquierdo no difieren de forma significativa, respecto a la capacidad de resincronizar la contracción del ventrículo izquierdo, en estos dos grupos de pacientes.[23] Esto sugiere que, además de que algunos pacientes con QRS estrecho puedan presentar retraso en la activación eléctrica de la pared libre del ventrículo izquierdo, existe también un trastorno en el acoplamiento electromecánico que puede contribuir a la asincronía mecánica observada en ellos.

3   Estimulación biventricular

Los ventrículos se pueden estimular de manera simultánea o bien secuencial (primero el ventrículo izquierdo o primero el ventrículo derecho). La forma más utilizada de estimulación biventricular requiere la colocación de uno de los electrodos en el ápex del ventrículo derecho y del otro en el interior del sistema venoso coronario, en el epicardio del izquierdo. Cuando se lleva a cabo una estimulación simultánea desde ambos electrodos, el tiempo necesario para que el frente de onda del impulso del ápex del ventrículo derecho alcance el endocardio ventricular izquierdo es aproximadamente el mismo que necesita el frente de onda que proviene del epicardio para atravesar la pared libre del ventrículo izquierdo y alcanzar el endocardio.

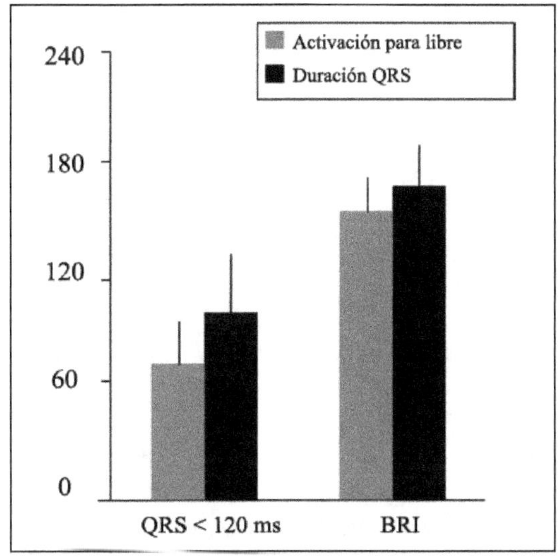

Figura 1. Representación gráfica del retraso en la activación eléctrica de la pared libre del ventrículo izquierdo en función de la duración del complejo QRS. Se observa cómo el tiempo medio de activación de la pared libre del ventrículo izquierdo para los pacientes con intervalo QRS normal, es de dos tercios la duración del complejo QRS. La desviación estándar es elevada, indicando una gran variación en este grupo. Por el contrario, los pacientes con BRI presentan una activación más tardía tanto en términos absolutos como relativos a la duración del complejo QRS. Modificado de la referencia 23.

La estimulación de la pared libre del ventrículo izquierdo desde el endocardio produce complejos QRS más estrechos que cuando se estimula en el epicardio en la misma zona (opuesto) de la pared libre ventricular.[24] La razón es que el impulso eléctrico precisa atravesar la pared miocárdica hasta alcanzar el endocardio (requiere unos 45 ms) para propagarse de forma rápida, cuando el estímulo se aplica en el epicardio. Por el contrario, cuando el impulso se aplica desde el endocardio, se propaga rápidamente con la ayuda del sistema específico de conducción (Purkinje) dando lugar a un complejo QRS con una activación inicial más rápida y una duración total menor (véase la figura 2).

Esta propiedad del endocardio que facilita la rápida propagación del impulso eléctrico ha sido utilizada en la resincronización cardíaca con buenos resultados. Garrigue *et al*[25] demostraron que, en pacientes con insuficiencia cardíaca, la estimulación biventricular endocárdica proporcionaba una resincronización intraventricular izquierda más homogénea y una mejor hemodinámica que la estimulación biventricular epicárdica. En los pacientes con estimulación endocárdica se obtuvo una reducción del 22 % con respecto al QRS basal, significativamente mayor que con la estimulación biventricular epicárdica.

Al parecer también es importante, durante la estimulación biventricular convencional (ápex de ventrículo derecho/epicardio de ventrículo izquierdo), conseguir un complejo QRS lo más estrecho posible. A este respecto, Lecoq *et al,*[26] en un estudio retrospectivo en 139 pacientes sometidos a terapia de resincronización cardíaca, encontraron

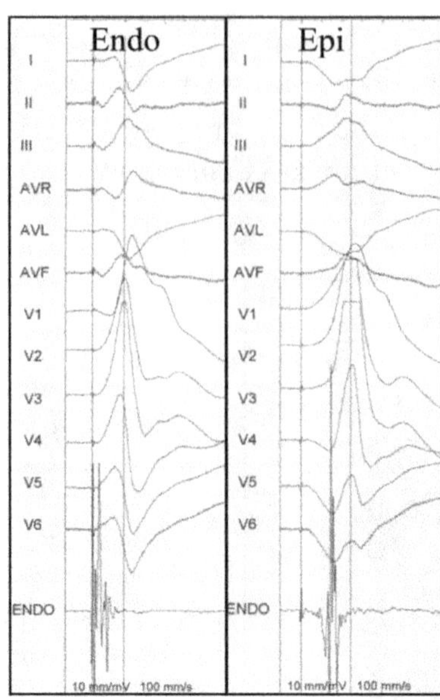

Figura 2. Estimulación endocárdica (mediante un catéter deflectable de electrofisiología) y epicárdica (mediante un electrodo colocado en el interior de una vena marginal epicárdica) en la misma localización de la pared libre del ventrículo izquierdo. Se observa cómo la morfología del complejo QRS en el electrocardiograma de superficie es idéntica. La diferencia estriba en la duración del complejo QRS, que es mayor cuando el estímulo se aplica en el endocardio, a expensas de una activación inicial más lenta debido a que la propagación del impulso célula a célula se lleva a cabo sin la ayuda del sistema específico de conducción, situado en el endocardio.

que la única variable predictora independiente de respuesta al tratamiento fue el grado de acortamiento del complejo QRS asociado a la estimulación biventricular, de entre las múltiples variables demográficas, clínicas y electrocardiográficas.

3.1 Captura anódica

Se ha descrito la posibilidad de captura anódica con el anillo del electrodo (extremo proximal del bipolo) del ventrículo derecho, durante la estimulación biventricular. Esto sucede cuando la estimulación en VI se lleva a cabo con una configuración pseudobipolar (punta del electrodo de VI–anillo del electrodo de ventrículo derecho) (véase la figura 3). Según nuestra experiencia, este fenómeno puede ocurrir aproximadamente en el 75 % de los marcapasos resincronizadores y raramente cuando el dispositivo de resincronización es un desfibrilador.[27] Cuando tiene lugar el fenómeno de la captura anódica se pueden obtener complejos QRS más estrechos que cuando la estimulación es biventricular convencional.[27] Además, la presencia de este fenómeno ha demostrado producir beneficios hemodinámicos adicionales con respecto a su ausencia.[28]

4　Asincronía eléctrica en portadores de marcapasos

4.1　Importancia del QRS basal

La presencia de un complejo QRS basal ancho ($\geq$ 120 ms) se asocia a alteraciones estructurales cardíacas más avanzadas, en comparación a cuando éste es estrecho. Además, tanto en pacientes con función ventricular conservada como sobre todo en enfermos con disfunción ventricular, tiene valor pronóstico.[4,6,29-32]

Un grupo especial lo constituyen aquellos que precisan la implantación de un marcapasos por bradicardia, ya que en ellos induciremos asincronía eléctrica y mecánica con la estimulación.

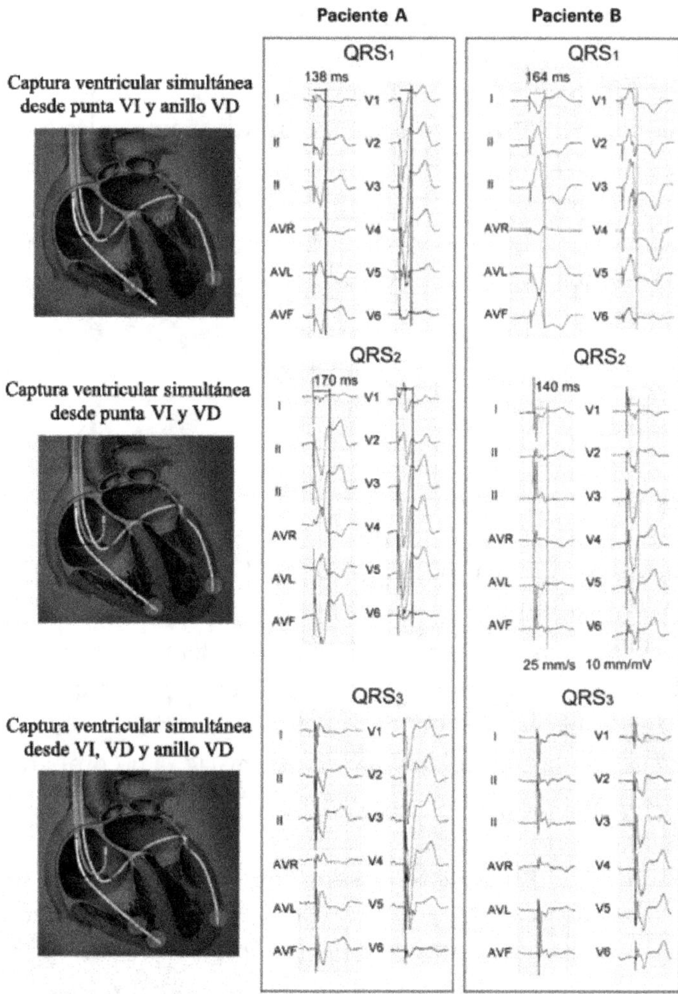

Figura 3. Complejos QRS obtenidos con tres modalidades distintas de estimulación en un paciente al que se le implantó un dispositivo de resincronización. En el paciente A, se obtiene un beneficio adicional en cuanto al acortamiento del complejo QRS con el fenómeno de captura anódica. No ocurre así en el paciente B. 1) QRS$_1$: estimulación en VI con configuración pseudobipolar y captura simultánea desde punta de electrodo VI y anillo de electrodo VD, debido al fenómeno de captura anódica con el electrodo VD. 2) QRS$_2$: estimulación biventricular unipolar (sin captura anódica en VD) con intervalo VV = 0, con captura simultánea desde punta de electrodo de VD y punta de electrodo de VI. 3) QRS$_3$: estimulación biventricular con intervalo VV = 0 utilizando una configuración pseudobipolar (con captura anódica en VD) con captura simultánea desde punta de electrodo de VI, y anillo y punta de electrodo de VD.

En el estudio MOST *(Mode Selection Trial)* se incluyeron 2.010 personas con disfunción sinusal, que se aleatorizaron a la implantación de un marcapasos VVIR, o bien DDDR, y a las que se hizo un seguimiento durante 6 años.

La mayoría de los pacientes que se incluyeron tenían fracción de eyección del ventrículo izquierdo normal o ligeramente deprimida y ausencia de síntomas o síntomas mínimos de insuficiencia cardíaca.[33] En este estudio se demostró que una duración del complejo QRS basal de frecuencia $\geq$ 120 ms es un predictor independiente de mortalidad, con un aumento del 35 % del riesgo, tras ajustar por todas la variables conocidas predictoras de mortalidad, independientemente del modo de estimulación del marcapasos.

Se ha relacionado también el riesgo de muerte súbita con el grado de asincronía ventricular en pacientes con baja fracción de eyección e insuficiencia cardíaca.[7] Los mecanismos son probablemente variados, ya que aunque un complejo QRS ancho es predictor de mortalidad total en pacientes con riesgo elevado de muerte súbita a los que se les implanta un DAI,[34,35] no es predictor de terapias apropiadas.[35,36]

Por otra parte, la mayoría de muertes súbitas en pacientes con complejo QRS ancho y disfunción sistólica del ventrículo izquierdo son debidas a taquicardia ventricular o fibrilación ventricular.[37]

La asociación de un complejo QRS ancho con el aumento del riesgo de mortalidad en pacientes con terapia de marcapasos por disfunción del nodo sinusal, sugiere el posible papel beneficioso de la resincronización cardíaca y el DAI en este grupo de pacientes, particularmente en aquéllos con insuficiencia cardíaca.

4.2 *Importancia del QRS estimulado*

En un principio, algunos estudios retrospectivos mostraron reducciones en la mortalidad, en accidentes cerebrovasculares, en insuficiencias cardíacas y en arritmias en pacientes con estimulación bicameral (aurícula y ápex de ventrículo derecho), en comparación con estimulación ventricular unicameral.

Sin embargo, los grandes estudios aleatorizados prospectivos sólo demostraron una menor incidencia de síndrome de marcapasos y una modesta reducción en la incidencia de fibrilación auricular con la estimulación bicameral.[38,39] Además, estudios posteriores demostraban un mayor beneficio con la estimulación auricular aislada en comparación con la estimulación ventricular aislada, o doble cámara, sugiriendo que ésta podía ser perjudicial.[40]

En esta línea, los investigadores del estudio MOST pusieron de manifiesto el efecto adverso de la estimulación ventricular en pacientes con complejo QRS basal estrecho, a los que se había implantado un marcapasos en modo de estimulación VVIR o DDDR por disfunción del nodo sinusal. Encontraron una relación lineal directamente proporcional entre el porcentaje acumulado de estimulación ventricular en ambos modos y las hospitalizaciones por insuficiencia cardíaca o la aparición de fibrilación auricular.[41]

Posteriormente, mostraron cómo el riesgo de hospitalizaciones por insuficiencia cardíaca también tiene una relación lineal directamente proporcional al aumento de la duración del complejo QRS estimulado desde el ápex del ventrículo derecho, en el mismo grupo de pacientes, en el que la mayoría no presentaban disfunción ventricular sistólica ni síntomas de insuficiencia cardíaca. El aumento del riesgo fue independiente del modo de estimulación del marcapasos y de la duración del complejo QRS basal. La estimulación ventricular prolongó la duración del complejo QRS incluso en enfermos con QRS ancho basal y se demostró un aumento del riesgo de hospitalización por insuficiencia cardíaca del 17 % por cada 10 ms de incremento en la duración del QRS estimulado.[42]

En pacientes con insuficiencia cardíaca, los primeros estudios observacionales describieron mejoría de la clase funcional y fracción de eyección, mediante estimulación bicameral con intervalos AV cortos.[43,44] Posteriores estudios prospectivos aleatorizados no encontraron mejoría con la estimulación bicameral.[45,46] Además, se demostraba que la estimulación auricular (AAI) en pacientes sin trastornos de la conducción AV producía un mayor gasto cardíaco que la estimulación de doble cámara o ventricular aislada, indicando que el patrón o la secuencia de activación ventricular podía influir en la función cardíaca.[47,48]

Más tarde, el estudio DAVID *(Dual Chamber and VVI Implantable Defibrillator)* demostraba que la estimulación bicameral aumentaba el objetivo combinado de muerte u hospitalización por insuficiencia cardíaca en pacientes con disfunción sistólica ventricular izquierda (FEVI ≤ 40 %), sin indicación de estimulación.[49]

Estos datos sugieren la necesidad de obtener un QRS de la menor duración posible durante la implantación de los dispositivos, ya sea mediante estimulación en modo AAI cuando esté indicado, estimulación biventricular o evitando la estimulación ventricular derecha en la medida de lo posible.

4.3 *¿Cómo evitar la estimulación en el ápex del ventrículo derecho?*

Como consecuencia del efecto negativo, se han desarrollado algunas alternativas. La disminución de la estimulación en el ápex del VD mediante la programación de intervalos AV largos, histéresis de búsqueda del intervalo AV y otros algoritmos que minimizan el porcentaje de estimulación ventricular mediante la búsqueda de la conducción intrínseca.

También se ha utilizado la estimulación en tracto de salida del ventrículo derecho, aunque los resultados no han sido del todo claros.[50] La actualización de la estimulación en el ápex del VD a biventricular se ha asociado a la mejoría de la función ventricular y de los síntomas de insuficiencia cardíaca.[51-53] La estimulación hisiana no produce asincronía eléctrica, ya que no aumenta la duración del complejo QRS estimulado y ha demostrado hace poco de manera convincente que consigue una mejoría marcada en parámetros como el retraso mecánico interventricular, la clase funcional y la calidad de vida en pacientes con fracción de eyección normal, en comparación con aquellos a los que se estimula en el ápex del VD.[54]

Finalmente, cabe decir que aunque ha quedado establecido que la estimulación en el ápex del VD puede ser perjudicial, probablemente aún es pronto para abandonarla.

Otras modalidades de estimulación pueden ser mejores para algunos pacientes, pero quizá las diferencias no sean evidentes para todos sino sólo para determinados grupos de ellos. Cada vez más nos vemos en la obligación de individualizar las indicaciones hacia la mejor modalidad de estimulación para cada enfermo basándonos en variables clínicas, ecocardiográficas y electrocardiográficas.

CONCLUSIONES

1. La duración del complejo QRS es una medida de asincronía eléctrica y tiene valor tanto diagnóstico como pronóstico.

2. La duración del complejo QRS basal es un marcador de enfermedad cardiovascular y un factor de riesgo predictor de eventos y mortalidad, en pacientes con función ventricular conservada, pero sobre todo en aquéllos con insuficiencia cardíaca.

3. La estimulación en el ápex del ventrículo derecho produce asincronía eléctrica y es perjudicial tanto en enfermos con disfunción ventricular como en pacientes con función ventricular conservada, y debe evitarse siempre que sea posible.

4. La duración del complejo QRS estimulado (o grado de asincronía eléctrica mediada por estimulación) puede predecir el riesgo de desarrollo de insuficiencia cardíaca e ingresos por este motivo.

5. El grado de acortamiento del complejo QRS con respecto al basal, durante la estimulación biventricular, es capaz de predecir la respuesta a la terapia de resincronización cardíaca.

6. Algunos pacientes con complejo QRS estrecho y disfunción ventricular presentan asincronía mecánica, que puede ser corregida con buenos resultados con la estimulación biventricular.

BIBLIOGRAFÍA

1. Durrer D, van Dam RT, Freud GE *et al.* Total excitation of the human heart. Circulation 1970; 41:899-912.
2. Elhendy A, Hammill SC, Mahoney DW, Pellikka PA. Relation of QRS duration on the surface 12-lead electrocardiogram with mortality in patients with known or suspected coronary artery disease. Am J Cardiol 2005; 96:1082-88.
3. Schneider JF, Thomas HE, Kreger BE *et al.* Newly acquired left bundle-branch block: The Framingham Study. Ann Intern Med 1979; 90:303-10.
4. Baldasseroni S, Opashich C, Gorini M, Lucci D, Marchionni N, Marini M, Campana C, Perini G, Deorsola A, Masotti G, Tavazzi L, Maggioni AP, Italian Network on Congestive Heart Failure Investigators. Left bundle branch block is associated with increased 1-year sudden and total mortality rate in 5.517 outpatients with congestive heart failure: a report from the Italian network on congestive heart failure. Am Heart J 2002; 143:398-405.
5. Shamin W, Francis DP, Yousufuddin M *et al.* Intraventricular conduction delay: a prognostic marker in chronic heart failure. Int J Cardiol 1999; 70:171-78.
6. Baldasseroni S, Gentile A, Gorini M *et al.* Intraventricular conduction defects in patients with congestive heart failure. Left but not right bundle branch block is an independent predictor of prognosis: a report from the Italian Network on Congestive Heart Failure (IN-CHF database). Ital Heart J 2003; 4:607-13.
7. Fauchier L, Marie O, Casset-Senon D, Babuty D, Cosnay P, Fauchier JP. Interventricular and intraventricular dyssynchrony in idiopathic dilated cardiomyopathy: a prognostic study with Fourier phase analysis of radionuclide angioscintigraphy. J Am Coll Cardiol 2002; 40:2031-33.
8. Vanderheyden M, Goethals M, Anguera I, Nellens P, Andries E, Brugada J, Brugada P. Hemodynamic deterioration following radiofrequency ablation of the atrioventricular conduction system. Pacing Clin Electrophyssiol 1997; 20:2422-8.
9. Prinzen FW, Augustijn CH, Arts T, Allessi MA, Reneman RS. Redistribution of myocardial fiber strain and blood floor by asynchronous activation. Am J Physiol 1990; 259:H300-8.
10. Pérez de Isla L, Florit J, García-Fernández MA, Evangelista A, Zamorano J, on behalf of the RAVE (Registro de Asincronía Ventricular en España-Spanish Ventricular Asynchrony Registry) study investigators. J Am Soc Echocardiogr 2005; 18:850-9.
11. Kapetanakis S, Kearney MT, Siva A, Gall N, Cooklin M, Monaghan MJ. Real-time three-dimensional echocardiography. A novel technique to quantify global left ventricular mechanical dyssynchrony. Circulation 2005; 112:992-1000.
12. Kerwin WF, Botvinick EH, Connell JW *et al.* Ventricular contraction abnormalities in dilated cardiomyopathy: effect of biventricular pacing to correct interventricular dyssynchrony. J Am Coll Cardiol 2000; 35:1221-27.
13. Yu CM, Yang H, Lau CP, Wang Q, Wang S, Lam L, Sanderson JE. Regional left ventricle mechanical asynchrony in patients with heart disease and normal QRS duration: implication for biventricular pacing therapy. PACE 2003; 26:562-70.
14. Gasparini M, Mantica M, Galimberti P, Marconi M, Genovese L, Faletra F, Simonini S, Klersy C, Coates R, Gronda E. Beneficial effects of biventricular pacing in patients with a «narrow» QRS. Pacing Clin Electrophysiol 2003; 26(pt 2):169-74.
15. Cheuk-Man Yu, Hong Lin, Wing-Hong Fung *et al.* Comparison of acute changes in left ventricular volume, systolic and diastolic functions, and intraventricular synchronicity after biventricular and right ventricular pacing for heart failure. Am Heart J 2003; 145:e23.
16. Park RC, Little WC, O'Rourke RA. Effects of alteration of left ventricular activation secuence on the left ventricular end-systolic pressure-volume relation in closed chest dogs. Circ Res 1985; 57:706-17.
17. Liu L, Tockman B, Girouard S, Pastore J, Walcott G, Kenknight *et al.* Left ventricular resynchronization therapy in a canine model of left bundle branch block. Am J Physiol Heart Circ Physiol 2002; 282: H2238-44.
18. Marante E, Potito M, Berruezo A, Cano L, Mont L, Brugada J, Díaz E, Piñero C, Berruezo A. Disincronía eléctrica mediada por estimulación desde ápex

de ventrículo derecho. Rev Esp Cardiol 2004, Vol 57 (supl 2) 163.

19. Bradley DJ, Bradley EA, Baughman KL *et al*. Cardiac resynchronization and death from progressive heart failure: a meta-analysis of randomized controlled trials. JAMA 2003; 289;730-40.

20. Cleland JG, Daubert JC, Erdmann E, Freemantle N, Gras D, Kappenberger L, Tavazzi L; cardiac resynchronization-heart failure (CARE-HF) study investigators. The effect of cardiac resynchronization on morbidity and mortality in heart failure. N Engl J Med 2005; 7:243-51.

21. Yu CM, Chau E, Sanderson JE *et al*. Tissue doppler ecocardiography evidence of reverse remodeling and improved synchronicity by simultaneously delaying regional contraction after biventricular pacing therapy in heart failure. Circulation 2002; 105;438-45.

22. Yu CM, Lin H, Zhang Q *et al*. High prevalence of left ventricular systolic and diastolic asynchrony in patients with congestive heart failure and normal QRS duration. Heart 2003; 89:54-60.

23. Turner MS, Bleasdale RA, Vinereanu D, Mumford C, Paul V, Fraser AG, Frenneaux MP. Electrical and mechanical components os dyssynchrony in heart failure patients with normal QRS duration and left bundle-branch block. Impact of left and biventricular pacing. Circulation 2004; 109:2544-49.

24. Berruezo A, Mont L, Nava S, Chueca E, Bartholomay E, Brugada J. Electrocardiographic recognition of the epicardial origin of ventricular tachycardias. Circulation 2004; 109:1842-47.

25. Garrigue S, Jaïs P, Espil G, Labeque JL, Hocini M, Shah DC, Haïssaguerre M, Clementy J. Comparison of chronic biventricular pacing between epicardial and endocardial left ventricular stimulation using Doppler tissue imaging in patients with heart failure. Am J Cardiol 2001; 88:858-62.

26. Lecoq G, Leclerq C, Leray E, Crocq C, Alonso C, de Place C, Mabo P, Daubert C. Clinical and electrocardiographic predictors of a positive response to cardiac resynchronization therapy in advanced heart failure. Eur Heart J 2005; 26:1094-100.

27. Tamborero D, Mont L, Alanis R, Berruezo A, Tolosana JM, Sitges M, Vidal B, Brugada J. Anodal capture in cardiac resynchronization therapy, implications for device programming. PACE. En prensa.

28. Bulava A, Ansalone G, Ricci R, Giannantoni P, Pignalberi C, Heinc P, Lukl J, Santini M. Triple-site pacing in patients with biventricular device-incidence of the phenomenon and cardiac resynchronization benefit. J Interv Card Electrophysiol 2004; 10:37-45.

29. Iuliano S, Fisher SG, Karasik PE, Fletcher RD, Singh SN, Department of Veterans Affaire Survival Trial of Antiarrhythmic Therapy in Congestive Heart Failure. QRS duration and mortality in patients with congestive heart failure. Am Heart J 2002; 143:1085-91.

30. Shamim W, Yousufuddin M, Cicorcia M, Gibson DG, Coats AJS, Henein MY. Incremental changes in QRS duration in serial Ecos over time identify high risk elderly patients with heart failure. Heart 2002; 88:47-51.

31. Dhingra RC, Palileo E, Strasberg B, Swiryn S, Bauernfeind RA, Wydham CR, Rosen KM, Significance of the HV interval in 517 patients with chronic bifascicular block. Circulation 1981; 64:1265-71.

32. Scheinmann MM, Peters RW, Sauve MJ, Desai J, Abbot JA, Cogan J, Wohl B, Williams K. Value of the H-Q interval among patients with bundle branch block and the role of prophylactic permanent pacing. Am J Cardiol 1982; 50:1316-22.

33. Sweeney MO, Hellkamp AS, Lee KL, Lamas GA, for the Mode Selection Trial (MOST) Investigators. Association of prolonged QRS duration with death in a clinical trial of pacemaker therapy for sinus node dysfunction. Circulation 2005; 111:2418-23.

34. Moss AJ, Fadl Y, Zareba W, Cannom DS, Hall WJ, for the Multicenter Automatic Defibrillator Implantation Trial Research Group. Survival benefit with an implanted defibrillator in relation to mortality risk in chronic coronary artery disease. Am J Cardiol 2001; 88:516-20.

35. Bode-Schnurbus L, Bocker D, Block M, Gradaus R, Heinecke A, Breitherdt G, Borggrefe M. QRS duration: a simple marker for predicting cardiac mortality in ICD patients with heart failure. Heart 2003; 89:1157-62.

36. Buxton AE, Sweeney MO, Miller EHM, Otterness M, DeGroot P, Wathen M, Stark A. QRS duration does not predict occurrence of ventricular

tachyarrhythmias in primary prevention patients with implanted cardioverter-defibrillators. J Am Coll Cardiol 2004; 4329A. Abstract.

37. Morady F, Higgins J, Peters RW, Schwartz AB, Shen EN, Bhandari A, Scheinmann MM, Sauve MJ. Electrophysiologic testing in bundle branch block and unexplained syncope. Am J Cardiol 1984; 54587-91.

38. Kerr CR, Connolly SJ, Abdollah H, Roberts RS, Gent M, Yusuf S, Gillis AM, Tang AS, Talajic M, Klein GJ, Newman DM. Canadian Trial of Physiological Pacing: effects of physiological pacing during long-term follow-up (CTOPP). Circulation 2004; 109357-62.

39. Lamas GA, Lee KL, Sweeney MO, Silverman R, Leon A, Yee R, Marinchak RA, Flaker G, Schron E, Orav EJ, Hellkamp AS, Greer S, McAnulty J, Ellenbogen K, Ehlert F, Freedman RA, Estes NA III, Greenspon A, Goldman L. Ventricular pacing or dual-chamber pacing for sinus-node dysfunction (MOST). N Engl J Med 2002; 346:1854-62.

40. Nielsen JC, Kristensen L, Andersen JR, Mortensen PT, Pedersen OL, Pederesen AK. A randomized comparison of atrial and dual-chamber pacing in 177 consecutive patients with sick sinus syndrome. J Am Coll Cardiol 2003; 42:614-23.

41. Sweeney MO, Hellkamp AS, Ellenbogen KA, Greenspon AJ, Freedman RA, Lee KL, Lamas GA, for the Mode Selection Trial (MOST) Investigators. Adverse effect of ventricular pacing on heart failure and atrial fibrillation among patients with normal baseline QRS duration in a clinical trial of pacemaker therapy for sinus node dysfunction. Circulation 2003; 107:2932-37.

42. Shukla HH, Hellkamp AS, James EA, Flaker GC, Lee KL, Sweeney MO, Lamas G, and Mode Selection Trial (MOST) Investigators. Heart failure hospitalization is more common in pacemaker patients with sinus node dysfunction and a prolonged paced QRS duration. Heart Rhythm 2005; 2:245-51.

43. Hochleitner M. Improvement of cardiac function in patients with severe congestive heart failure and coronary artery disease by dual chamber pacing with shortened AV delay. Pacing Clin Electrophysiol 1994; 17:995-97.

44. Auricchio A, Sommariva L, Salo RW, Scafuri A, Chiariello L. Improvement of cardiac function in patients with severe congestive heart failure and coronary artery disease by dual chamber pacing with shortened AV delay. Pacing Clin Electrophysiol 1993; 16:2034-43.

45. Gold MR, Feliciano Z, Gottlieb SS, Fisher ML. Dual-chamber pacing with a short atrioventricular delay in congestive heart failure: a randomized study. J Am Coll Cardiol 1995; 26:967-73.

46. Linde C, Gadler F, Edner M, Nordlander R, Rosenqvist M, Ryden L. Results of atrioventricular synchronous pacing with optimized delay in patients with severe congestive heart failure. Am J Cardiol 1995; 75:919-23.

47. Rosenquist M, Isaaz K, Botvinick EH, Dae MW, Cockrell J, Abbott JA, Schiller NB, Griffin JC. Relative importance of activation sequence compared to atrioventricular synchrony in left ventricular function. Am J Cardiol 1991; 67:148-56.

48. Gold MR, Brockman R, Peters RW, Olsovsky MR, Shorofsky SR. Acute hemodynamic effects of right ventricular pacing site and pacing mode in patients with congestive heart failure secondary to either ischemic or idiopathic dilated cardiomyopathy. Am J Cardiol 2000; 85:1106-09.

49. Wilkoff BL, Cook JR, Epstein AE, Greene L, Hallstrom AP, Hsia H, Kutalek SP, Sharma A. Dual chamber pacing or ventricular backup pacing in patients with an implantable defibrillator. The dual chamber and VVI implantable defibrillator (DAVID) trial. JAMA 2002; 288:3115-23.

50. De Cock CC, Giudici MC, Twisk JW. Comparison of the haemodynamic effects of right ventricular outflow-tract pacing with right ventricular apex pacing. A quantitative review. Europace 2003; 5:275-78.

51. Leon AR, Greenberg JM, Kanurur N et al. Cardiac resynchronization in patients with congestive Herat failure and chronic atrial fibrillation: effect of upgrading to biventricular pacing after chronic right ventricular pacing. J Am Coll Cardiol 2002; 39:1258-63.

52. Hoijer CJ, Brandt J, Willeneimer R et al. Improved cardiac function and quality of life following upgrade to dual chamber pacing after long-term ventricular stimulation. Eur Heart J 2002; 23:490-97.

53. Valls-Bertaut V, Fatemi M, Gilard M *et al.* Assessment of upgrading to biventricular pacing in patients with right ventricular pacing and congestive Heart failure alter atrioventricular junctional ablation for chronic atrial fibrillation. Europace 2004; 6:438-43.

54. Ochetta E, Bortnik M, Magnani A *et al.* Prevention of ventricular desynchronization by permanent para-Hisian pacing after atrioventricular node ablation in chronic atrial fibrillation: a crossover, blinded, randomized study versus apical right ventricular pacing. J Am Coll Cardiol 2006; 47:1938-45.

Capítulo 2

Disincronía mecánica. Evaluación ecocardiográfica

V. Delgado, M. Sitges

Hospital Clínic Universitari
Instituto del Tórax
Servicio de Cardiología
Barcelona

IDIBAPS (Institut d'Investigacions Biomèdiques August Pi i Sunyer)
Facultat de Medicina
Universitat de Barcelona
Barcelona

Dirección para correspondencia
Hospital Clínic i Provincial de Barcelona
Dra. M. Sitges
msitges@clinic.ub.es

Introducción

La terapia de resincronización cardíaca (TRC) constituye un avance importante en el tratamiento de los pacientes con insuficiencia cardíaca crónica. Los grandes estudios multicéntricos y aleatorizados hasta hoy publicados han demostrado que la terapia de resincronización mejora la sintomatología clínica y disminuye la mortalidad de los pacientes con insuficiencia cardíaca, mejorando, además, la función sistólica y los volúmenes del ventrículo izquierdo así como la insuficiencia mitral.[1-6] En todos estos estudios, los criterios de inclusión fueron: 1) Insuficiencia cardíaca grave con clase funcional de la NYHA III-IV; 2) Disfunción ventricular izquierda significativa con una fracción de eyección ≤ 35 %; y 3) Una duración del complejo QRS > 120 ms. Basándose en los resultados de estos estudios, las principales sociedades de cardiología (ACC/AHA/NASPE) han incluido en las guías de actuación clínica la terapia de resincronización como una opción más en el tratamiento de estos pacientes con un nivel de evidencia clase IB.[7]

Sin embargo, en estos estudios también se reproduce de forma constante que entre un 20 y un 30 % de pacientes, aun presentando un QRS ancho y los criterios de inclusión mencionados, no responden a esta terapia.[2,8] El elevado coste de los dispositivos y el riesgo de complicaciones, ligado al implante y el seguimiento de estos dispositivos, han motivado el desarrollo de diferentes líneas de investigación para intentar seleccionar mejor a los pacientes que realmente pueden beneficiarse y responder a esta terapia. Principalmente, el interés se ha centrado en la detección de asincronía mecánica cardíaca susceptible de ser corregida con la terapia de resincronización, a la vista de que la correlación entre la disincronía eléctrica (esto es, QRS ancho) y la disincronía mecánica no siempre está presente y que, de hecho, la anchura del QRS es un mal marcador de sincronía mecánica. Se concluye que hasta un 30 % de los pacientes con insuficiencia cardíaca y una duración del QRS > 120 ms no tienen una asincronía mecánica significativa que pueda «resincronizarse».[9] Además, incluso en presencia de un mismo trastorno de conducción como es el bloqueo de rama izquierda, la secuencia de activación puede ser distinta en un paciente u otro.[10] Por otra parte, también se ha demostrado que, alrededor de un tercio de los pacientes con QRS estrecho, presentan un grado de asincronía significativo. Para Ghio y cols.,[11] este fenómeno podría ser explicado porque la anchura del QRS refleja más la asincronía entre el ventrículo derecho y el izquierdo que la asincronía intraventricular del ventrículo izquierdo.

Tal investigación ha otorgado un papel esencial a las distintas técnicas de imagen cardíaca en la búsqueda de métodos que diagnostiquen la existencia de disincronía mecánica del ventrículo izquierdo con mayor precisión que la duración del QRS, intentando así mejorar la relación coste-eficacia de la terapia de resincronización. En este aspecto, la ecocardiografía, gracias a su carácter incruento y su disponibilidad, ejerce un importante papel, tanto en la selección de los pacientes candidatos a terapia de resincronización como después del implante, en la optimización de los dispositivos.[12] Pero la principal ventaja de la ecocardiografía reside en su elevada resolución temporal que permite registrar una gran cantidad de imágenes por segundo especialmente con los equipos de última generación, imprescindibles para la evaluación de movimientos tan rápidos como los que se dan a lo largo del ciclo cardíaco. En este capítulo se revisarán las diferentes técnicas ecocardiográficas utilizadas en el diagnóstico de la disincronía mecánica ventricular.

1   Tipos de asincronía mecánica

La asincronía mecánica puede localizarse a diferentes niveles, si bien suelen coexistir varios tipos de asincronía en pacientes con disincronía cardíaca. Puede existir disincronía en la conducción aurículo-ventricular, en la interventricular y, finalmente, en la intraventricular, es decir, dentro del ventrículo izquierdo. Aunque desde el punto de vista pronóstico la que parece tener más impacto es la asincronía intraventricular (este tema se tratará en el capítulo 6, «Selección de candidatos»), con ecocardiografía podemos valorar y cuantificar los tres tipos.

1.1 *Asincronía aurículo-ventricular*

La asincronía mecánica aurículo-ventricular consiste en la descoordinación de la contracción auricular en relación con el llenado ventricular, ocasionada por un trastorno de la conducción eléctrica. Se evalúa habitualmente con ecocardiografía utilizando la interrogación con Doppler pulsado del flujo de llenado del ventrículo izquierdo, de manera que podemos analizar la secuencia de la onda E, correspondiente al flujo de llenado pasivo del ventrículo izquierdo, y la de la onda A, correspondiente al flujo de llenado ventricular producido por la contracción auricular, así como el tiempo de llenado diastólico correspondiente. La presencia de fibrilación auricular supone el exponente máximo de asincronía aurículo-ventricular, al producirse la actividad mecánica auricular (por otro lado, muy reducida) de manera totalmente independiente a la ventricular. En presencia de asincronía aurículo-ventricular, se produce habitualmente la fusión de las ondas E y A de llenado ventricular condicionando un acortamiento del tiempo de llenado

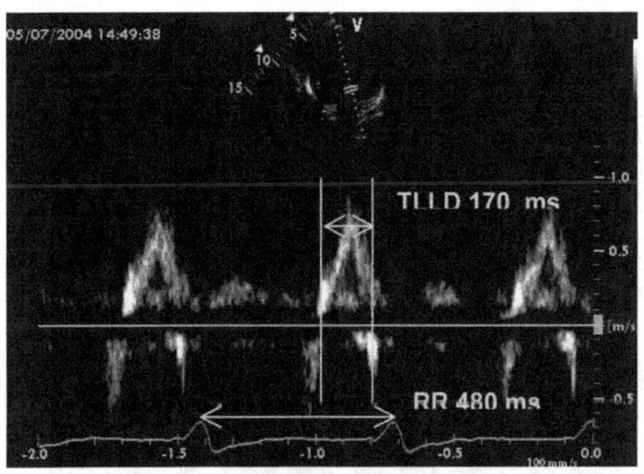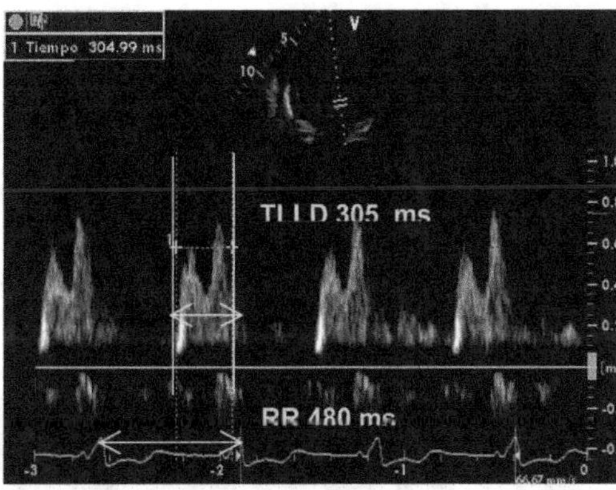

Figura 1. Evaluación de asincronía aurículo-ventricular con Doppler
de onda pulsada del flujo de llenado ventricular izquierdo. En la figura de la izquierda,
el tiempo de llenado diastólico de 170 ms ocupa menos del 40 % del ciclo cardíaco (35 %),
mientras que en la de la derecha, ocupa el 60 % del ciclo cardíaco. Es decir,
en el panel de la izquierda existe asincronía aurículo-ventricular,
mientras que en el de la derecha, no.

diastólico. Así, se define la asincronía aurículo-ventricular como la duración de tiempo de llenado diastólico inferior al 40 % de la duración del ciclo cardíaco (RR) (véase la figura 1).

La presencia de asincronía aurículo-ventricular conlleva un empeoramiento en el llenado ventricular en ventrículos insuficientes, que dependen, en gran parte y de acuerdo con la ley de Frank Starling, de una precarga adecuada. Por ello, tiene sentido que la corrección de este tipo de asincronía pudiera ser de utilidad. Sin embargo, su valor pronóstico no está aún suficientemente claro.

1.2 Asincronía interventricular

La asincronía interventricular hace referencia a la descoordinación entre la contracción del ventrículo derecho e izquierdo, que normalmente presenta una secuencia de contracción ligeramente retrasada (10-20 ms) del ventrículo izquierdo con respecto al derecho. La asincronía interventricular se suele evaluar calculando la diferencia entre los periodos preeyectivos aórtico y pulmonar mediante la interrogación con Doppler pulsado en la válvula pulmonar y la válvula aórtica. El tiempo que transcurre desde el inicio del QRS hasta el inicio de las curvas de Doppler pulsado del flujo de salida del ventrículo izquierdo y derecho, corresponde a los periodos preeyectivos aórtico y pulmonar, respectivamente. La diferencia entre estos dos periodos preeyectivos corresponde al retraso interventricular, que cuando es ≥ 40 ms indica la existencia de asincronía interventricular (véase la figura 2). Las técnicas de Doppler tisular también se han utilizado para evaluar la asincronía interventricular, de manera que puede interrogarse con Doppler tisular el anillo tricúspide o la pared miocárdica lateral del ventrículo derecho y calcular el intervalo entre el inicio del QRS y el inicio o, más habitualmente, el pico de la velocidad sistólica longitudinal. Del mismo modo, se interroga con Doppler tisular el anillo mitral o la pared miocárdica lateral del ventrículo izquierdo y se determina el mismo intervalo de tiempo. La diferencia entre ambos intervalos corresponde también al retraso interventricular.

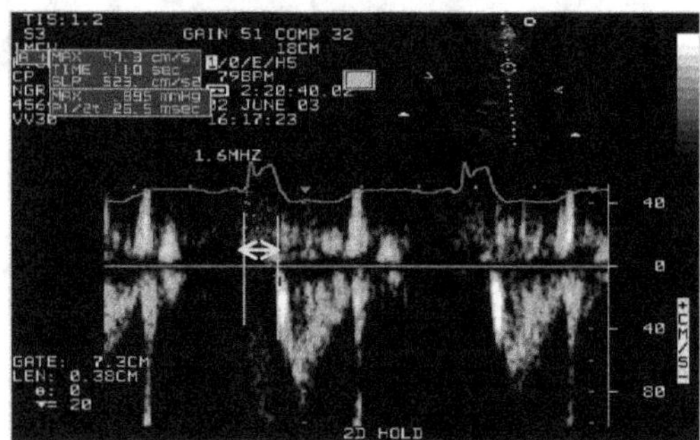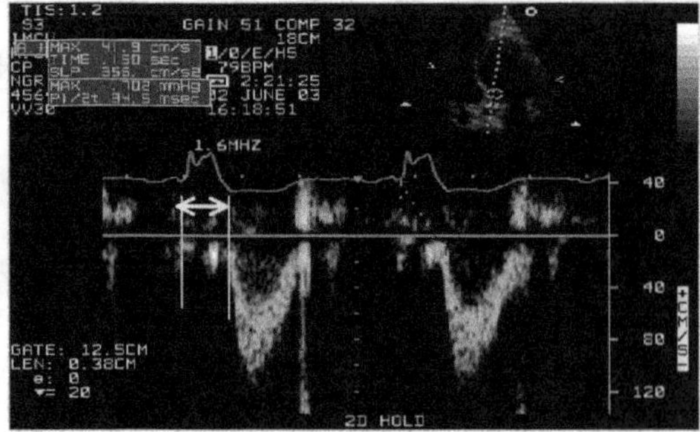

Figura 2. Evaluación de asincronía interventricular. A partir del registro Doppler del flujo eyectivo en el tracto de salida del ventrículo derecho (panel izquierdo) y del ventrículo izquierdo (panel derecho), se determina el periodo preeyectivo pulmonar, que es de 110 ms, y el preeyectivo aórtico, que es de 150 ms. Por lo tanto, el retraso interventricular es de 40 ms, superior al fisiológico e indicativo de asincronía interventricular.

A pesar de que en algún trabajo inicial, el retraso interventricular parecía tener un cierto valor pronóstico,[13] posteriormente la utilidad de este parámetro para identificar candidatos a la terapia de resincronización ha quedado más relegada a la vista de que no siempre indica de manera adecuada la presencia de asincronía interventricular, ya que sobre él influyen los cambios en la precarga y la poscarga ventriculares. Concretamente, en aquellos pacientes con hipertensión pulmonar o disfunción severa del ventrículo derecho, el periodo preeyectivo pulmonar se alarga haciendo que la diferencia interventricular sea menor. Por otra parte, han ido apareciendo pruebas de que la presencia de asincronía interventricular no se relaciona con una mejoría hemodinámica y clínica de la terapia de resincronización. En cambio, la asincronía intraventricular sí ha demostrado tener valor pronóstico significativo en los pacientes con disfunción ventricular izquierda y su presencia identifica a los pacientes que responderán a la terapia de resincronización.[14,15]

1.3 Asincronía intraventricular

La descoordinación de la secuencia de contracción de los distintos segmentos del ventrículo izquierdo determina la existencia de asincronía intraventricular y puede evaluarse de distintas maneras con ecocardiografía. Las diferentes modalidades y aplicaciones de los ultrasonidos permiten evaluar la secuencia de contracción de los segmentos ventriculares con mayor o menor precisión, no existiendo en la actualidad ningún parámetro óptimo para hacerlo. Sin embargo, la aplicación y la combinación de diversos modos de evaluación de la asincronía permite su detección fiable en la mayor parte de los casos.

1.3.1 Ecocardiografía bidimensional

La evaluación de la motilidad segmentaria con ecocardiografía bidimensional es el método más sencillo para evaluar la presencia de asincronía mecánica. De hecho, es bien conocido el efecto que produce la presencia de un bloqueo de rama izquierda del haz de His sobre el movimiento del *septum* interventricular que, a su vez, condiciona una caída en la fracción de eyección de alrededor del 5 %.[16] No obstante, muchas veces resulta difícil establecer cuál es el segmento más retrasado dada la limitada resolución temporal de esta técnica.[17] La introducción de las técnicas de contraste permite una mejor delimitación del borde endocárdico que puede mejorar la visualización del *septum* y de su movimiento disincrónico con ecocardiografía bidimensional. Sin embargo, no existen estudios publicados que evalúen el valor de este método en la predicción a largo plazo de respuesta a la terapia de resincronización.

1.3.2 Ecocardiografía en modo M

Otra manera de evaluar la asincronía intraventricular es aplicando el modo M a partir de imágenes obtenidas en el eje paraesternal del ventrículo izquierdo. Éste es un método sencillo para evaluar la asincronía intraventricular, concretamente entre el *septum* y la pared posterior, en sus segmentos medio-basales (véase la figura 3A). Se ha propuesto como marcador de asincronía intraventricular un retraso entre el *septum* y la pared posterior de ≥ 130 ms, que en una pequeña serie de pacientes demostró una sensibilidad del 100 % y una especificidad del 63 %, para predecir respuesta ecocardiográfica a la terapia de resincronización, así como un elevado valor predictivo de respuesta clínica.[18,19] Sin embargo, este método presenta diferentes limitaciones. Una de ellas es que sólo evalúa dos segmentos (*septum* y pared posterior), quedando fuera del análisis la pared lateral, que es donde mayor retraso suele existir, al menos en pacientes con bloqueo de rama izquierda del haz de His. Por otra parte, en enfermos con cardiopatía isquémica, el máximo acortamiento endocárdico septal y posterior puede quedar reducido e incluso desaparecer por completo al existir áreas de necrosis y, por tanto, de acinesia, haciendo que el análisis sea menos preciso o, en ocasiones, impracticable (véase la figura 3B).

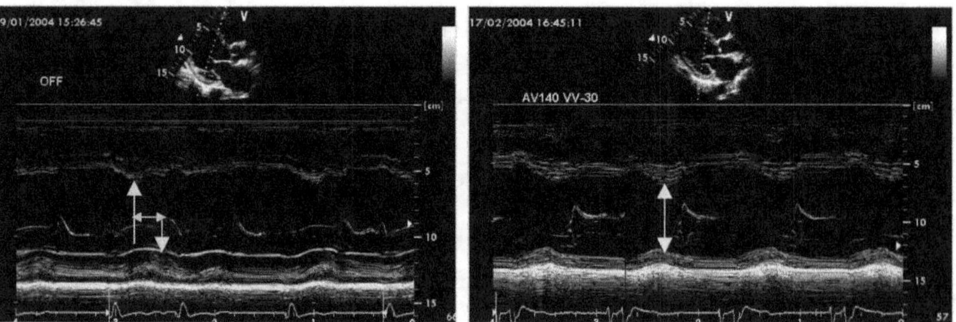

Figura 3A. Evaluación de asincronía intraventricular con modo M. Se determina el tiempo entre el pico de contracción septal y el de la pared posterior del ventrículo izquierdo. La imagen de la izquierda muestra el registro antes de implantar la estimulación tricameral, donde existe un retraso significativo en la contracción de la pared posterior indicativo de asincronía intraventricular. En la imagen de la derecha, obtenida tras instaurar la resincronización cardíaca, se observa cómo la contracción de ambos segmentos se produce de forma simultánea, es decir, se ha resincronizado de manera efectiva.

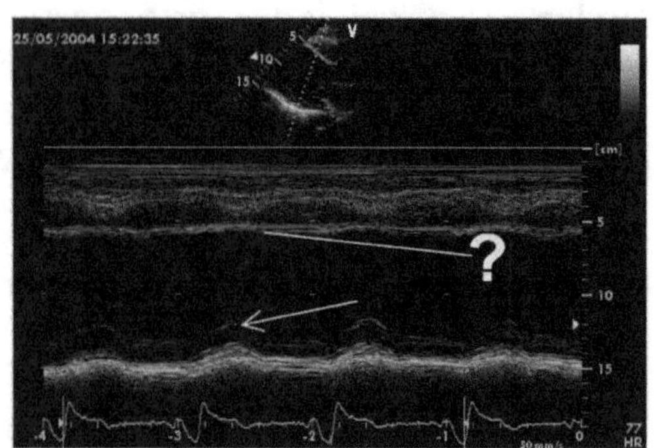

Figura 3B. Ejemplo de un registro en modo M en el que se refleja la dificultad para determinar la existencia de asincronía intraventricular con esta técnica, al no existir contracción septal.

1.3.3 Análisis de motilidad segmentaria basado en Doppler tisular

La imagen por Doppler tisular (DTI) se obtiene a partir de la aplicación del efecto Doppler a los tejidos, filtrando las velocidades altas del flujo sanguíneo y centrándose en el análisis de los ultrasonidos de alta frecuencia y bajas velocidades reflejados por los tejidos. De este modo, puede analizarse la velocidad con la que se mueve un determinado segmento miocárdico. Al tratarse de una técnica Doppler, el análisis sólo puede ser aplicado de manera fiable cuando el tejido interrogado está alineado de forma paralela al haz de ultrasonidos y, por tanto, puede analizarse básicamente la movilidad en el eje longitudinal, a partir de los planos apicales, o la movilidad transversal, a partir de los planos paraesternales. Así podemos analizar con DTI cómo se mueve a lo largo del ciclo cardíaco un determinado segmento, obteniendo las velocidades tisulares segmentarias sistólicas y diastólicas. Las velocidades tisulares en el eje longitudinal suelen ser máximas en la base y mínimas en el ápex.

Un determinado segmento miocárdico puede ser analizado con DTI de onda pulsada y obtener el registro espectral de la velocidad sistólica y de las velocidades diastólicas precoz (correspondiente al llenado pasivo ventricular) y tardía (correspondiente al llenado ventricular producido por la contracción auricular en pacientes con ritmo sinusal) de ese segmento. A partir de ahí, se puede determinar el intervalo eyectivo de ese segmento, midiendo el tiempo desde el inicio del QRS en el ECG de superficie hasta el inicio o el pico de la onda de velocidad sistólica. Si eso se aplica en varios segmentos, se puede evaluar la diferencia entre los periodos preeyectivos de los distintos segmentos y determinar, así, la presencia de retrasos significativos o de asincronía intraventricular. Esto se puede hacer con el DTI de onda pulsada, interrogando distintos segmentos en diferentes latidos (véase la figura 4). Sin embargo, una mejor opción de evaluarlo es hacerlo a partir del postproceso de imágenes DTI codificadas en color, a partir de las cuales podemos extraer similares ondas de DTI a lo largo del ciclo cardíaco de varios segmentos en un mismo latido. Esto se puede aplicar en un mismo latido a dos paredes miocárdicas (por ejemplo, anterior e inferior en el plano apical de 2 cámaras o lateral y septal en el plano apical de 4 cámaras) (véase la figura 5A) o, incluso, a todo el volumen del ventrículo izquierdo con la aplicación del DTI al eco-tridimensional (véase la figura 5B).

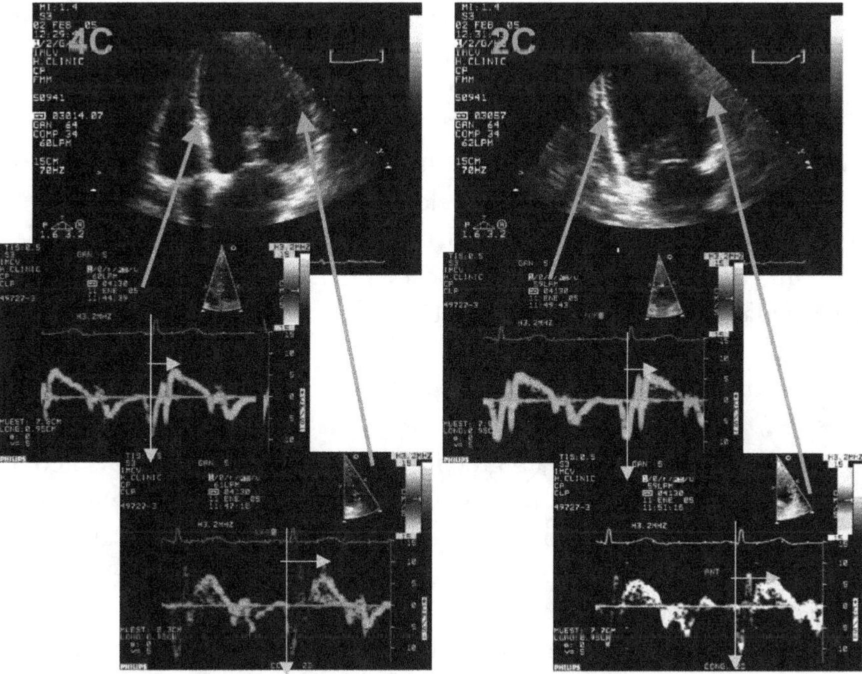

Figura 4. *Evaluación de asincronía intraventricular con Doppler tisular a partir de registros espectrales de onda pulsada, interrogando diferentes segmentos en distintos latidos y determinando en cada uno de ellos el intervalo desde el QRS hasta el pico sistólico. La máxima diferencia entre estos periodos eyectivos determina la presencia de asincronía. 4C: Plano apical de 4 cámaras. 2C: Plano apical de 2 cámaras.*

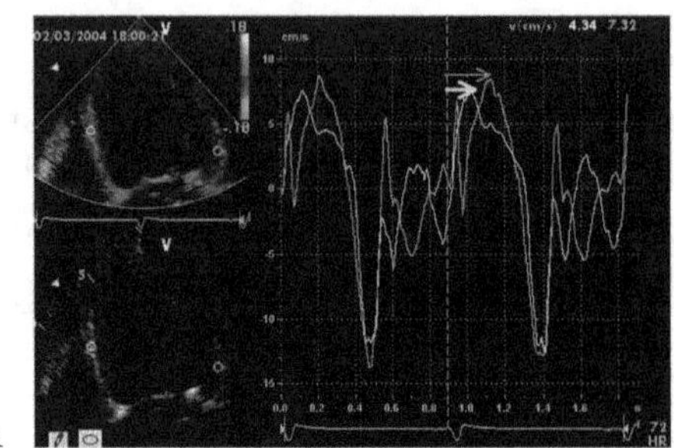 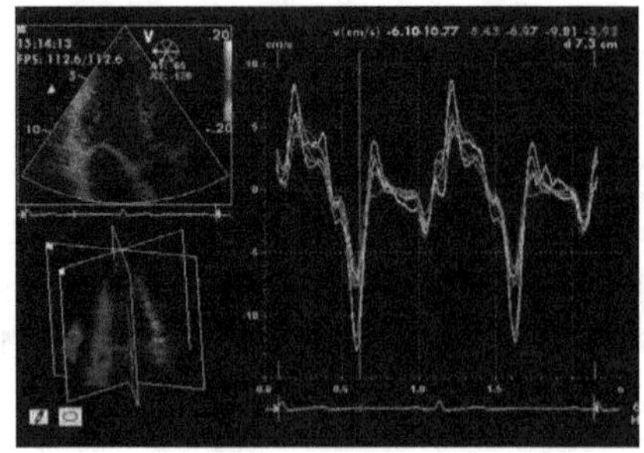

Figura 5. La figura A es una evaluación de asincronía intraventricular con análisis de velocidades segmentarias obtenidas por Doppler tisular codificado en color. La imagen muestra las velocidades miocárdicas simultáneas del septum *(amarillo) y de la pared lateral (verde) del ventrículo izquierdo, que está ligeramente retrasada, a lo largo de dos ciclos cardíacos. Midiendo la diferencia entre el inicio del QRS y el pico sistólico de velocidad de ambos segmentos, se determina la existencia de asincronía intraventricular (si > 60 ms). La figura B es una evaluación de asincronía intraventricular con análisis de velocidades segmentarias obtenidas por Doppler tisular codificado en color, aplicado a ecocardiografía tridimensional. La imagen muestra las velocidades miocárdicas simultáneas de 6 segmentos del ventrículo izquierdo (anterior, inferior,* septum *anterior, pared posterior, lateral y* septum *posterior) a lo largo de dos ciclos cardíacos. La imagen corresponde a un sujeto con corazón normal, en el que se observa la perfecta superposición de las curvas de velocidad, indicativa de ausencia de asincronía intraventricular.*

Se han descrito múltiples parámetros basados en esta metodología que miden el periodo desde el inicio del QRS hasta el inicio o el pico o el final de la onda sistólica tisular en 2, 6 o hasta 12 segmentos, expresándose como el valor absoluto o la desviación estándar de dichos intervalos de tiempo.[20-23] Uno de los parámetros descritos más utilizado como marcador de asincronía intraventricular es el tiempo que transcurre entre el inicio del QRS hasta el pico de máxima velocidad sistólica. Un retraso ≥ 60 ms ha demostrado ser predictivo de respuesta clínica y ecocardiográfica a la terapia de resincronización con una elevada sensibilidad y especificidad.[15,24,25] Asimismo, la asincronía evaluada por velocidades tisulares mejora a lo largo del seguimiento tras la aplicación de la resincronización cardíaca.[26]

Una de las últimas novedades aplicadas al Doppler tisular disponible en un equipo comercial es la *imagen de sincronización tisular*. Este método detecta de manera automática las velocidades pico de cada segmento miocárdico codificando en color el tiempo que transcurre desde un punto del ciclo cardíaco determinado (habitualmente se utiliza como referencia el cierre de la válvula aórtica) hasta que se alcanza la velocidad sistólica pico. Los segmentos más retrasados se muestran en rojo, mientras que los normales se muestran en verde, proporcionando un método fácilmente comprensible desde el punto de vista visual y, además, cuantificable. De nuevo, un retraso intraventricular ≥ 65 ms ha mostrado predecir, con elevada sensibilidad y especificidad, respuesta aguda a la terapia de resincronización.[27]

Una variante del DTI obtenida a partir de la integración temporal de los datos de velocidad miocárdica, consiste en evaluar el desplazamiento absoluto de los distintos segmentos miocárdicos en sentido longitudinal a partir de los planos apicales del ventrículo izquierdo. Esta modalidad se encuentra disponible ya en varios equipos comerciales [*tissue tracking* (GE Vingmed, Horten, Noruega), Philips Medical Systems...]. La ventaja de esta modalidad es que suele presentar menos contaminación acústica que las curvas de velocidad facilitando el análisis visual cualitativo *on-line* (véase la figura 6). Søgaard y colaboradores.[28] fueron los primeros en describir la aplicación de este método demostrando que un una mayor número de segmentos miocárdicos con retraso en el desplazamiento longitudinal, se relaciona con mayor mejoría de la fracción de eyección del ventrículo izquierdo tras la terapia de resincronización.

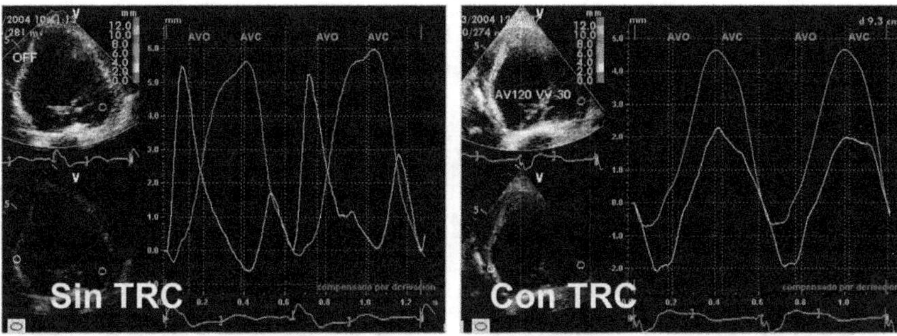

Figura 6. Evaluación de asincronía intraventricular con análisis de curvas de desplazamiento segmentario obtenidas por Doppler tisular codificado en color. La imagen muestra el desplazamiento simultáneo del septum (amarillo) y de la pared lateral (verde) del ventrículo izquierdo, a lo largo de dos ciclos cardíacos. La imagen de la izquierda muestra el registro sin terapia de resincronización cardíaca (TRC) y la de la derecha, con su activación. Aunque no se corrige completamente, la superposición de las curvas es mayor con la TRC, es decir, mejora la sincronía intraventricular, mucho más acentuada en la imagen de la izquierda, antes de la TRC. AVO: apertura de la válvula aórtica; AVC: cierre de la válvula aórtica.

Sin embargo, al evaluar las velocidades y los desplazamientos segmentarios, no podemos asegurar que un determinado segmento se mueva por su propia contracción o por el arrastre pasivo de la contracción de otro segmento adyacente. Por eso, se ha intentado evaluar la deformación real de un determinado segmento a partir de la aplicación del DTI, pues la variación relativa de las velocidades con la que se mueven dos volúmenes de muestra miocárdicos cercanos nos indica cuál es la tasa de deformación de aquel segmento *(strain rate)*. Si lo integramos a lo largo del tiempo, podemos estimar también cuál es la deformación absoluta de aquella zona *(strain)*. *Strain* hace referencia al desplazamiento o a la deformidad de un punto miocárdico respecto a otro y *Strain rate* es la velocidad a la que convergen estos dos puntos en sístole. Ambos métodos se obtienen en diferido a partir del postproceso de las imágenes de Doppler tisular con codificación del color. Como ya se ha mencionado, la principal ventaja respecto al análisis de velocidades es que el análisis en *strain* permite diferenciar entre la contracción activa sistólica y el desplazamiento pasivo. Además, en aquellos pacientes en los que la etiología de la disfunción ventricular es isquémica, este método permitiría, teóricamente, detectar la presencia de tejido cicatricial y predecir qué localización del electrodo ventricular izquierdo será la mejor para obtener un mayor beneficio de la terapia de resincronización, evitando estas zonas cicatriciales.

Sin embargo, y a pesar de los avances técnicos conseguidos en este campo, las técnicas de *strain* o *strain rate* se utilizan poco en la práctica diaria habitual para evaluar qué pacientes son candidatos a terapia de resincronización. Las principales limitaciones son el tiempo necesario para el análisis de las imágenes, la dependencia de la experiencia del ecocardiografista en la obtención de las mismas y su relativamente baja reproducibilidad. Aunque la tecnología actual permite obtener registros con una elevada tasa de imágenes por segundo, en ocasiones ésta es aún insuficiente para evitar el ruido acústico y producir registros gráficos de alta precisión. Otra limitación importante es la dependencia del ángulo de insonación al estar basado en una técnica Doppler que impide poder evaluar los segmentos apicales y obliga a evaluar la deformidad y las velocidades miocárdicas únicamente en el sentido longitudinal a partir de los planos apicales o en sentido transversal a partir de los planos parasternales.

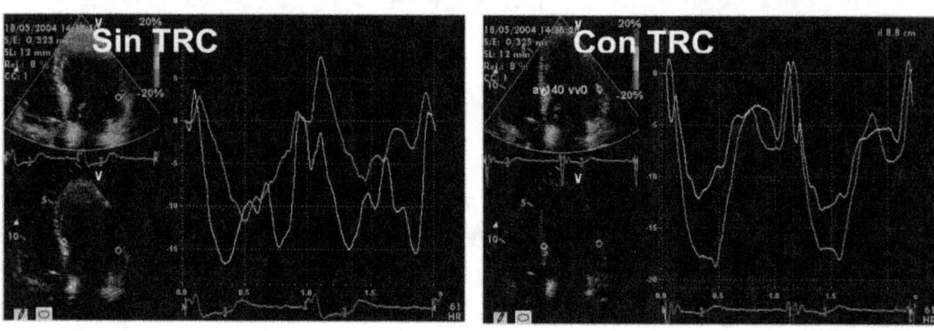

Figura 7. Evaluación de asincronía intraventricular con análisis de curvas de deformación (strain) *segmentaria obtenidas por Doppler tisular codificado en color. La imagen muestra la deformación simultánea del* septum *(amarillo) y de la pared lateral (verde) del ventrículo izquierdo a lo largo de dos ciclos cardíacos. La imagen de la izquierda muestra el registro sin terapia de resincronización cardíaca (TRC) y la de la derecha, con su activación. La superposición de las curvas así como su magnitud es mayor con la TRC, es decir, mejora la sincronía intraventricular y aumenta la deformación del miocardio como consecuencia de la TRC.*

A pesar de estas limitaciones, varios grupos de investigación han descrito la mejoría en la sincronización y en la magnitud de la deformidad segmentaria *(strain)* en pacientes tratados con resincronización cardíaca[29,30] (véase la figura 7). Sólo muy recientemente, un pequeño estudio con 37 pacientes ha mostrado el valor pronóstico de la asincronía intraventricular determinada por *strain*, observando que una desviación estándar del tiempo desde el QRS hasta el pico sistólico de *strain*, evaluado en 12 segmentos miocárdicos > 60 ms, es capaz de identificar a los pacientes que presentarán una respuesta ecocardiográfica favorable a los 6 meses de seguimiento. No existe mucha más evidencia de que el análisis de *strain* y *strain rate* sea factible y tenga valor predictivo para seleccionar a candidatos para TRC; y de hecho, Yu y cols. ya demostraron que el análisis de velocidad basado en DTI era más preciso y fiable para predecir respuesta que el análisis de *strain rate*, probablemente debido a las limitaciones tecnológicas comentadas que aún presenta en la actualidad el análisis de *strain* basado en Doppler tisular.[31]

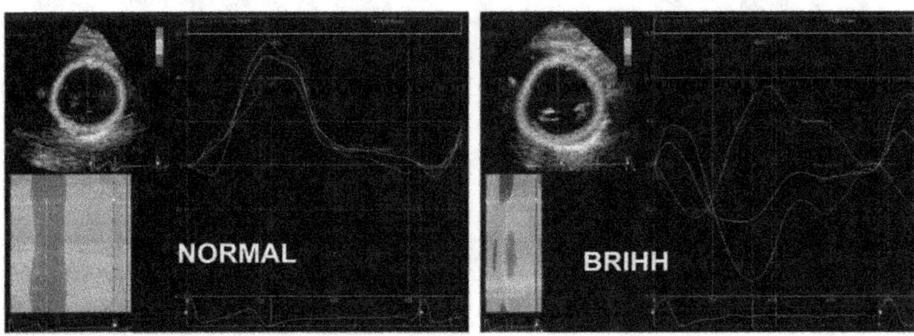

Figura 8. Evaluación de asincronía intraventricular con análisis de curvas de deformación (strain) *segmentaria obtenidas por ecografía bidimensional* (speckle tracking). *La imagen muestra la deformación simultánea en sentido radial (polaridad positiva) de todos los segmentos del ventrículo izquierdo en un plano paraesternal en el eje corto. La imagen de la izquierda corresponde a un sujeto con corazón normal, mientras que la de la derecha a uno con bloqueo de rama izquierda (BRIHH) y disfunción ventricular. En el primer caso, las curvas de deformación radial se hallan superpuestas (no hay asincronía intraventricular), mientras que en el caso del BRIHH existe una clara disincronía en las mismas.*

1.3.4 *Análisis de motilidad segmentaria basado en imagen bidimensional* (speckle tracking, *imagen vectorial*)

Las limitaciones de la imagen por Doppler tisular han conducido al desarrollo de una nueva herramienta para evaluar velocidades y deformación miocárdica esta vez no basada en Doppler, sino en imagen de ecografía bidimensional. Se aprovecha la existencia de marcadores acústicos fisiológicos en el miocardio, que son seguidos o trazados a lo largo del ciclo cardíaco, hecho que permite determinar su movimiento en las tres direcciones del espacio. De esta manera, y recordando que el corazón se mueve en sentido tridimensional (de arriba abajo, radialmente y rotando sobre sí mismo), se pueden derivar las velocidades radiales, longitudinales y circunferenciales. Cuando se determinan el *strain* y el *strain rate*, según el plano longitudinal, éstos presentan una polaridad negativa, ya que la longitud en el punto de máxima sístole es más corta que en la telediástole. Cuando se evalúan según el plano transversal o radial, el engrosamiento miocárdico en sístole es mayor que en telediástole, por lo que la polaridad del *strain* y *strain rate* es positiva (véase la figura 8). Esta técnica podría ser de utilidad para evaluar el movimiento de torsión cardíaco y la asincronía mecánica intraventricular.[32,33] De hecho, se

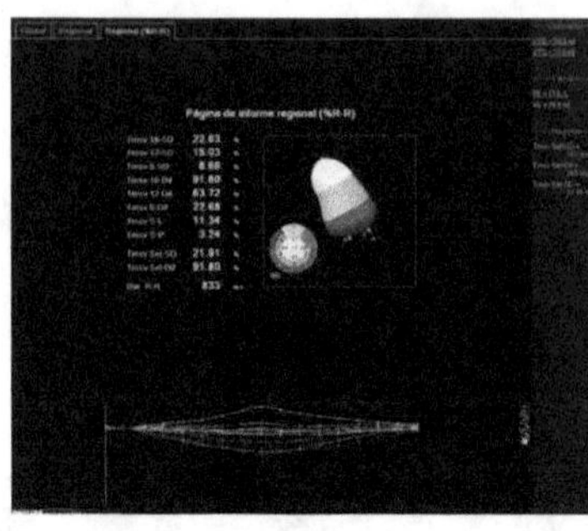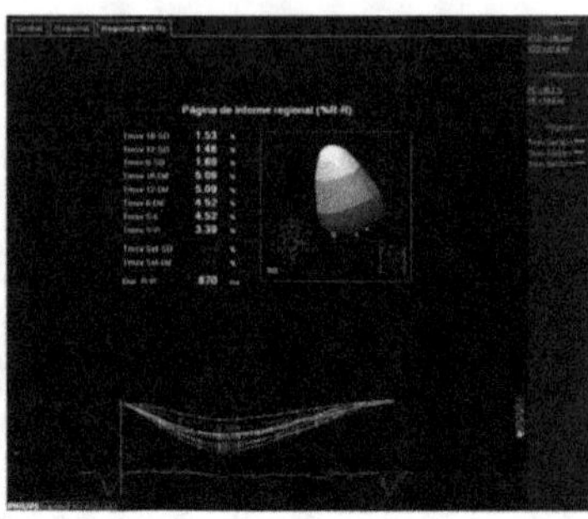

Figura 9. Evaluación de asincronía intraventricular con análisis de curvas de volumen obtenidas por ecografía tridimensional. Izquierda: registro de ecocardiografía tridimensional antes del implante. El índice de asincronía del ventrículo izquierdo era del 22,63 % y la fracción de eyección, del 17,6 %. Derecha: registro de ecocardiografía tridimensional del mismo paciente 6 meses después de iniciar la terapia de resincronización cardíaca. El índice de asincronía del ventrículo izquierdo disminuyó hasta el 1,53 % y la fracción de eyección aumentó al 40 %. Además, las curvas de movimiento volumétrico de los distintos segmentos mejoraron respecto al estudio previo a la aplicación de la terapia, siendo más sincrónicas y coordinadas, así como también aumentó la magnitud del movimiento a lo largo del ciclo cardíaco.

ha demostrado que el *strain* radial evaluado con esta tecnología (diferencia QRS a pico sistólico de *strain* radial > 130 ms) permite identificar asincronía intraventricular y predecir la respuesta a la TRC.[33]

1.3.5 Ecocardiografía tridimensional

Las técnicas ecocardiográficas tridimensionales han evolucionado en los últimos años hasta permitir la obtención de imágenes en tiempo real. Dentro del estudio de la asincronía ventricular, la ecocardiografía en tres dimensiones permite analizar todos los segmentos ventriculares en un solo ciclo cardíaco. Analizando la dispersión de los tiempos que tarda cada segmento ventricular en alcanzar el mínimo volumen sistólico se puede evaluar la asincronía ventricular[34,35] (véase la figura 9). Kapetanakis *et al*[36] aplicaron este índice de asincronía en diferentes grupos de pacientes, desde voluntarios sanos hasta enfermos con severa disfunción ventricular izquierda de distintas etiologías, algunos de los cuales recibieron terapia de resincronización. Entre estos últimos, aquéllos con un mayor índice sistólico de asincronía, cabe destacar que posteriormente presentaban una mayor respuesta clínica a la resincronización.

CONCLUSIONES

Con la ecocardiografía puede evaluarse la presencia de asincronía aurículo-ventricular, interventricular e intraventricular. Concretamente, la asincronía intraventricular puede evaluarse con diferentes modalidades y, de hecho, se han propuesto múltiples parámetros sin que exista consenso sobre cuál es el óptimo para identificarla con mayor precisión y, en especial, para que permita seleccionar adecuadamente a los candidatos a TRC. Existen estudios en marcha para comparar estos distintos parámetros y dilucidar cuál es el óptimo.[22] Sin embargo, probablemente sea necesaria la evaluación combinada de varios datos para precisar la existencia y la cuantía de asincronía mecánica cardíaca.

BIBLIOGRAFÍA

1. Abraham WT, Fisher WG, Smith AL *et al.* Cardiac resynchronization in chronic heart failure. N Engl J Med 2002; 346:1845-53.

2. Bradley DJ, Bradley EA, Baughman KL *et al.* Cardiac resynchronization and death from progressive heart failure: a meta-analysis of randomized controlled trials. Jama 2003; 289:730-40.

3. Bristow MR, Saxon LA, Boehmer J *et al.* Cardiac-resynchronization therapy with or without an implantable defibrillator in advanced chronic heart failure. N Engl J Med 2004; 350: 2140-50.

4. Cleland JGF, Daubert JC, Erdmann E *et al.* The Effect of Cardiac Resynchronization on Morbidity and Mortality in Heart Failure. N Engl J Med 2005; 352:1539-49.

5. Bleeker GB, Bax JJ, Fung JW *et al.* Clinical versus echocardiographic parameters to assess response to cardiac resynchronization therapy. Am J Cardiol 2006; 97:260-3.

6. Vidal B, Sitges M, Marigliano A *et al.* Relation of response to cardiac resynchronization therapy to left ventricular reverse remodeling. Am J Cardiol 2006; 97:876-81.

7. Gregoratos G, Abrams J, Epstein AE *et al.* ACC/AHA/NASPE 2002 guideline update for implantation of cardiac pacemakers and antiarrhythmia devices: summary article: a report of the American College of Cardiology/American Heart Association Task Force on Practice Guidelines (ACC/AHA/NASPE Committee to Update the 1998 Pacemaker Guidelines). Circulation 2002; 106:2145-61.

8. Bax JJ, Abraham T, Barold SS *et al.* Cardiac resynchronization therapy: Part 2: Issues during and after device implantation and unresolved questions. J Am Coll Cardiol 2005; 46:2168-82.

9. Curtis AB. Cardiac resynchronization therapy 101: if it's not late, pacing it early won't help. J Am Coll Cardiol 2005; 45:70-1.

10. Fung JW, Yu CM, Yip G *et al.* Variable left ventricular activation pattern in patients with heart failure and left bundle branch block. Heart 2004; 90:17-9.

11. Ghio S, Constantin C, Klersy C *et al.* Interventricular and intraventricular dyssynchrony are common in heart failure patients, regardless of QRS duration 10.1016/j.ehj.2003.09.030. Eur Heart J 2004; 25:571-8.

12. Bax JJ, Ansalone G, Breithardt OA *et al.* Echocardiographic evaluation of cardiac resynchronization therapy: ready for routine clinical use? A critical appraisal. J Am Coll Cardiol 2004; 44:1-9.

13. St John Sutton MG, Plappert T, Abraham WT *et al.* Effect of cardiac resynchronization therapy on left ventricular size and function in chronic heart failure. Circulation 2003; 107:1985-90.

14. Bader H, Garrigue S, Lafitte S *et al.* Intra-left ventricular electromechanical asynchrony. A new independent predictor of severe cardiac events in heart failure patients. J Am Coll Cardiol 2004; 43:248-56.

15. Bax JJ, Bleeker GB, Marwick TH *et al.* Left ventricular dyssynchrony predicts response and prognosis after cardiac resynchronization therapy. J Am Coll Cardiol 2004; 44:1834-40.

16. Grines CL, Bashore TM, Boudoulas H, Olson S, Shafer P, Wooley CF. Functional abnormalities in isolated left bundle branch block. The effect of interventricular asynchrony. Circulation 1989; 79: 845-53.

17. Kvitting JP, Wigstrom L, Strotmann JM, Sutherland GR. How accurate is visual assessment of synchronicity in myocardial motion? An In vitro study with computer-simulated regional delay in myocardial motion: clinical implications for rest and

stress echocardiography studies. J Am Soc Echocardiogr 1999; 12:698-705.

18. Pitzalis MV, Iacoviello M, Romito R *et al.* Cardiac resynchronization therapy tailored by echocardiographic evaluation of ventricular asynchrony. J Am Coll Cardiol 2002; 40:1615-22.

19. Pitzalis MV, Iacoviello M, Romito R *et al.* Ventricular asynchrony predicts a better outcome in patients with chronic heart failure receiving cardiac resynchronization therapy. J Am Coll Cardiol 2005; 45:65-9.

20. Penicka M, Bartunek J, De Bruyne B *et al.* Improvement of left ventricular function after cardiac resynchronization therapy is predicted by tissue Doppler imaging echocardiography. Circulation 2004; 109:978-83.

21. Ansalone G, Giannantoni P, Ricci R *et al.* Doppler myocardial imaging in patients with heart failure receiving biventricular pacing treatment. Am Heart J 2001; 142:881-96.

22. Yu CM, Abraham WT, Bax J *et al.* Predictors of response to cardiac resynchronization therapy (PROSPECT) study design. Am Heart J 2005; 149:600-5.

23. Bax JJ, Abraham T, Barold SS *et al.* Cardiac resynchronization therapy: Part 1: Issues before device implantation. J Am Coll Cardiol 2005; 46:2153-67.

24. Bax JJ, Marwick TH, Molhoek SG *et al.* Left ventricular dyssynchrony predicts benefit of cardiac resynchronization therapy in patients with end-stage heart failure before pacemaker implantation. Am J Cardiol 2003; 92:1238-40.

25. Bleeker GB, Bax JJ, Schalij MJ, van der Wall EE. Tissue Doppler imaging to assess left ventricular dyssynchrony and resynchronization therapy. Eur J Echocardiogr 2005; 6:382-4.

26. Kanzaki H, Jacques D, Sade LE, Severyn DA, Schwartzman D, Gorcsan J, 3rd. Regional correlation by color-coded tissue Doppler to quantify improvements in mechanical left ventricular synchrony after biventricular pacing therapy. Am J Cardiol 2003; 92:752-5.

27. Yu CM, Zhang Q, Fung JW *et al.* A novel tool to assess systolic asynchrony and identify responders of cardiac resynchronization therapy by tissue synchronization imaging. J Am Coll Cardiol 2005; 45:677-84.

28. Sogaard P, Egeblad H, Kim WY *et al.* Tissue Doppler imaging predicts improved systolic performance and reversed left ventricular remodeling during long-term cardiac resynchronization therapy. J Am Coll Cardiol 2002; 40:723-30.

29. Breithardt OA, Stellbrink C, Herbots L *et al.* Cardiac resynchronization therapy can reverse abnormal myocardial strain distribution in patients with heart failure and left bundle branch block. J Am Coll Cardiol 2003; 42:486-94.

30. Popovic ZB, Grimm RA, Perlic G *et al.* Noninvasive assessment of cardiac resynchronization therapy for congestive heart failure using myocardial strain and left ventricular peak power as parameters of myocardial synchrony and function. J Cardiovasc Electrophysiol 2002; 13:1203-8.

31. Yu CM, Fung JW, Zhang Q *et al.* Tissue Doppler imaging is superior to strain rate imaging and postsystolic shortening on the prediction of reverse remodeling in both ischemic and nonischemic heart failure after cardiac resynchronization therapy. Circulation 2004; 110:66-73.

32. Notomi Y, Lysyansky P, Setser RM *et al.* Measurement of ventricular torsion by two-dimensional ultrasound speckle tracking imaging. J Am Coll Cardiol 2005; 45:2034-41.

33. Suffoletto MS, Dohi K, Cannesson M, Saba S, Gorcsan J, 3rd. Novel speckle-tracking radial strain from routine black-and-white echocardiographic images to quantify dyssynchrony and predict response to cardiac resynchronization therapy. Circulation 2006; 113:960-8.

34. Krenning BJ, Szili-Torok T, Voormolen MM *et al.* Guiding and optimization of resynchronization therapy with dynamic three-dimensional echocardiography and segmental volume-time curves: a feasibility study. Eur J Heart Fail 2004; 6:619-25.

35. Zhang Q, Yu CM, Fung JW *et al.* Assessment of the effect of cardiac resynchronization therapy on intraventricular mechanical synchronicity by regional volumetric changes. Am J Cardiol 2005; 95:126-9.

36. Kapetanakis S, Kearney MT, Siva A, Gall N, Cooklin M, Monaghan MJ. Real-time three-dimensional echocardiography: a novel technique to quantify global left ventricular mechanical dyssynchrony. Circulation 2005; 112:992-1000.

Capítulo 3

Beneficios de la resincronización cardíaca

R. RUIZ GRANELL, Á. FERRERO DE LOMA OSORIO, Á. MARTÍNEZ BROTONS,
S. MORELL CABEDO, R. GARCÍA CIVERA

Hospital Clínico Universitario
Unidad de Arritmias
Servicio de Cardiología
Valencia

Dirección para correspondencia
Hospital Clínico Universitario de Valencia
Dr. Ricardo Ruíz-Granell
rruizg@meditex.es

Introducción

Hace más de veinte años que se comunicó la posibilidad de mejorar la contracción ventricular izquierda mediante la estimulación cardíaca, comunicación que, por cierto, salió de España.[1] Desde entonces se han ido desarrollando las técnicas de estimulación que han sido denominadas terapias de resincronización (TRC), hasta ser consideradas una alternativa terapéutica eficaz de primera línea para un grupo amplio de pacientes con insuficiencia cardíaca (IC) refractaria a tratamiento convencional. En este capítulo revisaremos las evidencias publicadas sobre los beneficios que aporta esta TRC, desde los estudios iniciales, la mayoría con monitorización hemodinámica cruenta llevada a cabo de manera aguda, hasta los grandes estudios clínicos que incluyen la valoración de la mortalidad total como uno de sus objetivos.

1   Estudios iniciales

De Teresa *et al* [1] comunicaron en 1983 que el gasto cardíaco y la fracción de eyección de pacientes sometidos a cirugía cardíaca de reemplazo valvular mejoraban cuando se efectuaba una estimulación ventricular izquierda si se comparaba con la estimulación del ventrículo derecho. Ésta es probablemente la primera notificación conocida sobre un hipotético efecto beneficioso de la estimulación ventricular izquierda frente a la forma tradicional de estimulación ventricular.

A principios de la década de 1990, algunos estudios indicaron la posibilidad de que la estimulación bicameral produjese una mejoría hemodinámica y clínica en pacientes con IC refractaria.[2,3] Si bien se comprobó que el efecto beneficioso se obtenía a través de una adecuación de la sincronía AV,[4] estudios posteriores pusieron en entredicho esta forma de terapia, pues los resultados eran contradictorios y el efecto beneficioso parecía agotarse con el tiempo.[5,6,7] Tras el conocimiento del posible efecto deletéreo de la estimulación ventricular derecha en pacientes con cardiopatía,[8] cabe especular si los resultados de aquellos estudios iniciales no se vieron influidos por este hecho, de modo que el beneficio obtenido mediante la correcta sincronía AV era contrarrestado por la estimulación ventricular derecha permanente, obligada al utilizar dispositivos bicamerales convencionales.

En 1994, Cazeau *et al*[9] describen la mejoría clínica experimentada por un paciente de 54 años, con IC grado IV, bloqueo AV de primer grado y bloqueo de rama izquierda (BRI), tras ser sometido a estimulación en las cuatro cámaras cardíacas durante 6 semanas. Se inicia entonces una serie de comunicaciones de estudios hemodinámicos agudos en pacientes con insuficiencia cardíaca sometidos a estimulación ventricular izquierda o biventricular[10,11,12,13,14] en los que se demuestra que tanto una como otra son superiores a la estimulación ventricular derecha o a la situación basal cuando se comparan datos como la fracción de eyección (FE) ventricular izquierda, la dP/dT máxima del ventrículo izquierdo, la tensión arterial sistólica, la tensión arterial diferencial o las curvas de presión/volumen. Este beneficio se muestra consistente y máximo cuando se ajusta el intervalo AV óptimo con la estimulación.

Al mismo tiempo, se inician las primeras series observacionales de pacientes a los que se implantan dispositivos de resincronización y que incluyen seguimiento clínico. Estos estudios, inicialmente con pocos pacientes, demuestran que la técnica es posible, aunque técnicamente demandante, segura y en apariencia eficaz, al menos al analizar objetivos clínicos como la mejoría clínica, la capacidad funcional, la calidad de vida o la distancia recorrida en el test de los 6 minutos (T6min).[15,16]

2   Estudios controlados

En las tablas 1 y 2 se resumen los principales estudios clínicos sobre TRC[17,18,19,20,21,22,23,24,25] controlados y, salvo el InSync ICD,[18] aleatorizados.

El *Multisite Stimulation In Cardiomyopathies* (MUSTIC)[17] fue un estudio controlado, aleatorizado, simple ciego y cruzado, que incluyó 67 pacientes con IC avanzada, en grado funcional de la NYHA III y con QRS de duración superior a 150 ms, a quienes se comparó durante dos periodos de 3 meses, uno con estimulación biventricular y otro con el marcapasos programado en modo VVI a 40 l/m. El objetivo primario del estudio fue la distancia caminada en el T6min y los secundarios, la calidad de vida, el consumo pico de oxígeno, las hospitalizaciones por IC, la preferencia del paciente sobre el modo de estimulación y la mortalidad. Diecinueve pacientes se excluyeron por algún motivo y 48 completaron el estudio. En todas las variables estudiadas, salvo en la de mortalidad, se demostró un beneficio significativo con la estimulación biventricular. Es interesante el hecho de que un 85 % de los pacientes prefirió la estimulación biventricular.

El estudio InSync-ICD[18] fue diseñado para evaluar la seguridad y eficacia de un desfibrilador automático implantable (DAI) con estimulación biventricular (DAI-TRC). Para ello se analizaron 84 pacientes con indicación estándar de implantación de DAI que, además, presentaran IC sintomática, FE < 35 % y QRS > 130 ms. Se consiguió implantar la sonda ventricular izquierda en 77 pacientes durante el primer procedimiento y en 4 más durante un segundo procedimiento. Se demostró una mejoría en la distancia caminada en el T6min, en la calidad de vida y en el grado de la NYHA, así como una disminución de los diámetros ventriculares izquierdos y un aumento de la fracción de acortamiento. También se apreció una mayor eficacia de la estimulación antitaquicardia biventricular con respecto a la convencional en el ventrículo derecho. Durante el seguimiento, 10 pacientes experimentaron complicaciones relacionadas con el dispositivo, siendo la más frecuente la dislocación de la sonda ventricular izquierda.

	n	Seguimiento	Tipo de estudio	Brazos
MUSTIC-RS (2001)	67	6 meses	Randomizado	TFO+TRC/ TFO
			Cruzado	
			Simple ciego	
InSync-ICD (2002)	84		No randomizado	------------------------
PATCH-CHF (2002)	101	12 meses	Randomizado	TFO+TRC/TFO+estimulación VI
			Cruzado	
MIRACLE (2002)	453	6 meses	Randomizado	TFO+TRC/TFO
			Doble ciego	
CONTAK-CD (2003)	490		Randomizado	TFO+DAI+TRC/TFO+DAI
			Cruzado (fase1)/paralelo (fase2)	
			Doble ciego	
MIRACLE-ICD (2003)	247	6 meses	Randomizado	TFO+DAI+TRC/TFO+DAI
			Doble ciego	
MIRACLE ICD II (2004)	186	6 meses	Randomizado	TFO+DAI+TRC/TFO+DAI
			Doble ciego	
COMPANION (2004)	1520	16 meses	Randomizado	TFO/TFO+DAI/ TFO+DAI+TRC
CARE-HF (2005)	813	29 meses	Randomizado	TFO/ TFO+TRC

Abreviaturas: DAI: desfibrilador automático implantable; TFO: tratamiento farmacológico óptimo; TRC: terapia de resincronización; VI: ventrículo izquierdo.

Tabla 1. Principales ensayos controlados sobre TRC: características.

El *Pacing Therapies in Congestive Heart Failure* (PATH-CHF)[19] estudió, mediante un diseño aleatorizado, cruzado y simple ciego, los efectos a corto y medio plazo de la estimulación biventricular frente a la estimulación univentricular. Se incluyeron pacientes con miocardiopatía dilatada e IC en grado funcional de la NYHA III o IV a pesar de tratamiento óptimo, con QRS > 120 ms y PR > 150 ms. A los pacientes, se les implantaron dos marcapasos bicamerales: uno conectado a sondas endocárdicas en aurícula y ventrículo derechos y otro conectado a una segunda sonda endocárdica en AD y a una sonda epicárdica en ventrículo izquierdo, implantada por medio de una toracotomía limitada. Los marcapasos se programaron en modo VDD con una frecuencia mínima de 40 l/m. Mediante este sistema se conseguía estimular sólo el ventrículo derecho, sólo el izquierdo o ambos ventrículos, manteniendo la sincronía AV. Se determinó de manera aguda qué estimulación univentricular ofrecía el mejor beneficio hemodinámico y se confrontó ésta a la estimulación biventricular. Los pacientes se asignaron aleatoriamente a una secuencia de 4 semanas con estimulación de un tipo, 4 semanas sin estimulación y 4 semanas con la estimulación opuesta. Finalmente, se mantuvo la estimulación considerada mejor por su médico y se llevó a cabo un seguimiento a largo plazo. Los objetivos primarios fueron el consumo de O_2, pico y en el umbral anaerobio y la distancia en el T6min y los secundarios, los cambios en la clase funcional y en la calidad de vida. Se calculó una muestra de 53 pacientes, que hubo de reducirse al hacerse disponibles sistemas transvenosos de estimulación ventricular izquierda y que evitaban la toracotomía. En 36 de 40 pacientes, el mejor perfil hemodinámico univentricular se obtuvo con la estimulación ventricular izquierda y la mejoría era más ostensible con la optimización del intervalo AV. Sus principales conclusiones fueron que la TRC mejora los síntomas y el estado funcional de estos pacientes, que dicha mejoría se mantiene a los 12 meses y que, al menos en ese tiempo, las diferencias entre la estimulación biventricular o la mejor univentricular (mayoritariamente izquierda) son pequeñas.

Otro de los primeros ensayos controlados fue el *Multicenter InSync Randomized Clinical Evaluation* (MIRACLE).[20] Este estudio evaluó el efecto de la TRC frente a un grupo control, con un diseño aleatorizado y doble ciego, en 453 pacientes con IC, grado funcional III o IV, FE $\leq$ 35 %, diámetro telediastólico del ventrículo izquierdo $\geq$ 55 mm, QRS $\geq$ 130 ms y distancia en el T6min $\leq$ 450 m. Los objetivos primarios fueron nuevamente los cambios en la clase de la NYHA de los pacientes, la distancia recorrida en el T6min y la calidad de vida, analizados según el principio de la intención a tratar. El dispositivo no se pudo implantar en el 8 % de los pacientes y se detectaron complicaciones graves relacionadas con la técnica, aunque poco frecuentes. Nuevamente se demostró, en un seguimiento a 6 meses, que la TRC produjo mejorías significativas en todos los objetivos primarios. Asimismo, mejoró de manera importante la FE, disminuyó el diámetro telediastólico del ventrículo izquierdo y el grado de insuficiencia mitral, y los pacientes con TRC activa experimentaron menos hospitalizaciones y menos infusiones intravenosas para el tratamiento de la IC. La probabilidad de fallecimiento u hospitalización por IC durante el seguimiento fue significativamente menor en los pacientes tratados. Así pues, éste es el primer ensayo que incluye un numeroso grupo de pacientes seguidos a medio plazo en los que se demuestra que los efectos de la TRC sobre la supervivencia pueden ser notorios.

Los investigadores del CONTAK-CD[21] pretendieron analizar en un ensayo aleatorizado y doble ciego la eficacia y seguridad de un DAI con capacidad para suministrar TRC. Se incluyeron 581 pacientes con indicación de DAI por taquicardia o fibrilación ventricular e IC sintomática (grados II a IV de la NYHA), FE $\leq$ 35 % y trastorno de conducción intraventricular (QRS $\geq$ 120 ms). Los pacientes se aleatorizaron a TRC conectada o desconectada, y, aunque inicialmente el diseño del estudio era cruzado con 3 meses de terapia y con un objetivo principal en las variaciones del consumo de oxígeno, éste se modificó y se convirtió en un estudio paralelo de 6 meses de tratamiento, con un objetivo principal que fue el estudio de una variable compuesta incluyendo la mortalidad total, las hospitalizaciones por IC y las arritmias ventriculares que requerían intervención del dispositivo. De los 581 pacientes incluidos, 14 fueron excluidos antes del implante y a 66 no se les pudo implantar la sonda ventricular izquierda, con lo que 222 pacientes fueron incluidos en la fase cruzada del estudio y 279, en la paralela. Dado que 10 pacientes fallecieron y uno se retiró en los primeros 30 días, se analizaron los datos de 490 pacientes. Cabe destacar que el 40 % de los pacientes en clase funcional III o IV al incluirse en el estudio mejoraron a clase I o II en los primeros 30 días postimplante, por ajustes de la medicación antes de que la TRC se activara. Por ello, 263 pacientes se encontraban en clase I/II antes de aleatorizar la conexión de la TRC. Se observó una reducción del 15 % en la variable compuesta en los pacientes con TRC con respecto a los no estimulados, reducción que no fue significativa. La TRC mejoró notablemente el consumo pico de oxígeno y la distancia recorrida en el T6min y no se observaron diferencias importantes en la clase funcional ni en la calidad de vida. En los pacientes en clase III y IV las diferencias fueron significativas en estas últimas cuatro variables, mientras que en los pacientes en clase I y II las diferencias no fueron significativas en ninguna variable. Los diámetros ventriculares izquierdos y la FE mejoraron de manera importante en los pacientes con TRC. Por el contrario, la TRC no pareció influir en la incidencia de arritmias. Como los propios autores reconocen, las limitaciones del diseño, junto a un cálculo de muestra insuficiente (se observó una tasa de sucesos de la variable principal aproximadamente del 50 % de la estimada para el cálculo de la muestra) y a unos pacientes «menos graves de lo esperado» hicieron muy difícil que el estudio pudiera demostrar, como se esperaba, los beneficios de la TRC.

Casi simultáneamente, el *Multicenter InSync ICD Randomized Clinical Evaluation Trial* (MIRACLE ICD),[22] tras analizar 369 pacientes de características muy similares a las de los pacientes del estudio anterior en un diseño aleatorizado, doble ciego, con un brazo activo (DAI-TRC) y controles paralelos (DAI) y con seguimiento a 6 meses, demostraba una mejoría significativa en los pacientes con TRC de la calidad de vida y de la clase funcional, pero no de la distancia en el T6min. Tampoco se observaron diferencias significativas entre ambos grupos en las dimensiones ventriculares izquierdas, ni en la FE, status de la IC, supervivencia o tasas de hospitalización.

Un aspecto que quedaba entonces por valorar era el efecto de la TRC en pacientes con IC moderada. Para ello se inició el MIRACLE ICD II,[23] que se llevó a cabo sobre 186 pacientes de características muy similares a las de los incluidos en el MIRACLE ICD, pero en clase funcional II de la NYHA. Tras 6 meses de seguimiento, los pacientes sometidos a TRC no mostraron mejoría en el consumo pico de oxígeno, en la distancia del T6min o en la calidad de vida; en cambio, se demostró una mejoría de los volúmenes ventriculares, de la FE, de la clase funcional y de una variable compuesta que medía la respuesta clínica. Cabe señalar que el 22 % de los pacientes en los que se intentó el implante sufrió alguna complicación relacionada con el implante. Quedaba abierta con este estudio la posibilidad de que en pacientes con afectación funcional moderada la TRC no produjera mejoría de esa afectación de la capacidad funcional, pero sí que ejerciera efectos sobre el remodelado ventricular, disminuyendo el tamaño de la cavidad ventricular y mejorando la FE. Como se puede observar, estos últimos fueron básicamente estudios de seguridad de dispositivos implantables comercialmente disponibles, donde los objetivos primarios eran variables compuestas de tipo fundamentalmente clínico y funcional y cuya finalidad era, en esencia, demostrar si la TRC era beneficiosa desde el punto de vista clínico y, sobre todo, que era una terapia segura que no ejercía efectos perjudiciales sobre los pacientes.

Todos los ensayos que se han comentado incluían sólo pacientes en ritmo sinusal. La información disponible sobre TRC en pacientes con fibrilación auricular es, por lo tanto, muy limitada. Los investigadores del llamado MUSTIC-AF[26] incluyeron pacientes con IC grado III, disfunción ventricular izquierda y fibrilación auricular permanente con frecuencia ventricular lenta y necesidad de estimulación ventricular permanente que tuvieran una anchura del QRS estimulado superior a 200 ms. En ellos compararon, mediante un diseño aleatorizado, simple ciego, cruzado en periodos de 3 meses de tratamiento, los efectos de la TRC en modo VVIR con la estimulación ventricular derecha convencional en el mismo modo. Se incluyeron 64 pacientes, se intentó el implante en 59 y se consiguió en el 92 % de los casos. De estos 54 pacientes, 43 entraron en la fase cruzada, 39 completaron todo el estudio y se pudo analizar los datos de 37 de ellos. Con todas estas limitaciones, en el análisis por intención de tratar no se demostraron diferencias significativas entre los dos grupos de tratamiento. En el análisis por tratamiento efectivo se observó una mejoría en la distancia recorrida en el T6min, en el consumo pico de oxígeno y una disminución del número de hospitalizaciones de los pacientes sometidos a TRC. Al igual que ocurrió en el primer estudio MUSTIC, un 85 % de los pacientes prefirió esta forma de estimulación. Dados los problemas metodológicos, los resultados de este análisis deben valorarse con mucha cautela.

Recientemente, el estudio PAVE[27] ha comparado la estimulación biventricular frente a la ventricular derecha en pacientes con fibrilación auricular permanente, sometidos a ablación de la conducción AV para controlar la frecuencia cardíaca. Se trataba, pues, de pacientes que basalmente no precisaban presentar IC para ser incluidos en el estudio y, por lo tanto, distintos a los pacientes incluidos en los otros estudios comentados. A los 6 meses de la ablación, los pacientes sometidos a TRC recorrieron mayor distancia en el T6min y su FE fue superior a la de los sometidos a estimulación convencional (en realidad, lo que se observó fue un deterioro relativo de la FE de estos últimos, mientras que la FE de los sometidos a TRC se mantuvo estable). Este beneficio de la TRC pareció ser superior en los pacientes con FE basal ≤ 45 % o en clase funcional II o III de la NYHA.

Así pues, seguimos careciendo de suficientes datos que clarifiquen los efectos reales de la TRC en pacientes con disfunción ventricular, IC avanzada, trastorno de conducción intraventricular y fibrilación auricular permanente. Finalmente, en los últimos años se han publicado dos grandes ensayos que, como objetivo principal, analizan la mortalidad total, si bien incluida en variables compuestas.

	CRITS. Inclusión	Objetivos	Resultados
MUSTIC-RS (2001)	NYHA III, FE < 35% DTDVI > 60 mm, QRS > 150 ms	1º: T6min 2º: QoL, ingresos por IC	+ T6min + QoL, ↓ ingresos por IC
InSync-ICD (2002)	Indicación DAI, NYHA II-IV, FE < 35%, DTDVI > 55 mm, QRS > 130 ms	CF, QoL, FE, DTDVI Seguridad	+ NYHA, + T6min, FE, ↓ DTDVI (sólo en NYHA III y IV)
PATCH-CHF (2002)	NYHA III-IV, FE, QRS ≥ 120 ms, PR ≥ 130 ms	1º: VO$_2$ pico/anaerobio, T6min 2º: CF, QoL	+ VO$_2$, + T6min, + NYHA, + QoL (tanto TRC como VI sin diferencias entre grupos)
MIRACLE (2002)	NYHA III-IV, FE ≤ 35%, DTDVI ≥ 55 mm, QRS ≥ 130, T6min ≤ 450 m	1º: NYHA, QoL, T6min 2º: VO$_2$, FE, DTDVI, IM, QRS, muerte+hospitalización por IC	+ NYHA, + QoL, ↑ T6min + VO$_2$, FE, ↓ DTDVI, ↓ IM, ↓ QRS ↓ muerte+hospitalización por IC
CONTAK-CD (2003)	Indicación DAI, NYHA II-IV, FE ≤ 35%, QRS ≥ 120 ms	1º: muerte+hospitalización (IC) + arritmias 2º: VO$_2$, T6 min, NYHA, DTDVI, FE	(=) muerte+hospitalización (IC)+ arritmias (+)VO$_2$, T6min, NYHA, DTDVI FE (sólo NYHA III-IV)
MIRACLE-ICD (2003)	FV/TV espontánea o inducida. FE ≤ 35%, NYHA III-IV, QRS ≥ 130 ms, DTDVI ≥ 55 mm	1º: QoL, NYHA, T6min 2º: CF, neurohormonas, FE, arritmias, supervivencia y hospitalización por IC	Tanto DAI como DAI+TRC+ QoL, + NYHA, +T6min, + CF, + neurohormonas, FE, ↓ arritmias, supervivencia y hospitalización por IC (= ambos grupos)
MIRACLE-ICD II (2004)	Indicación DAI, FE ≤ 35%, NYHA II, QRS ≥ 30 ms, DTDVI ≥ 55 mm	1º: VO$_2$ 2º: V$_E$/V$_{CO2}$, NYHA, QoL, T6min, V$_{VI}$, FE	(=) ambos grupos para VO$_2$, ejercicio, T6min CRT: + VVI, FE, + NYHA
COMPANION (2004)	NYHA III-IV, FE ≤ 35%, QRS ≥ 120, PR ≥ 150 ms, ritmo sinusal	1º: muerte/hospitalización cualquier causa 2º: muerte por cualquier causa, muerte/hospitalización por IC o causa CV, QoL, NYHA, T6min	* TRC y TRC + DAI: ↓ muerte/hospitalización por cualquier causa, ↓ muerte/hospitalización por IC o causa CV, + QoL, + NYHA y + T6min. (=) ambos grupos. * Sólo TRC + DAI ↓ mortalidad por cualquier causa
CARE-HF (2005)	NYHA III-IV, FE ≤ 35%, DTDVI ≥ 30 mm/m^2, QRS ≥ 120 ms (120-150 ms, precisan 2 criterios ecocardiográficos de asincronía), ritmo sinusal	1º: muerte por cualquier causa/hospitalización por evento CV 2º: muerte por cualquier causa, muerte por cualquier causa/hospitalización por IC, NYHA, QoL, FE, pro-BNP, PA	TRC ↓ mortalidad por cualquier causa/hospitalización por evento CV, ↓ mortalidad por cualquier causa, ↓ mortalidad por cualquier causa/hospitalización por IC, + NYHA, + QoL, FE, ↓ pro-BNP
Abreviaturas: CF: capacidad funcional, CV: cardiovascular, DAI: desfibrilador automático implantable, DTDVI: diámetro telediastólico del ventrículo izquierdo, FE: fracción de eyección, FV/TV: fibrilación/taquicardia ventricular, IC: insuficiencia cardíaca, IM: insuficiencia mitral, NYHA: clase funcional según la New York Heart Association, QoL: calidad de vida, TFO: tratamiento farmacológico óptimo, TRC: terapia de resincronización, T6min: test de 6 minutos, VI: ventrículo izquierdo, V$_{VI}$: volúmenes del ventrículo izquierdo, VO$_2$: consumo de oxígeno, +: mejoría.			

Tabla 2. Principales ensayos controlados sobre TRC: resultados.

El estudio *Comparison of Medical Therapy, Pacing and Defibrillation in Heart Failure* (COMPANION)[24] exploró la hipótesis de que la TRC, bien en la forma de TRC aislada o como TRC-DAI, reduciría el riesgo de muerte y hospitalización por cualquier causa entre pacientes con IC avanzada y retraso en la conducción intraventricular. Para ello, se seleccionaron pacientes con miocardiopatía dilatada isquémica o idiopática en clase funcional III-IV de la NYHA, con FE $\leq$ 35 %, QRS $\geq$ 120 ms, intervalo PR $\geq$ 150 ms, en ritmo sinusal, sin indicación de marcapasos o DAI y que hubieran sido ingresados por IC en los 12 meses previos a la inclusión. Los pacientes fueron aleatorizados con una relación 1:2:2 y de manera abierta a tratamiento farmacológico óptimo (TFO), TFO+TRC y TFO+TRC-DAI. El objetivo principal fue, como hemos comentado, una variable compuesta de mortalidad total u hospitalización por cualquier causa (incluyendo estancias hospitalarias con tratamiento intravenoso de más de 4 horas de duración). El estudio se detuvo prematuramente con 1.520 pacientes incluidos al alcanzarse límites preestablecidos de beneficio en los grupos sometidos a TRC para la variable principal y para la mortalidad total aislada en el grupo TRC-DAI. Hay que reseñar que el 26 % de pacientes del grupo con TFO se retiró del estudio, si bien la mitad ya había alcanzado el *end point* principal. La TRC redujo el riesgo de muerte u hospitalización un 19 % (20 % para la TRC-DAI); y el de muerte u hospitalización por insuficiencia cardíaca, un 34 % (40 % para la TRC-DAI). La TRC-DAI redujo el riesgo de muerte por cualquier causa un 36 %, mientras que la TRC lo redujo un 24 %, si bien esta última no alcanzó significación estadística (p = 0,059). La mortalidad relacionada con el procedimiento de implante fue inferior al 1 %. Se observaron complicaciones moderadas o severas relacionadas con el implante en el 10 % de pacientes del grupo TRC y en el 8 % del grupo TRC-DAI. En definitiva, éste es el primer ensayo clínico que demuestra de modo claro que la TRC asociada a DAI es beneficiosa cuando se consideran objetivos primarios *duros*, tales como la mortalidad total.

El último gran ensayo publicado hasta el momento de escribir este capítulo fue el *Cardiac Resynchronization-Heart Failure Study* (CARE-HF).[25] Este estudio evaluó los efectos de la TRC asilada sobre la mortalidad y morbilidad de pacientes con IC en grado III-IV durante al menos 6 semanas, con tratamiento óptimo, con FE $\leq$ 35 %, diámetro telediastólico ventricular izquierdo ajustado a la altura $\geq$ 30 mm y QRS $\geq$ 150 ms o entre 120 y 149 ms junto a dos de tres criterios ecocardiográficos de disincronía ventricular (retraso preeyectivo aórtico $\geq$ 140 ms; retraso interventricular $\geq$ 40 ms o retraso de la pared posterolateral). Los pacientes se aleatorizaron estratificados según su grado funcional y se asignaron de forma abierta a recibir tratamiento convencional o éste junto a la implantación de un sistema de TRC. El objetivo primario fue nuevamente una variable compuesta por la mortalidad por cualquier causa o la hospitalización por causa cardiovascular mayor. Se incluyeron 813 pacientes que fueron seguidos una media de 29,4 meses. El implante se consiguió con éxito en el 95 % de los casos, aunque casi el 10 % requirió más de un procedimiento. En el grupo de TFO se intentó implantar un sistema de TRC o TRC-DAI, desviándose de protocolo, en 65 pacientes, siendo activado en 50 (19 de ellos no habían alcanzado el objetivo primario del estudio). La TRC redujo el riesgo de alcanzar el objetivo primario en un 37 %, con una reducción porcentual absoluta del 16 %, lo que permite estimar un número de pacientes a los que tratar para evitar una muerte u hospitalización por causa cardiovascular de 6. Del mismo modo, redujo el riesgo de mortalidad un 36 %, un 10 % de reducción absoluta, lo que implicaría una vida salvada por cada 10 dispositivos implantados. Debe reseñarse que el 35 % de las muertes observadas en el grupo de TRC fueron súbitas, lo que hace pensar que tal vez se hubieran evitado algunas si el dispositivo implantado hubiese incorporado un DAI. Otras variables secundarias, como el retraso interventricular, el volumen telesistólico del ventrículo izquierdo, la severidad de la insuficiencia mitral, la calidad de vida o los síntomas de IC, también se vieron afectadas favorablemente por la TRC.

En definitiva, al menos dos grandes ensayos controlados han mostrado que la TRC sola o asociada a DAI parece capaz de disminuir la mortalidad de pacientes con un perfil característico: miocardiopatía dilatada isquémica o idiopática, IC grado III o IV, disfunción ventricular con FE ≤ 35 %, en ritmo sinusal, con trastornos de la conducción intraventricular y/o indicadores de asincronía intraventricular o interventricular. Esta tendencia beneficiosa se ha concretado en diversos metanálisis. La figura 1 muestra los riesgos relativos de mortalidad por cualquier causa extraídos de distintos estudios publicados.[28,29]

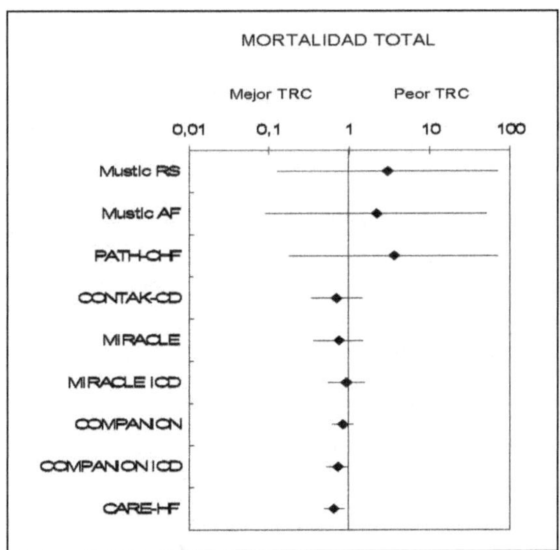

Figura 1. Se muestra el efecto de la TRC sobre el riesgo relativo de mortalidad por cualquier causa —rombos— junto al intervalo de confianza del 95 % de las mismas —líneas— obtenidas en distintos ensayos controlados publicados hasta el momento. Valores por debajo de 1 indican beneficio de la TRC con respecto al tratamiento convencional.

Aunque existen todavía pocos datos, la TRC no sólo aparenta ser beneficiosa para estos pacientes con IC, sino que parece ser un tratamiento costo-eficaz.[30,31]

Quedan aún muchos aspectos por aclarar, como la correcta selección de los pacientes y, entre ellos, de los que van a responder al tratamiento, el tipo de trastorno de conducción intraventricular que se beneficia de la terapia y cómo se debe valorar la asincronía. También existe controversia sobre cuándo debe asociarse un DAI a la TRC y cuándo es suficiente con la estimulación aislada. Todos estos aspectos son abordados en otros capítulos de esta obra.

CONCLUSIÓN

La TRC es una terapia de reciente introducción, dirigida a un perfil concreto de pacientes, con la que se han demostrado efectos beneficiosos agudos sobre las características hemodinámicas y clínicas, que es segura, aunque técnicamente desafiante, y que a largo plazo ofrece un evidente beneficio sobre la morbilidad y mortalidad de los pacientes seleccionados a quienes se aplica.

BIBLIOGRAFÍA

1. De Teresa E, Chamorro JL, Pulpón LA, Ruiz C, Rodríguez Bailón I, Alzueta J *et al.* An even more physiological pacing: changing the sequence of ventricular activation. In Cardiac Pacing. Proceedings of the VIIth World Symposium on Cardiac Pacing. Edited by Steinbech K. Darmstadt: Steinkoopff Verlag; 1984:395-400.

2. Hochleitner M, Hortnagl H, Ng CK, Gschnitzer F, Zechmann W. Usefulness of physiologic dual-chamber pacing in drug-resistant idiopathic dilated cardiomyopathy. Am J Cardiol 1990; 66: 198-202.

3. Hochleitner M, Hortnagl H, Fridrich L, Gschnitzer F. Long-term efficacy of physiologic dual-chamber pacing in the treatment of end-stage idiopathic dilated cardiomyopathy. Am J Cardiol 1992; 70: 1320-5.

4. Nishimura RA, Hayes DL, Holmes DR, Tajik AJ. Mechanism of hemodynamic improvement by dual-chamber pacing for severe left ventricular dysfunction: an acute Doppler and catheterization hemodynamic study. J Am Coll Cardiol 1995; 25: 281-8.

5. Brecker SJ, Xiao HB, Sparrow J, Gibson DG. Effects of dual-chamber pacing with short atrioventricular delay in dilated cardiomyopathy. Lancet 1992; 340: 1308-12.

6. Gold MR, Feliciano Z, Gottlieb SS; Fisher ML. Dual-chamber pacing with a short atrioventricular delay in congestive heart failure: a randomized study. J Am Coll Cardiol 1995; 26: 967-73.

7. Linde C, Gadler F, Edner M, Nordlander R, Rosenqvuist M, Ryden L. Results of atrioventricular synchronous pacing with optimized AV delay in patients with severe congestive heart failure. Am J Cardiol 1995; 75: 919-23.

8. Wilkoff BL, Cook JR, Epstein AE *et al.* Dual-chamber pacing or ventricular backup pacing in patients with an implantable defibrillator: the Dual Chamber and VVI Implantable Defibrillator (DAVID) Trial. JAMA 2002; 288: 3115-23.

9. Cazeau S, Ritter P, Bakdach S, Lazarus A, Limousin M, Henao L *et al.* Four chamber pacing in dilated cardiomyopathy. PACE 1994; 17: 1974-9.

10. Foster AH, Gold MR, McLaughlin JS. Acute hemodynamic effects of atrio-biventricular pacing in humans. Ann Thorac Surg 1995; 59: 294-300.

11. Blanc JJ, Etienne Y, Gilard M, Mansourati J, Munier S, Boschat J *et al.* Evaluation of different ventricular pacing sites in patients with severe heart failure: results of an acute hemodynamic study. Circulation 1997; 96: 3273-7.

12. Leclercq C, Cazeau S, Le Breton H, Ritter P, Mabo P, Gras D *et al.* Acute hemodynamic effects of biventricular DDD pacing in patients with end-stage heart failure. J Am Coll Cardiol 1998; 32: 1825-31.

13. Saxon LA, Kerwin WF, Cahalan MK, Kalman JM, Olgin JE, Foster E *et al.* Acute effects of intraoperative multisite ventricular pacing on left ventricular function and activation/contraction sequence in patients with depressed ventricular function. J Cardiovasc Electrophysiol 1998; 9: 13-21.

14. Kass DA, Chen CH, Curry C, Talbot M, Berger R, Fetics B *et al.* Improved left ventricular mechanics from acute VDD pacing in patients with dilated cardiomyopathy and ventricular conduction delay. Circulation 1999; 99: 1567-73.

15. Cazeau S, Ritter P, Lazarus A, Gras D, Bakdach H, Mundler O *et al.* Multisite pacing for end-stage heart failure: early experience. PACE 1996; 19: 1748-57.

16. Gras D, Leclercq C, Tang AS, Bucknall C, Luttikhuis HO, Kirstein-Pedersen A. Cardiac resynchronization therapy in advanced heart failure: the multicenter InSync clinical study. Eur J Heart Fail 2002; 4: 311-20.

17. Cazeau S, Leclercq C, Lavergne T, Walker S, Varma C, Linde C *et al.* Effects of multisite biventricular pacing in patients with heart failure and intraventricular conduction delay. N Engl J Med 2001; 344: 873-80.

18. Kühlkamp V, for the InSync 7272 ICD World Wide Investigators. Initial Experience With an Implantable Cardioverter-Defibrillator Incorporating Cardiac Resynchronization Therapy. J Am Coll Cardiol 2002; 39: 790-7.

19. Auricchio A, Stellbrink C, Sack S, Block M, Vogt J, Bakker P *et al.* Long-term clinical effect of hemodynamically optimized cardiac resynchronization therapy in patients with heart failure and ventricular conduction delay. J Am Coll Cardiol 2002; 39: 2026-33.

20. Abraham WT, Fisher WG, Smith AL, Delurgio DB, Leon AR, Loh E *et al.* for the MIRACLE Study Group. Cardiac resynchronization in chronic heart failure. N Engl J Med 2002; 346: 1845-53.

21. Higgins SL, Hummel JD, Niazi IK, Giudici MC, Worley SJ, Saxon LA *et al.* Cardiac Resynchronization Therapy for the Treatment of Heart Failure in Patients With Intraventricular Conduction Delay and Malignant Ventricular Tachyarrhythmias. J Am Coll Cardiol 2003; 42: 1454-9.

22. Young JB, Abraham WT, Smith AL, Leon AR, Lieberman R, Wilkoff B *et al*, for the Multicenter InSync ICD Randomized Clinical Evaluation (MIRACLE ICD) Trial Investigators. Combined cardiac resynchronization and implantable cardioversion defibrillation in advanced chronic heart failure: the MIRACLE ICD trial. JAMA 2003; 289: 2685-94.

23. Abraham WT, Young JB, Leon AR, Adler S, Bank AJ, Hall SA *et al*, on behalf of the Multicenter InSync ICD II Study Group. Effects of Cardiac Resynchronization on Disease Progression in Patients With Left Ventricular Systolic Dysfunction, an Indication for an Implantable Cardioverter-Defibrillator, and Mildly Symptomatic Chronic Heart Failure. Circulation 2004; 110: 2864-68.

24. Bristow MR, Saxon LA, Boehmer J, Krueger S, Kass DA, De Marco T *et al*, for the Comparison of Medical Therapy, Pacing, and Defibrillation in Heart Failure (COMPANION) Investigators. Cardiac-Resynchronization Therapy with or without an Implantable Defibrillator in Advanced Chronic Heart Failure. N Engl J Med 2004; 350: 2140-50.

25. Cleland JGF, Daubert JC, Erdmann E, Freemantle N, Gras D, Kappenberger L *et al*, for the Cardiac Resynchronization-Heart Failure (CARE-HF) Study Investigators. The Effect of Cardiac Resynchronization on Morbidity and Mortality in Heart Failure. N Engl J Med 2005; 352: 1539-49.

26. Leclercq C, Walker S, Linde C, Clementy J, Marshall AJ, Ritter P *et al*, on behalf of the MUSTIC study group. Comparative effects of permanent biventricular and right-univentricular pacing in heart failure patients with chronic atrial fibrillation. Eur Heart J 2002; 23: 1780-7.

27. Doshi RN, Daoud E, Fellows C, Turk K, Duran A, Hamdan MH *et al*, for the PAVE Study Group. Left Ventricular-Based Cardiac Stimulation Post AV Nodal Ablation Evaluation (The PAVE Study). J Cardiovasc Electrophysiol 2005; 16: 1160-5.

28. Salukhe TV, Dimopoulos K, Francis D. Cardiac resynchronisation may reduce all-cause mortality: meta-analysis of preliminary COMPANION data with CONTAK-CD, InSync ICD, MIRACLE and MUSTIC. Int J Cardiol 2004; 93: 101-3.

29. McAlister FA, Ezekowitz JA, Wiebe N, Rowe B, Spooner C, Crumley E *et al.* Systematic Review:

Cardiac Resynchronization in Patients with Symptomatic Heart Failure. Ann Intern Med 2004; 141: 381-90.

30. Nichol G, Kaul P, Huszti E, Bridges JFP. Cost-effectiveness of cardiac resynchronization therapy in patients with symptomatic heart failure. Ann Intern Med 2004; 141: 343-51.

31. Macías-Gallego A, Ruiz-Granell R. Terapia de resincronización cardíaca: el punto de vista económico. Rev Esp Cardiol Supl 2005; 5: 18B-23B.

Capítulo 4

Remodelado inverso y resincronización. Cómo evaluarlo con técnicas de imagen

J.L. Moya, A. García Lledó,* B. Blanco, J. Ortega, A. Camino, R. Campuzano,* A. Hernández Madrid, C. Moro

Hospital Ramón y Cajal
Servicio de Cardiología
Madrid

* Hospital Universitario de Guadalajara
Servicio de Cardiología
Guadalajara

Dirección para correspondencia
Hospital Ramón y Cajal
Dr. J.L. Moya-Mur
jmoya.hrc@salud.madrid.org

1   Remodelado e insuficiencia cardíaca

Tradicionalmente, se ha considerado el remodelado cardíaco como el conjunto de cambios que suceden en el tamaño, la forma y la función del corazón en respuesta a una lesión cardíaca o a un aumento de la carga. Aunque inicialmente el remodelado es un mecanismo compensatorio para adaptar el corazón a diferentes situaciones de carga, con el tiempo se puede hacer patológico al no lograr compensar dichas situaciones y continuar su progresión.[1] El remodelado consiste fundamentalmente en una serie de cambios anatómicos y funcionales, pero dichos cambios tienen una base celular y molecular. En los miocitos se produce hipertrofia, pérdida de miocitos debida a la apoptosis o necrosis cardíaca. También se produce proliferación de fibroblastos, con aumento de la síntesis de colágeno que conduce a fibrosis.[2-4]

Diferentes factores actúan sobre el corazón provocando su remodelado. Entre los factores hemodinámicos podemos incluir la sobrecarga de volumen o presión que producen las diferentes valvulopatías. También el infarto de miocardio, en el que la dilatación ventricular precoz puede no verse compensada por hipertrofia tan rápidamente, lo que da lugar a un aumento de estrés que puede poner en marcha el remodelado. La activación neurohormonal tiene un papel fundamental.[5] La insuficiencia cardíaca se asocia a mecanismos neurohormonales compensadores, con liberación de renina, norepinefrina y hormona antidiurética. Esta activación, sobre todo la del sistema renina-angiotensia-aldosterona, contribuye, de manera importante, al proceso de remodelado induciendo hipertrofia miocitaria y síntesis de colágeno:

- La progresiva dilatación, hipertrofia y fibrosis dará lugar a un deterioro de la función sistólica con caída de la fracción de eyección.
- La hipertrofia miocitaria, fibrosis y disminución de la función sistólica dará lugar a disfunción diastólica, inicialmente con relajación retardada, pero finalmente con mala distensibilidad y elevación de presiones intracavitarias.
- La dilatación miocárdica se asocia a un cambio en la forma del ventrículo que se hace más esférico. Esta dilatación causa un aumento de tracción sobre los músculos papilares e impide la adecuada coaptación mitral. Con ello se produce la insuficiencia mitral, que condiciona un aumento de la precarga y promueve mayor remodelado.

- La disfunción sistólica, la diastólica y la insuficiencia mitral van a influir en la función cardíaca global disminuyendo el volumen de latido y el gasto cardíaco.
- Esos mismos factores condicionan un aumento de las presiones con dilatación progresiva de la aurícula izquierda y un aumento de la presión pulmonar.
- El ventrículo derecho puede sufrir el mismo proceso de remodelado, en mayor o menor medida según la etiología, y verse también afectado por el aumento de presiones.

En cualquier caso, una vez que el proceso de remodelado se ha puesto en marcha, la dilatación progresiva da lugar a una mayor tensión y mayor activación neurohormonal con el progresivo deterioro de la anatomía y la función cardíaca. Y a partir de cierto grado de remodelado serán peores la situación clínica y el pronóstico. Está aceptado que esta evolución del remodelado se asocia a una progresión y un empeoramiento de la insuficiencia cardíaca.[6]

2   Trastornos de conducción y remodelado

Conforme el remodelado progresa, aumentan el estrés miocárdico, la hipertrofia y la fibrosis. A ello puede añadirse la coexistencia de áreas de isquemia y de necrosis. Todos estos cambios estructurales afectan al tejido de conducción y pueden causar trastornos de conducción aurículo-ventriculares (AV) e infranodales, fundamentalmente en la rama izquierda (BCRIHH). Estos trastornos de conducción pueden producir asincronía en la actividad mecánica cardíaca. Aproximadamente un tercio de los pacientes con insuficiencia cardíaca moderada o severa presenta un retraso en la conducción AV o intraventricular,[7-8] y se ha demostrado cómo la asincronía que producen los retrasos de la conducción intraventricular, y en particular el BCRIHH, se asocia a una peor clase funcional y una mayor mortalidad que la observada en pacientes de similares características pero sin bloqueo de rama.[8]

Los trastornos de conducción producen diferentes efectos cardíacos que afectan al funcionamiento y remodelado ventricular.

El trastorno de conducción AV produce un retraso de la estimulación ventricular con respecto a la auricular, aunque el efecto final que se aprecia es un adelantamiento relativo de la contracción auricular respecto a la ventricular. Esto condiciona que la contracción auricular se produzca durante la fase de llenado ventricular pasivo, momento en el que no hace falta su efecto. Además, con la contracción se termina el llenado diastólico, que se ve acortado, y por eso se limita el llenado total. Todo ello hace que la contracción auricular no se produzca en telediástole, que es cuando las presiones intraventriculares son más altas y la acción auricular es más necesaria. Al estar las presiones telediastólicas del ventrículo aumentadas y no producirse la contracción auricular, se puede producir una insuficiencia mitral telediastólica nada beneficiosa para el funcionalismo cardíaco. Todos estos efectos perjudiciales para el llenado ventricular son cada vez más frecuentes por el uso de betabloqueantes en el tratamiento de la insuficiencia cardíaca.

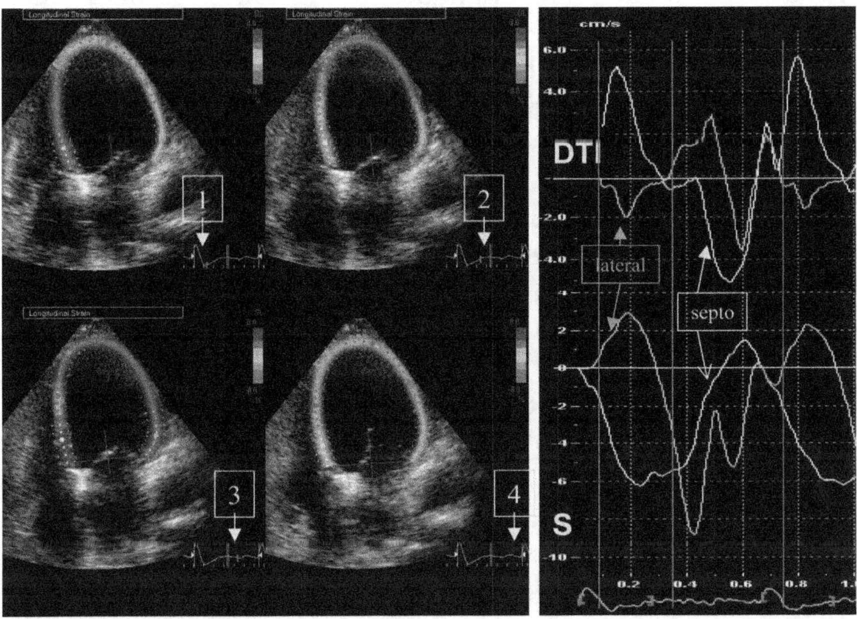

Figura 1. Efecto del BRIHH sobre la contractilidad segmentaria del VI. Izquierda: estudio de la contracción segmentaria en un paciente con asincronía, analizando la deformación longitudinal con técnica de «2D strain». El equipo codifica en rojo los segmentos que se contraen y en azul los que se expanden. 1) Muy precozmente en la sístole, se contraen los segmentos septales, mientras que los laterales se expanden o apenas se modifican. 2) Más tarde en la sístole, la contracción es más simétrica, pero el segmento lateral basal sigue en expansión. 3) En telesístole es cuando más se contraen los segmentos laterales basales, produciendo expansión de los septales. 4) En telediástole, todos los segmentos se expanden simultáneamente. Derecha: el mismo caso analizado con DTI, mostrando en la parte superior las velocidades y en la parte inferior, el strain. Arriba: el septo, en amarillo, muestra unas velocidades sistólicas normales, mientras que el segmento lateral, en azul, sólo muestra desplazamiento positivo tardíamente sugiriendo contracción postsistólica. Abajo: el septo muestra una curva de contracción normal. El segmento lateral, por el contrario, muestra en sístole una curva positiva indicando expansión que sólo se hace negativa (contracción) en telesístole y diástole precoz. Las líneas rojas indican el comienzo y final de la fase de eyección.

El trastorno de conducción infranodal condiciona la activación más precoz de determinados segmentos miocárdicos y retrasa la de otros. En presencia de BCRIHH se activa inicialmente el septo interventricular. La contracción inicial produce aumento de la presión intracavitaria y estiramiento de la pared lateral. Más tarde se produce contracción tardía de la pared lateral, que condiciona un desplazamiento y estiramiento tardío del septo (véase la figura 1). Este comportamiento hace que un volumen sanguíneo se desplace de un lado al otro del ventrículo, consumiendo energía pero sin expulsión efectiva de sangre. El volumen de eyección y gasto cardíaco se reducen. El corazón, en un intento de mantenerlos, desplazará la curva de presión/volumen a la derecha, aumentando los volúmenes diastólicos. Llega un momento en el que este mecanismo no compensa la situación y se produce una disminución de la función sistólica. Además, algunos segmentos miocárdicos pueden seguir contrayéndose una vez que la fase de eyección ha terminado, la válvula aórtica se ha cerrado o incluso cuando ha comenzado el llenado mitral. Esto supone una importante dificultad al llenado que deteriora la relajación y la función diastólica en general.

A toda esta descoordinación de la contracción se añade el retraso de la contracción del músculo papilar anterolateral, que origina una descoordinación del cierre valvular y favorece la aparición o el agravamiento de la insuficiencia mitral.

Los trastornos de conducción también pueden causar asincronía interventricular. La contracción del ventrículo derecho se produce antes que la del izquierdo. Esta asincronía puede producir una inversión del septo hacia el VI en telediástole ventricular izquierda, lo que supone una dificultad al llenado telediastólico del VI. Además, la contracción tardía de la cara lateral implica un desplazamiento del septo hacia el VD durante la fase de llenado pasivo del VD, dificultándolo. Es obvio suponer que la asincronía produce un efecto más deletéreo si actúa sobre un corazón previamente remodelado por otra causa. Pero también en sujetos con BCRIHH aislado se ha descrito una fracción de eyección ligeramente inferior que en los sujetos normales (54 % versus 62 %).[10] Por último, es importante recalcar que la estimulación en VD conlleva que el septo y el VD se contraigan antes que la cara lateral. Esto simula un BCRIHH y puede tener el mismo efecto deletéreo.[11] Por este motivo las guías de práctica clínica no recomiendan la estimulación en VD para el tratamiento de insuficiencia cardíaca.[12]

3   Tratamiento y remodelado inverso

Actualmente, está admitido que enlentecer o invertir el proceso del remodelado debe ser un objetivo terapéutico. Los principales datos que apoyan este comportamiento se basan en que tanto el tratamiento de la insuficiencia cardíaca con IECAS como con betabloqueantes modifican el remodelado e influyen positivamente sobre los volúmenes telediastólico, telesistólico y la fracción de eyección. El efecto de estos tratamientos sobre el remodelado es simultáneo a otros efectos beneficiosos, y todo ello resulta en una mejoría de la mortalidad y morbilidad de los pacientes con IC o con disfunción ventricular asintomática. Algunas técnicas quirúrgicas han logrado afectar el remodelado. Si la asincronía acelera el proceso del remodelado, la resincronización deberá tener un efecto beneficioso a este nivel.

4   Resincronización: mecanismos de acción beneficiosos sobre el remodelado

Diversos estudios han demostrado el beneficio clínico de la terapia de resincronización. Una adecuada descripción de los mismos puede encontrarse en los trabajos de Yu.[9] (véase la figura 2).

- Al resincronizar y optimizar la conducción AV aumentamos el tiempo de llenado mitral, logramos una contracción atrial más efectiva y evitamos la insuficiencia mitral telediastólica. Todo esto conlleva una mejor función diastólica, con mejor llenado ventricular. Producirá una disminución de la presión auricular, un mejor gasto cardíaco y una disminución del volumen telediastólico del ventrículo izquierdo.
- Al resincronizar la contracción intraventricular la sístole se hace más efectiva, y por lo tanto, la fracción de eyección, el gasto cardíaco y otros parámetros de función cardíaca mejoran. Con ello disminuirá el volumen telesistólico del ventrículo izquierdo. Al mejorar la sincronía, la insuficiencia mitral atribuible a la distorsión del aparato mitral también mejora y disminuye la sobrecarga de volumen. Asimismo, disminuirán las contracciones postsistólicas, mejorando el llenado ventricular y la función diastólica.
- Al resincronizar la contracción de ambos ventrículos se evita el efecto deletéreo del movimiento septal tanto sobre el VD como el VI, y mejora la dinámica de ambos ventrículos. Este efecto parece ser el que menos influye en el beneficio de la resincronización.

Todo ello tiene como consecuencia común la disminución de la sobrecarga de volumen, de las presiones intracavitarias y de los volúmenes, y conduce a un aumento de la fracción de eyección (remodelado inverso).

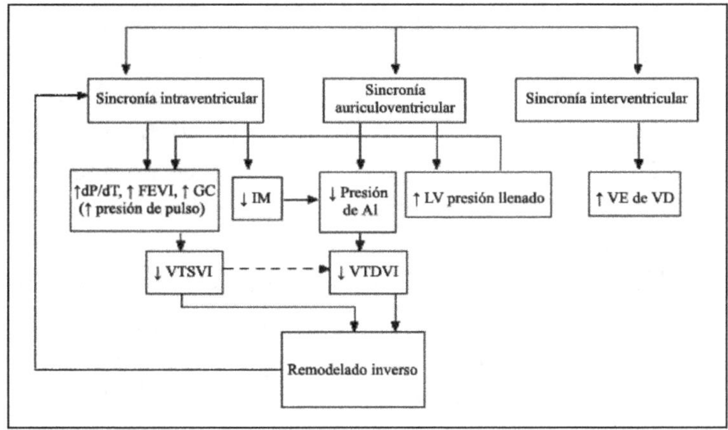

Figura 2. Efecto de la asincronía sobre la función cardíaca. Modificado de Yu[9].

5   Resincronización: demostración de remodelado inverso

Diversos estudios han demostrado cómo la terapia de resincronización se asocia a remodelado inverso en pacientes con insuficiencia cardíaca. La estimulación biventricular disminuye significativamente las dimensiones telediastólicas y telesistólicas del ventrículo izquierdo. Esta mejoría en el tamaño de las cavidades tras la terapia de resincronización se acompaña de mejoría de la función contráctil,[13-22] que se produce sin cambios o con una leve reducción del consumo miocárdico de oxígeno.[23] En suma, mejora el trabajo cardíaco sin cambios o con reducción del consumo de energía, lo que supone un incremento de la eficacia del miocardio.

Otros beneficios de la resincronización son la mejoría de la función diastólica,[24] la reducción de la insuficiencia mitral,[21,22] el incremento de índice cardíaco con disminución de la presión capilar pulmonar[25] y la posibilidad de tolerar tratamiento médico más agresivo, en particular con betabloqueantes e IECAS.[26]

Diversos estudios con Doppler tisular sugieren que el principal mecanismo para producir este remodelado inverso es la mejora de la sincronía mecánica.[9]

Con respecto al remodelado inverso surgen varias preguntas:

1 ¿Cuánto remodelado inverso es esperable?

Varios estudios randomizados llevados a cabo hasta el momento, con objetivos fundamentalmente clínicos, demuestran a medio y largo plazo mejoría de la clase funcional, menor tasa de hospitalizaciones, morbimortalidad y mejoría en el test de la marcha de 6 minutos. Estos análisis ponen además de manifiesto la mejora en los parámetros anatómicos y funcionales, como la reducción de los diámetros del ventrículo izquierdo y el aumento de la fracción de eyección. Además, han permitido analizar cuánto remodelado inverso es esperable después de la resincronización (véase la tabla 1).

En el estudio MUSTIC,[17] los pacientes debían presentar insuficiencia cardíaca en clase funcional III de la NYHA, con una fracción de eyección menor del 35 % y un complejo QRS ensanchado. Como objetivos se establecieron la calidad de vida, el consumo de oxígeno, el test de la marcha de 6 minutos y la tasa de hospitalización. En cuanto a los resultados, se obtuvo un incremento significativo en el consumo de oxígeno, en el test de los 6 minutos y en la calidad de vida, así como una menor tasa de hospitalizaciones. Este estudio mostró poca reducción de las dimensiones del VI a los 3 meses, que se mantuvo a los 6, 9 y 12 meses.

En el estudio MIRACLE [20,21] se analizaron pacientes en clase funcional III, con fracción de eyección disminuida (menor de 35 %), complejo QRS ensanchado (mayor o igual a 130 ms) y diámetro telediastólico aumentado (mayor de 55 mm). La fracción de eyección media fue del 22 % y el volumen telediastólico de 70 mm. Los resultados más significativos de dicho estudio fueron que la terapia de resincronización cardíaca mejoró los síntomas, la calidad de vida, la capacidad de ejercicio y la fracción de eyección, procurando un descenso de las dimensiones del ventrículo izquierdo de 22 cm^3 a los 3 meses y de 27 cm^3 a los 6 meses. En una publicación posterior se mostró cómo a los 6 y 12 meses la terapia de resincronización se asocia a una reducción de los volúmenes telesistólico y telediastólico, con mejoría de la fracción de eyección, regresión de la masa y de la insuficiencia mitral. Los parámetros habituales de función diastólica mejoran a los 12 meses comparados con los basales. Destaca que aunque a los 12 meses persiste una mejoría de los valores ventriculares respecto al estudio basal, el porcentaje de pacientes que la presentan es menor que a los 6 meses. (60 % vs 74 %).

Tiempo (meses)	EVOLUCIÓN EN VALOR ABSOLUTO O INCREMENTO					
	Basal	*3m*	*6m*	*9m*	*12m*	*18m*
MUSTIC [17]						
DTDVI mm	74 ± 9		69 ± 11	68 ± 11	67 ± 12	
DTSVI mm	64 ± 10		58 ± 12	57 ± 10	58 ± 12	
FE %	24.5 ± 7,8				30,0 ± 12,1	
PATH-CHF [27]						
DTSVI	63 ± 11		58 ± 11			
MIRACLE [20]						
VTDVI cm³	295,6 ± 103	-22,6	-27 %			
VTSVI cm³	227,7 ± 103	-21,8	-25,6			
FE %	24,5 ± 6,8	+2,3	+3,6			
MIRACLE [21]						
VTDVI cm³	306 ± 111		266 ± 109		277 ± 114	
VTSVI cm³	237 ± 102		196 ± 98		199 ± 107	
FE %	24,0 ± 6,8		29,2 ± 9,0		31,2 ± 11,4	
CARE-HF [22]						
VTSVI, índice ml/m²	119,2	-18,2 %				-26,0 %
FE %	24,7	+3,7				+6,9
VTDVI, VTSVI: volúmenes telediastólico y telesistólico del ventrículo izquierdo; DTDVI y DTSVI: diámetros telediastólico y telesistólico del ventrículo izquierdo; FE: fracción de eyección.						

Tabla 1. Estudios que demuestran el efecto de terapia de resincronización sobre los parámetros de remodelado.

En el PATH CHF[27] estudiaron a pacientes en clase funcional II, disfunción sistólica crónica y QRS mayor de 120 milisegundos. Se concluyó que la estimulación biventricular mejora la calidad de vida y la tolerancia al esfuerzo en pacientes con IC crónica, disfunción sistólica y QRS mayor de 150 milisegundos. En este estudio se demostró disminución de los diámetros ventriculares a los 6 meses de tratamiento.

El CARE-HF[22] estudió a pacientes en clase funcional III-IV debida a disfunción sistólica y asincronía. El objetivo primario fue el tiempo hasta el fallecimiento por cualquier causa. El trabajo concluyó que, en este grupo, la resincronización reduce complicaciones y el riesgo de muerte. Pero además mostró cómo el volumen telesistólico disminuye un 18 % a los 3 meses y un 26 % a los 18 meses, con un incremento de la fracción de eyección de 3,7 % a los 3 meses y de 6,8 % a los 18 meses.

Tanto el estudio MUSTIC[17] como el MIRACLE[21] muestran cómo los pacientes con miocardiopatía no isquémica tienen mayor remodelado inverso como respuesta a la terapia de resincronización que aquéllos con miocardiopatía isquémica. Esta diferencia la explica en ambos trabajos el progresivo deterioro miocárdico en los pacientes con cardiopatía isquémica.

Como se ha visto, no es esperable una normalización total de los volúmenes o de la fracción de eyección. Se ha demostrado una disminución del VTD de entre un 8 y un 15 % y una mejoría de la FE de entre un 4 y un 7 %. Aunque se ha discutido si estos pequeños cambios pueden tener significado clínico, hoy en día sabemos que se pueden asociar a una mejoría clínica y un mejor pronóstico. Los pacientes con remodelado inverso tienen menor mortalidad cardiovascular y menor número de episodios de reagudización de insuficiencia cardíaca que aquéllos sin remodelado inverso. En un análisis multivariado, entre un número de variables clínicas y ecocardiográficas, sólo la reducción en el volumen telesistólico fue predictor independiente de mortalidad cardiovascular por cualquier causa.[28]

Estos hallazgos refuerzan la importancia del remodelado inverso en el efecto beneficioso de la terapia de resincronización.

2 ¿Cuándo se produce el remodelado inverso?

El beneficio clínico ocurre precozmente tanto para la mejoría de la clase funcional como para la del test de 6 minutos. En el MIRACLE, el mayor beneficio en síntomas y calidad de vida se produjo el primer mes; en el CARE-HF[21] y en COMPANION el beneficio sintomático no se demostró hasta los 3 meses.[22,29] Se asume que si no hay mejoría en síntomas al cuarto o sexto mes no es esperable una respuesta positiva más tardía, a no ser que se modifique algún aspecto no controlado como la posición de estimulación o los tiempos de estimulación auriculoventriculares o interventriculares.

Yu *et al*[9] mostraron una mejoría de la fracción de eyección de 28 ± 10 % a 34 ± 13 inmediatamente tras la resincronización, con mayor incremento (40 ± 15 %) a los 3 meses. La mayoría de los estudios muestran mejoría en los volúmenes y función contráctil a los 3 meses. Dicha mejoría puede aumentar a los 6 y 9 meses. Por lo tanto, la respuesta precoz tiende a infraestimar el remodelado a largo plazo y la ausencia de mejoría aguda o precoz en los parámetros de remodelado no significa que esta mejoría (remodelado inverso) no se produzca más tardíamente. Sin embargo, sabemos que a los 12 meses ya no hay que esperar más mejoría que en meses previos.[21]

3 ¿Cuántos pacientes presentan remodelado inverso? ¿Cuánta mejoría se exige para decir que hay remodelado inverso?

Los parámetros ecocardiográficos de remodelado inverso están entre los determinantes de respuesta o no a la terapia de resincronización, siendo más objetivos que los parámetros clínicos. Los parámetros clínicos y los ecocardiográficos de adecuada respuesta no siempre suceden de manera simultánea. Pacientes con buena respuesta clínica pueden no presentar remodelado inverso y viceversa. Parece más frecuente que aparezca mejoría clínica que ecocardiográfica.

Se han elaborado diversos estudios con el objetivo principal de demostrar que un determinado parámetro ecocardiográfico es capaz de detectar a los pacientes respondedores a la terapia de resincronización. Para seleccionar a los pacientes, estos trabajos utilizan criterios de remodelado inverso, es decir, datos objetivos en términos de reducción de volúmenes ventriculares y/o aumento de la FE. Estos análisis nos proporcionan información sobre qué porcentaje de pacientes presentan remodelado inverso tras la terapia de resincronización y qué porcentaje de remodelado se exige para decir que el paciente tiene remodelado inverso.

	Técnica	Criterio de asincronía	Parámetro de mejoría	Tiempo	Mejora %	S (%)	E (%)
Pitzalis[32]	Modo M	Retraso del septo a pared posterior > 130 ms	Reducción del VTS > 15 %	1 mes	60 %	100	63
Pitzalis 3[3]	Modo M	Retraso del septo a pared posterior > 130 ms	Incremento de FE > 5 %	14 meses	47 %	89	78
Marcus[34]	Modo M	Retraso del septo a pared posterior > 130 ms	Reducción del VTS > 5 %	6 meses	–	24	66
Bax[35]	DTI, pulsado postprocesado	Retraso septal – lateral > 60 ms	Incremento de FE > 5 %	Agudo	68 %	76	88
Penicka[36]	DTI pulsado	Máximo retraso de 3 seg. basales > 60 ms	Incremento de FE > 25 %	6 meses	55 %	96	71
Bax[37]	DTI, pulsado postprocesado	Máximo retraso de 4 seg. basales > 65 ms	Reducción del VTS > 5 %	6 meses	74 %	92	92
Notarbartolo[38]	DTI, pulsado postprocesado	Máximo retraso de 6 seg. basales 110 ms	Reducción del VTS > 15 %	3 meses	59 %	97	55
Gorcsan III[39]	DTI, pulsado postprocesado	Máximo retraso de 6 seg. basales 65 ms	Incremento de VL > 15 %	Agudo	52 %	87	100
Yu[40]	DTI, pulsado postprocesado	DE > 32,6 ms	Reducción del VTS > 15 %	3 meses	57 %	100	100
Yu[41]	DTI, pulsado postprocesado	DE 31,4 ms	Reducción del VTS > 15 %	3 meses	57 %	96	78

TIEMPO: tiempo en que se lleva a cabo la valoración ecocardiográfica; MEJORA: porcentaje de pacientes con remodelado inverso tras la resincronización; S y E: sensibilidad y especificidad para detectar pacientes con remodelado inverso; DTI: Doppler tisular; VTS: volumen telesistólico; FE: fracción de eyección de ventrículo izquierdo; VL: volumen latido; DE: desviación estándar del tiempo en que se produce la velocidad máxima del DTI en 12 segmentos.

Tabla 2. Estudios ecocardiográficos dirigidos a predecir remodelado inverso.

En la tabla 2 se reflejan los trabajos fundamentales dirigidos a este propósito y se muestra la información del remodelado necesario para considerar respondedores.[30-41] En general, para confirmar la existencia de remodelado inverso se exige una reducción del VTS de un 15 % o un aumento de la FE de un 5 %. Con estos objetivos, el porcentaje promedio de pacientes con remodelado inverso es del 60 %. Es decir, considerando como no respondedores a aquellos que no tienen remodelado inverso, hay un 40 % de no respondedores. Esta cifra es ligeramente superior al 30 % de no respondedores desde el punto de vista clínico.

6   Parámetros evaluables en el remodelado y en el remodelado inverso

Otras técnicas de imagen además de la ecocardiografía son capaces de valorar el remodelado de VI. La resonancia magnética es la técnica más adecuada para analizar los volúmenes y la función ventricular. Es, además, una técnica adecuada para estudiar la asincronía y permite valorar si hay necrosis transmural o no en la zona del posible implante. Sin embargo, no es una técnica aplicable en el seguimiento de los pacientes, ya que está contraindicada en pacientes con marcapasos y desfibriladores. La ventriculografía isotópica también permite llevar a cabo el seguimiento del remodelado inverso. Es una técnica menos precisa que la ecocardiografía y expone a los pacientes a radiaciones ionizantes. La ecocardiografía es económica, accesible, precisa, reproducible y no presenta efectos secundarios. Por todo esto es la técnica elegida para el seguimiento de pacientes con IC y tras resincronización.

La ecocardiografía tiene una gran importancia en diferentes momentos de la terapia de resincronización: primero para demostrar asincronía mecánica, en la selección de candidatos; después, como técnica que permite adaptar la terapia de resincronización a la mejoría de los parámetros hemodinámicos (optimización), y, en último lugar, para el seguimiento y la valoración del efecto de la terapia sobre el funcionalismo cardíaco. Los primeros puntos se tratan en otros apartados del texto.

Durante el seguimiento se deben evaluar tres aspectos fundamentales del efecto del tratamiento (véase la tabla 3):

1. El grado de asincronía.
2. El remodelado.
3. Otros apartados del funcionamiento cardíaco.

Evaluación del grado de asincronía. El capítulo 3 trata de forma extensa cómo se debe evaluar la asincronía mediante ecocardiografía. Durante el seguimiento hay que evaluar el efecto que la estimulación produce sobre los diferentes parámetros utilizados para evaluar asincronía (véanse las figuras 3, 4 y 5).

Evaluación del efecto del tratamiento sobre el remodelado. La ecocardiografía es la técnica elegida para este propósito. Para su evaluación se deben analizar en Modo M los diámetros telediastólico y telesistólico de VI. Es imprescindible realizar con eco 2D la determinación de volúmenes telediastólico y telesistólico, así como la FE (véase la figura 6). El remodelado es un proceso lento con cambios progresivos poco manifiestos. Hay que ser muy meticuloso en la adquisición de imágenes y muy rigurosos en las determinaciones. Se recomienda seguir las guías de la SAE.[42] La utilización de eco 3D simplificará el estudio y evitará asunciones geométricas, pero esta tecnología no está disponible aún en la mayoría de los centros.

EFECTO SOBRE LA SINCRONÍA		
Sincronía AV	Doppler pulsado	Tiempo de llenado/RR
Sincronía interventricular	Doppler pulsado	(Q-Ao)-(Q-P)
Sincronía intraventricular	Doppler pulsado	Q-Ao
"	Modo M	Máximo desplazamiento septo a pared posterior
"	DTI pulsado o color	Velocidad pico septo-lateral
	DTI color	Desviación. estándar de 12 segmentos
	Otros métodos en función de la disponibilidad	

EFECTO SOBRE EL REMODELADO Y FUNCIÓN SISTÓLICA		
Diámetros	Modo M, PE eje largo y corto	DTD y DTS
Volúmenes	2D; Simpson	VTD y VTS
Función sistólica	2D: Simpson	FE
	Doppler continuo. Curva IM	RPR (dP/dt)

EFECTO SOBRE LA FUNCIÓN DIASTÓLICA		
Llenado mitral	Doppler pulsado	E,A,E/A,TD, TRI
	Doppler pulsado	Tiempo de llenado mitral /RR
IM diastólica	Doppler continuo	Presencia/ausencia de IM diastólica
Aurícula izqda.	ModoM, 2D, 3D	Diámetro. Volumen

EFECTO SOBRE LA FUNCIÓN CARDÍACA GLOBAL		
Clásicos	2D, Doppler pulsado TSVI	VL,GC, IC
Llenado mitral. Eyec. aórtica	Doppler pulsado	Índice Tei

EFECTO SOBRE LA IM		
Severidad de la IM	Doppler color en AI	Área color
	Doppler color, método PISA	FR, OR, VR

EFECTO SOBRE VD Y PSPS		
Presiones	Doppler continuo, ins. tricúspide	Presión sistólica pulmonar
Función sistólica VD	Modo M anillo tricúspide lateral, 4 cámaras	TAPSE

AV: aurículoventricular; RR: tiempo entre dos complejos R del ECG; Q-Ao y Q-P: tiempo desde el comienzo del complejo QRS hasta el comienzo de la eyección aórtica (Ao) y pulmonar (P) del Doppler pulsado; PE: para-esternal; DTD, DTS, VTD y VTS: diámetros y volúmenes telediastólicos y telesistólicos de ventrículo izquierdo; FE: fracción de eyección; RPR: *rate of pressure rise*; E, A, E/A, velocidades de llenado mitral pasiva, atrial y su cociente; TD: tiempo de desaceleración de la onda E mitral; TRI: tiempo de relajación isovolumétrica; IM: insuficiencia mitral; VL: volumen latido; GC: gasto cardíaco; IC: índice cardíaco; FR, OR y VR: fracción, orificio y volumen regurgitante mitral; TAPSE: *tricuspid annular plane systolic excursion*.

Tabla 3. Parámetros ecocardiográficos evaluables en el seguimiento tras la terapia de resincronización.

Evaluación de la función contráctil. Además de la FE previamente estimada, se recomienda la utilización del RPR (véase la figura 6), equivalente al dP/dt que se calcula en hemodinámica.[43] Es un parámetro rápido y sencillo de función sistólica, que se puede determinar en la mayoría de los casos, ya que los pacientes con IC suelen tener en mayor o menor grado IM. Se ha demostrado su estrecha correlación con los cambios del valor de dP/dt obtenido de forma invasiva bajo el efecto de diversos estímulos inotrópicos positivos y negativos.[44]

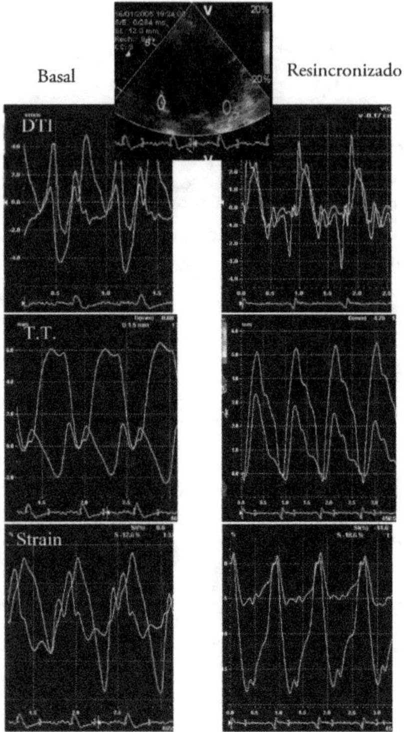

Figura 3. Estudio con Doppler tisular del efecto de la terapia de resincronización sobre la asincronía intraventricular. Se muestra el comportamiento del septo (en amarillo) y de la pared lateral (en azul) del segundo paciente de la figura 6, antes y después de la resincronización. Arriba se analiza la velocidad del desplazamiento; en medio, el desplazamiento (tissue tracking) y abajo, la deformación (strain). Se aprecia cómo tras la resincronización todos los métodos muestran normalización de los parámetros de sincronía.

Evaluación de la función diastólica. Se deben determinar los parámetros habituales del llenado mitral: las ondas E, A, su cociente E/A y el tiempo de desaceleración de la onda E (TD). Al ser pacientes con disfunción sistólica estos parámetros suelen ser lo suficientemente eficaces como para determinar el tipo de disfunción y dar una aproximación de las presiones de llenado (véase la figura 5). Sin embargo, hay que tener en cuenta que estos parámetros también van a estar modificados en función de la diferente optimización aurículoventricular llevada a cabo. También hay que determinar el tiempo de llenado referido a la duración del ciclo cardíaco (RR).[45] La medida de las dimensiones de la aurícula izquierda (preferiblemente, su volumen) nos permitirá evaluar la evolución del remodelado auricular. Por último, no hay que olvidar que la optimización del intervalo AV permitirá eliminar la insuficiencia mitral telediastólica (véase la figura 7).

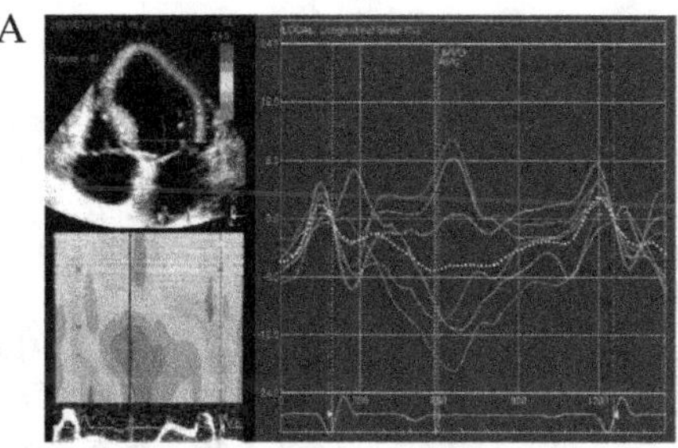 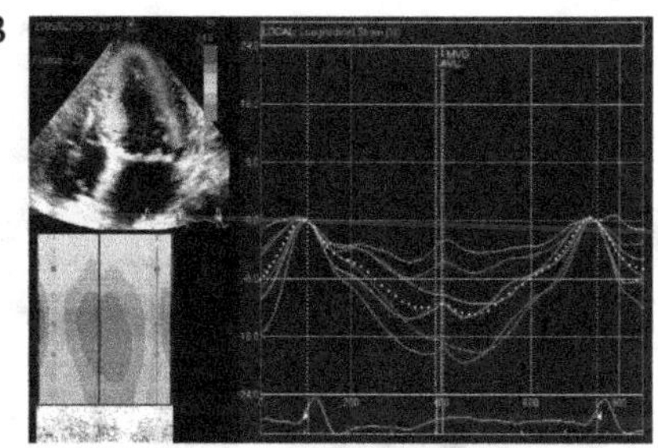

Figura 4. Estudio con strain *longitudinal 2D de la asincronía intraventricular, antes (A) y después (B) de la resincronización del primer paciente de la figura 6. Se aprecia cómo, simultáneamente, con la mejoría de la función ventricular se produce mejoría de la sincronía del* strain *de todos los segmentos.*

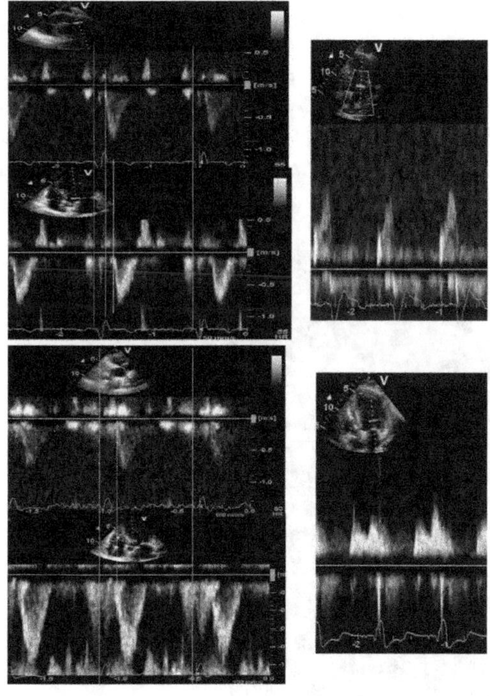

Figura 5. Las imágenes de la izquierda muestran el efecto de la terapia de resincronización sobre la asincronía interventricular. El estudio basal (arriba) muestra un marcado retardo del comienzo de la eyección aórtica sobre la eyección pulmonar. Tras la resincronización (abajo), la eyección aórtica y pulmonar se producen simultáneamente. A la derecha, se muestra el efecto de la terapia de resincronización sobre la asincronía auriculoventricular. En el estudio basal (arriba), se aprecia una marcada disminución del tiempo de llenado mitral, que se normaliza (abajo) tras la resincronización.

Evolución de la función cardíaca global. Tanto la disfunción sistólica como la diastólica conllevan un decremento de la función cardíaca global. Para su evaluación recomendamos dos determinaciones. Una, clásica, a través de la estimación del volumen de eyección, el gasto y el índice cardíaco en tracto de salida de VI utilizando el procedimiento habitual. La otra es la determinación del índice Tei o índice de performance miocárdico (IPM),[46] que es la suma del tiempo de contracción isovolumétrica más el tiempo de relajación isovolumétrica, dividido por el tiempo de eyección, todo ello determinado con Doppler pulsado. Este parámetro refleja tanto la función sistólica como la diastólica ventricular.

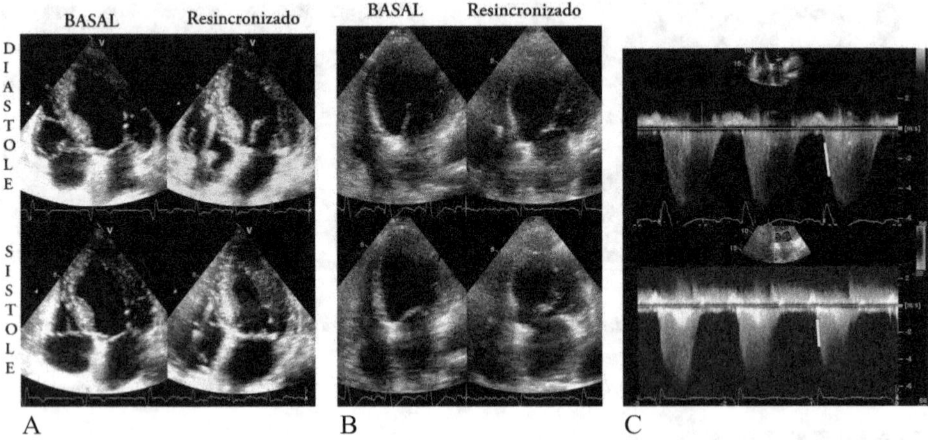

Figura 6. Demostración del remodelado inverso tras la terapia de resincronización. En las figuras A y B se muestran los estudios basales y tras resincronización de dos pacientes con remodelado inverso. Los casos A y B muestran imágenes de 4C en diástole y el caso C en sístole. Se aprecia cómo la cavidad disminuye en telesístole tras la resincronización. En el caso A, la FE pasó de 35 a 63 % y en el caso B, de 30 a 37 %. La imagen C es un registro de la curva de IM antes (arriba) y después (abajo) de la resincronización. La pendiente de ascenso de la curva aumenta tras la resincronización indicando mejoría del RPR o dP/ dt.

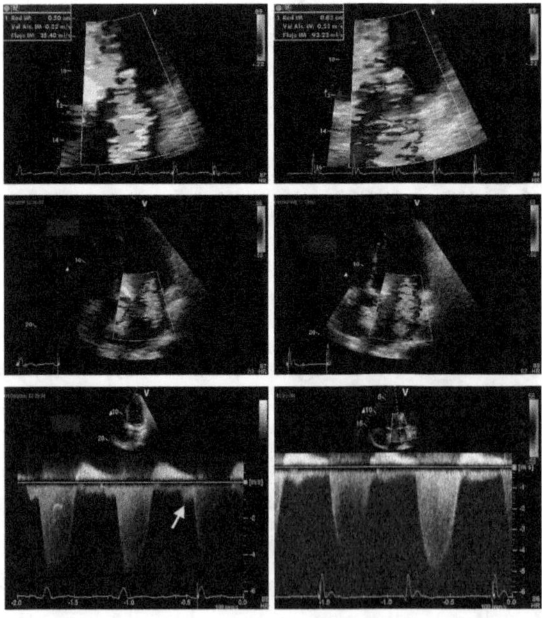

Figura 7. Estudios de un paciente que tras la implantación de un marcapasos DDD por trastorno de la conducción AV presentó empeoramiento de su situación clínica. Las imágenes de la izquierda representan el estudio con estimulación auricular aislada. Al manifestarse el trastorno de conducción AV, se produce IM telediastólica (flecha). Al estimular secuencialmente aurícula y ventrículo derechos (imágenes de la derecha) desaparece la asincronía AV y la IM telediastólica. Sin embargo, la estimulación en VD produce un incremento en la severidad de la IM como se aprecia por PISA y área color regurgitante.

Evolución de la severidad de la IM. Está demostrado cómo la insuficiencia mitral disminuye tras la resincronización.[20,21] Evidenciar esta mejoría no se debería hacer de manera subjetiva o utilizando parámetros tan variables como el área de color regurgitante. Es adecuado seguir las recomendaciones de las Sociedades Europea y Americana de Ecocardiografía.[47] Para un estudio preciso, lo más adecuado es la determinación flujo, volumen u orificio regurgitante utilizando el método PISA, aplicable en la mayoría de los casos (véase la figura 7).

Función de VD y presión pulmonar. Es importante hacer siempre una estimación de la presión sistólica pulmonar según la velocidad pico de la regurgitación tricúspide, así como una estimación de la función ventricular derecha, bien subjetiva o usando parámetros sencillos como el TAPSE. [48]

En la tabla 4 se muestra cómo se modifican estos parámetros a los 3, 6 y 12 meses en el estudio MIRACLE. [20,21]

	MIRACLE 1993 (20); Nº = 172			MIRACLE 1996 (21); Nº = 203		
	Basal	3 meses	6 meses	Basal	6 meses	12 meses
VTD cm³	295 ± 103	-22,7	-27,2	306 ± 111	266 ± 109	277 ± 114
VTS cms³	228 ± 94	-21,8	-25,6	237 ± 102	196 ± 98	199 ± 107
FE%	24,5 ± 6,8	+2,3	+3,6	24,0 ± 6,8	29,2 ± 9,0	31,2 ± 11,4
Área IM cm²	7,3 ± 6,1	-2,1	-2,5	7,4 + 6,1	4,2 ± 4,2	4,4 ± 4,2
llenado AV/RR	0,42 ± 0,10	+0,05	+0,05	0,42 ± 0,10	0,48 ± 0,09	0,48 ± 0,08
E/A	1,58 ± 1,46	-0,07	-0,07	1,5 ± 1,4	1,3 ± 1,1	1,2 ± 0,9
TD ms	195 ± 84	+30	+30	198 ± 81	231 ± 102	205 ± 67
Índice Tei	1,0 ± 0,36	-0,16	-0,23	1,06 ± 0,35	0,86 ± 0,33	0,86 ± 0,34

Se muestran los datos de los dos estudios por separado porque aunque ambos artículos pertenecen al mismo estudio, el número de pacientes analizados en uno y otro es diferente y la forma de presentación de los datos también varía. Abreviaturas como en la tabla 3.

Tabla 4. Evolución de los distintos parámetros ecocardiográficos tras la terapia de resincronización en el estudio MIRACLE.[20,21]

No está estandarizado cuándo debe llevarse a cabo el seguimiento tras la resincronización. Obviamente, se requiere un estudio inmediatamente antes de la intervención y otro antes del alta, tras la optimización. Sería recomendable elaborar al menos un estudio entre los 3 y los 6 meses, dado que en este periodo de tiempo es cuando se produce mayor efecto en el remodelado. En caso de ausencia de remodelado inverso o en caso de empeoramiento, bien en los parámetros ecocardiográficos o en los clínicos, se debería plantear una nueva optimización de los intervalos AV e interventriculares. A partir de entonces, salvo cambio en la situación clínica, sería suficiente elaborar un estudio una vez al año para seguir la evolución de los parámetros ecocardiográficos, aunque es conocido que en pacientes con el tratamiento optimizado esta pauta poco puede modificar la evolución de su enfermedad.

BIBLIOGRAFÍA

1. Cohn JN, Ferrari R, Sharpe N. Cardiac remodeling – concepts and clinical implications: a consensus paper from an international forum on cardiac remodelling. Behalf of an International Forum on Cardiac Remodeling. J Am Coll Cardiol 2000; 35: 569-82

2. Olivetti G, Abbi R, Quaini F *et al*. Apoptosis in the failing human heart. N Engl J Med 1997; 336: 1131-41

3. Weber KT, Pick R, Silver MA *et al*. Fibrillar collagen and remodelling of dilated canine left ventricle. Circulation 1990; 82: 1387-1401

4. Tan LB, Jalil JE, Pick R, Janicki JS, Weber KT. Cardiac myocyte necrosis induced by angiotensin II. Circ Res 1991; 69: 1185- 95

5. Sadoshima J, Izumo S. Molecular characterization of angiotensin II – induced hypertrophy of cardiac myocytes and hyperplasia of cardiac fibroblast. Critical role of the AT1 receptor subtype. Cir Res 1993; 73:413-23.

6. Sutton MG, Sharpe N. Left ventricular remodelling after myocardial infarction: pathophysiology and therapy. Circulation 2000; 101: 2981-88.

7. Schoeller R, Andresen D, Buttner P, Oezcelik K, Vey G, Schroder R. First or second-degree atrioventricular block as a risk factor in idiopathic dilated cardiomyopathy. Am J Cardiol 1993;71:720-726.

8. Farwell D, Patel N, Hall A, Ralph S, Sulke AN. How many people with heart failure are appropriate for biventricular resynchronization? Eur Heart J 2000; 21:1246-50.

9. Yu CM, Chau E, Sanderson J, Fan K, Tang MO, Fung WH *et al*. Tissue Doppler echocardiographic evidence of reverse remodeling and improved synchronicity by simultaneously delaying regional contraction after biventricular pacing therapy in heart failure. Circulation 2002; 105:438-45.

10. Grines CL, Bashore TM, Boudoulas H, Olson S, Shafer P, Wooley CF. Functional abnormalities in isolated left bundle branch block. The effect of interventricular asynchrony. Circulation 1989; 79: 845-53.

11. Sweeney M, Hellkamp A, Ellenbogen K *et al*. Adverse effects of ventricular pacing on heart failure and atrial fibrillation among patients with normal baseline QRS duration in a clinical trial of pacemaker therapy for sinus node dysfunction. Circulation 2003; 107:2932-37.

12. Gregoratos G, Abrams J. Epstein AE *et al*. ACC/AHA/NASPE 2002 guideline update for implantation of cardiac pacemakers and antiarrhytmia devices: summary article. A report of the American College of Cardiology/American Heart Association Task Force on Practice Guidelines (ACC/AHA/NASPE committee to update the 1998 Pacemaker Guidelines).Circulation 2002; 106: 2145-61.

13. Abraham WT, Fisher WG, Smith AL *et al*. for the MIRACLE Study Group. Cardiac resynchronization in chronic heart failure. N Engl J Med. 2002; 346:1845-53.

14. Young JB, Abraham WT, Smith AL *et al*. Multicenter InSync ICD Randomized Clinical Evaluation (MIRACLE ICD) Trial Investigators. Combined cardiac resynchronization and implantable cardioverter defibrillation in advanced chronic heart failure: the MIRACLE ICD Trial. JAMA 2003; 289: 2685-94.

15. Higgins SL, Hummel JD, Niazi IK *et al*. Cardiac resynchronization therapy for the treatment of heart failure in patients with intraventricular conduction delay and malignant ventricular tachyar-rhythmias. J Am Coll Cardiol. 2003; 42: 1454-59.

16. Cazeau S, Leclercq M, Lavergne T *et al*, for the MUltisite STimulation In Cardiomyopathies (MUSTIC) Study Investigators. Effects of multisite biventricular pacing in patients with heart failure and intraventricular conduction delay. N Engl J Med 2001; 344: 873-80.

17. Linde C, Leclercq C, Rex S *et al*. Long-term benefits of biventricular pacing in congestive heart failure: results from the MUltisite STimulation In Cardiomyopathy (MUSTIC) study. J Am Coll Cardiol 2002; 40:111-18.

18. Duncan A, Wait D, Gibson D, Daubert JC. MUSTIC (Multisite Stimulation in Cardiomyopathies) Trial. Left ventricular remodeling and haemodynamic effects of multisite biventricular pacing in patients with left ventricular systolic dys-

function and activation disturbances in sinus rhythm: sub-study of the MUSTIC (Multisite Stimulation in Cardiomyopathies) trial. Eur Heart J. 2003; 24: 430-41.

19. Linde C, Braunschweig F, Gadler F, Bailleul C, Daubert JC. Long-term improvements in quality of life by biventricular pacing in patients with chronic heart failure: results from the Multisite Stimulation in Cardiomyopathy study (MUSTIC). Am J Cardiol 2003; 91:1090-95.

20. St John Sutton MG, Plappert T *et al*, for the Multicenter InSync Randomized Clinical Evaluation (MIRACLE) Study Group. Effect of cardiac resynchronization therapy on left ventricular size and function in chronic heart failure. Circulation 2003; 107: 1985-90.

21. Sutton MG, Plappert T, Hilpisch KE, Abrahan WT, Hayes DL, Chinchoy E. Sustained reverse left ventricle structural remodelling with cardiac resynchornization at one year is a function of etiology: quantitative Doppler echocardiographyc evidence from the Multicenter InSync Randomized Clinical Evaluation (MIRACLE). Circulation 2006; 113: 266-72.

22. Cleland JGF, Daubert JC, Erdmann E *et al*. Cardiac resynchronization-heart falilure (CARE-HF) study investigators. The effect of cardiac resynchronization therapy on morbidity and mortality in heart falilure. N Engl J Med 2005; 352:1539-49.

23. Ukkonen H, Beanlands RS, Burwash IG *et al*. Effect of cardiac resynchronization on myocardial efficiency and regional oxidative metabolism. Circulation 003; 107: 28-31.

24. Waggoner AD, Faddis MN, Gleva MJ *et al*. Improvements in left ventricle diastolic function after cardiac resynchronization therapy are coupled to response in systolic performance. J Am Coll Cardiol 2005; 46: 2244-49.

25. Leclercq C, Cazeau S, Le Breton *et al*. Acute hemodymamics effects of biventricular DDD pacing in patients with end stage heart failure. J Am Coll Cardiol 1988; 32: 1825-31.

26. Aranda JM, Woo GW, Conti JB *et al*. Use of cardiac resynchronization therapy to optimize beta-blocker therapy in patients with heart failure and prolonged QRS duration. Am J Cardiol 2005; 95: 889-91.

27. Auricchio A, Stellbrink C, Butter C *et al*. Clinical efficacy of cardiac resynchronization therapy using left ventricular pacing in heart failure patients stratified by severity of ventricular conduction delay. J Am Coll Cardiol. 2003; 42:2109-16.

28. Yu CM, Bleeker GB, Fung JW *et al*. Left ventricular reverse remodeling but not clinical improvement predicts long-term survival after cardiac resynchronization therapy. Circulation 2005; 112: 1580-86.

29. Bristow MR, Saxon LA, Boehmer J *et al*. Cardiac-resynchronization therapy with or without an implantable defibrillator in advanced chronic heart failure. N Engl J Med 2004; 350: 2140-50.

30. Moya Mur JL, Pérez de Isla L, Blanco B, Zamorano JL, Hernández Madrid A. Valoración ecocardiográfica de la asincronía. Rev Esp Cardiol 2005; 5: 35B-45B.

31. Bax JJ, Abraham T, Barold SS *et al*. Cardiac resynchronization therapy. Part 1 – issues before device implantation. J Am Coll Cardiol 2005; 46: 2153-67.

32. Pitzalis MV, Iacoviello M, Romito R *et al*. Cardiac resynchronization therapy tailored by echocardiographic evaluation of ventricular asynchrony. J Am Coll Cardiol 2002; 40: 1615-22.

33. Pitzalis MV, Iacoviello M, Romito R *et al*. Ventricular asynchrony predicts a better outcome in patients with chronic heart failure receiving cardiac resynchronization therapy. J Am Coll Cardiol 2005; 45: 65-9.

34. Marcus GM, Rose E, Viloria EM *et al*. Septal to posterior wall motion delay fails to predict reverse remodelling or clinical improvement in patients undergoing cardiac resynchronization therapy. J Am Coll Cardiol 2005; 46: 2208-14.

35. Bax JJ, Marwick TH, Molhoek SG *et al*. Left ventricular dyssynchrony predicts benefit of cardiac resynchronization therapy in patients with end stage heart failure before pacemaker implantation. Am J Cardiol 2003; 92: 1238-40.

36. Penicka M, Bartunek J, De Bruyne B *et al*. Improvement of left ventricular function after cardiac resynchronization therapy is predicted by tissue Doppler imaging echocardiography. Circulation 2004; 109: 978-83.

37. Bax JJ, Bleeker GB, Marwick TH *et al*. Left ventricular dyssinchrony predicts response and progno-

sis after cardiac resynchronization therapy. J Am Coll Cardiol 2004; 44: 1834-40.

38. Notarbartolo D, Merlino J, Smith AL *et al.* Usefulness of the peak velocity difference by tissue Doppler imaging technique as an effective predictor of response to cardiac resyncronization therapy. Am J Cardiol 2004; 94: 817-20.

39. Gorcasn III J, Kanzaky H, Bazaz R, Dohi K, Schwartzman D. Usefulness of echocardiographic tissue synchronization imaging to predict acute response to cardiac resynchronization therapy. Am J Cardiol 2004; 93: 1178-81.

40. Yu CM, Lin H, Zhang Q. High prevalence of left ventricular systolic and diastolic asynchrony in patients with congestive heart failure and normal QRS duration. Heart 2003; 89: 54-60.

41. Yu CM, Wing-Hong J, Zhang Q *et al.* Tissue Doppler imaging is superior to *strain rate* imaging and postsystolic shortening on the prediction of reverse remodeling in both ischemic and nonischemic heart failure after cardiac resynchronization therapy. Circulation 2004; 110: 66-73.

42. Shah PM, Crawford M, DeMaria A *et al.* Recommedations for quantitation of the left ventricle by two-dimensional echocardiography. J Am Soc Echocardiogr 1989; 2: 358-67.

43. Bargiggia GS, Bertucci C, Recusani F *et al.* A new method for estimating left ventricular dP/dt by continuous wave Doppler-echocardiography. Validation studies at cardiac catheterization. Circulation 1989; 80: 1287-92.

44. García Lledó A, Moya JL, Balaguer J, Asín E. Sensitivity of the rate of pressure rise to changes in the inotropic state: an experimental comparison with invasively obtained dP/dt. Eur J Echocardiogr 2000; 1: 271-76.

45. Cazeau S, Bordachar P, Jauvert G *et al.* Echocardiographic modeling of cardiac dyssinchrony before and during multisite stimulation. PACE 2003; 26: 137-43.

46. Tei C, Ling LH, Hodge DO *et al.* New index of combined systolic and diastolic myocardial performance. J Cardiol 1995; 26: 357-66.

47. Zoghbi WA, Enriquez-Sarano M, Foster E *et al.* Recommendations for evaluation of the severity of native valvular regurgitation with two-dimensional and Doppler echocardiography. J Am Soc Echocardiogr 2003; 16: 777-802.

48. Kaul S, Tei C, Hopkins JM, Shah PM. Assessment of right ventricular function using two-dimensional echocardiography. Am Heart J 1984; 107: 526-31.

Capítulo 5

Selección de pacientes candidatos a resincronización

E. Díaz Infante

Hospital Virgen Macarena
Unidad de Arritmias y Estimulación Cardíaca
Sevilla

Dirección para correspondencia
Hospital Virgen Macarena
Dr. E. Díaz Infante
erdiazin@telefonica.net

La terapia de resincronización cardíaca (TRC) está adquiriendo un papel cada vez más relevante como terapia coadyuvante en los pacientes con insuficiencia cardíaca avanzada y trastorno de conducción intraventricular, ya que mejora la clase funcional, la tolerancia al esfuerzo, la calidad de vida, disminuye los reingresos hospitalarios y aumenta la supervivencia.[1,2] Esto la ha convertido en una indicación clase I con nivel de evidencia A en las últimas guías norteamericanas y europeas de insuficiencia cardíaca.[3,4]

Uno de los puntos que hay que resolver en esta terapia es la identificación de los candidatos que realmente van a mejorar con este tratamiento, conocidos como «respondedores». La TRC implica un consumo importante de recursos, tanto económicos como de personal, y por ello la identificación de los pacientes candidatos es una cuestión de vital importancia para la utilización apropiada y coste-efectiva de la terapia.

1 Definición de falta de respuesta a la terapia de resincronización cardíaca

Cuando se intenta analizar en la literatura médica la falta de respuesta a la TRC encontramos que no existe un consenso para definir este concepto. Según el autor es definido como una falta de respuesta clínica o una ausencia de remodelado inverso ventricular (véase la tabla 1).

La resincronización cardíaca produce un remodelado positivo sobre el ventrículo izquierdo (VI): disminuye las dimensiones y la masa del VI, disminuye la severidad de la insuficiencia mitral y aumenta la fracción de eyección del ventrículo izquierdo (FEVI).[5,6] Basándose en este punto, algunos autores han definido al *no respondedor* como aquel paciente en el que, recibiendo una adecuada TRC, no disminuye el volumen telesistólico del VI o no aumenta la FEVI en un determinado porcentaje.

Otros definen al no respondedor basándose únicamente en una falta de mejoría clínica, que puede valorarse con parámetros subjetivos como la clase funcional de la New York Heart Association (NYHA) o la puntuación obtenida en una encuesta sobre calidad de vida (*Living with Heart Failure questionnaire* de la Universidad de Minnesota es la más empleada), o basarse en una valoración objetiva como la que proporciona la prueba de la marcha de los 6 minutos o el consumo pico de oxígeno. Sólo algunos autores incluyen como no respondedor al paciente que fallece o que necesita un transplante cardíaco, variables que sí han sido utilizadas en estudios clásicos de respuesta a tratamientos farmacológicos para la insuficiencia cardíaca.

	Muerte	*Trasplante cardíaco*	*T6m > 10 %*	*VO₂ > 10 %*	*NYHA ≥ 1*	*Calidad de vida*	*Ingreso por IC*	*Tratamiento médico estable*	*Disminución VTSVI ≥ 15 %*	*Aumento FEVI ≥ 25 %*	*Seguimiento (meses)*	*No respondedor (%)*
Reuter[12]					+	+					6	11
Molhoek[43]					+						6	26
Díaz-Infante[13]	+	+	+								6	20
Lecoq[20]	+			+	+		+				6	27
Davis[44]	+	+									36	40
Pitzalis[32]									+		1	40
Pitzalis[33]	+	+					+	+			14	27
Alonso[45]				+	+						12	27
Bax[36] †			+		+						-	26
Yu[19,46,47]									+		3	43-46
Penicka[48]										+	6	47
Notabartolo[49]										+	3	41

† Incremento > 25 % de la distancia caminada en 6 minutos.
T6m: test de los 6 minutos. VO₂: poco consumo de oxígeno. IC: insuficiencia cardíaca. VTSVI: volumen telesistólico del ventrículo izquierdo. FEVI: fracción de eyección del ventrículo izquierdo.

Tabla 1. Definición de ausencia de respuesta a la terapia de resincronización cardíaca.

Cuando se emplea un parámetro clínico es posible esperar un mayor porcentaje de pacientes respondedores que cuando se valora el remodelado ventricular; ello es debido al indudable efecto placebo que puede tener en el paciente el implante de un dispositivo. Así, en los grandes ensayos de resincronización cardíaca, el efecto placebo de la TRC llegaba a ser del 40-50 % en el grupo de control.[7,9] Esto puede explicar por qué en los estudios que valoran mejoría clínica hay un 20-30 % de no respondedores y llega a ser del 40-45 % en los estudios que valoran el remodelado ventricular. Un ejemplo de ello son las dos series publicadas del grupo de Pitzalis *et al*, en el cual hay un 27 % de no respondedores cuando usa un criterio clínico y un 40 % cuando emplea un criterio de remodelado.

Otro punto en el que existe una gran variabilidad según los autores es el tiempo de seguimiento. La mayoría de los trabajos evalúan la respuesta hasta los 3-6 meses después del implante y solamente algunos trabajos la valoran a un plazo más largo. Por otra parte, en una enfermedad progresiva como la insuficiencia cardíaca, puede que frenar la evolución de la misma con una terapia no tenga que considerarse necesariamente un fracaso del tratamiento.

Tampoco hay que olvidar que cuando se analiza la tasa de respuesta a la TRC, se evalúa a los pacientes que han recibido con éxito el implante de un resincronizador. Por lo tanto, el 5-10 % de pacientes en los que es fallido el implante transvenoso del electrodo de VI deberían considerarse no respondedores, a no ser que se recurriera al implante epicárdico de dicho electrodo.

2   Variables que contribuyen a una falta de mejoría con la terapia de resincronización cardíaca

2.1   *Parámetros electrocardiográficos: disincronía eléctrica*

Actualmente, el único criterio de disincronía aceptado para seleccionar los candidatos a la TRC es una anchura del QRS mayor de 120 ms;[3,4] sin embargo, la evidencia actual no apoya que el electrocardiograma de superficie o la duración del complejo QRS basal puedan predecir qué paciente se beneficiará más del tratamiento.

2.1.1   *Duración del QRS basal*

Aunque en un principio se pudiera pensar que el beneficio obtenido con la TRC sería directamente proporcional a la duración del QRS basal, este punto no se ha puesto claramente de manifiesto.

Diferentes estudios han mostrado que cuanto mayor es la duración del QRS mayor es el incremento agudo de la función sistólica obtenida con la estimulación biventricular o del VI. Esta relación es estadísticamente significativa, pero los valores muestran una gran dispersión, de tal manera que sólo el 25 % de la respuesta sistólica puede ser predicha por la duración basal del QRS.[10,11] Por lo tanto, la anchura del QRS tiene un valor predictivo positivo bajo y podemos encontrar pacientes con una duración del QRS escasamente mayor de 120 ms, y que mejoran claramente con la TRC, y pacientes con una escasa respuesta a esta terapia, a pesar de tener un QRS muy ancho.

Asimismo, en distintas series con seguimiento a medio plazo se demuestra una ausencia de relación entre la duración basal del QRS y la respuesta clínica con la TRC,[12,13] al igual que ocurrió en el estudio MIRACLE.[7] Es más, algunos autores han apuntado que un porcentaje importante de pacientes (30-50 %) con insuficiencia cardíaca y complejo QRS de duración normal presenta asincronía mecánica y puede beneficiarse de la resincronización.[14,15]

Una posible explicación a esta falta de asociación entre anchura del QRS y respuesta a la TRC podría residir en el hecho de que no existe disincronía mecánica intraventricular en todo paciente con un QRS ancho (mayor de 120 ms), incluso en el caso de que tenga un bloqueo completo de rama izquierda.[16] En estudios recientes llevados a cabo con sistemas de mapeo sin contacto (mediante «navegador») se han puesto de relieve distintas secuencias de activación endocárdica del VI en pacientes con bloqueo de rama izquierda.[17] En la misma línea, Breithardt *et al* analizaron ecocardiográficamente la disincronía mecánica existente en 33 pacientes con miocardiopatía dilatada y duración del QRS mayor de 150 ms y evaluaron la mejoría hemodinámica aguda conseguida con la TRC, identificando tres patrones distintos:[18]

- Tipo 1: no existe asincronía mecánica entre el *septum* y la pared lateral del VI (al igual que en corazones normales). El QRS ancho es debido a un retraso simétrico de la conducción en ambas paredes. Estos pacientes no mostraban mejoría hemodinámica con la TRC.
- Tipo 2: existe un movimiento retrasado de la pared lateral respecto al *septum*. Son los que mayor mejoría hemodinámica tienen con la TRC.
- Tipo 3: existe un movimiento retrasado del *septum* respecto a la pared lateral (movimiento paradójico del *septum*). En ellos, aunque la TRC redujo la asincronía mecánica, dicha reducción no fue proporcional a la mejoría de la dP/dt lograda (como sí ocurría en los pacientes con el patrón tipo 2).

Por otro lado, en algunos pacientes con QRS ancho predomina el retraso interventricular sobre el intraventricular y es conocido que la TRC tiene un menor efecto para corregir el retraso interventricular.[19] En resumen, la duración del QRS es el tiempo necesario para despolarizarse la masa de ambos ventrículos y un QRS ancho puede ser el reflejo de un retraso intraventricular, interventricular o intramiocárdico.

Teniendo en cuenta todos estos datos, se puede concluir que la duración del QRS se correlaciona indirectamente con la sincronía mecánica, pero no es su reflejo directo y, en consecuencia, no se puede predecir la respuesta a la TRC tomando como base este parámetro.

2.1.2 *Duración del QRS estimulado*

La estimulación del VI, incluso en la cara lateral, no siempre produce una reducción en la duración del QRS estimulado. Aunque cuanto mayor es el estrechamiento del QRS estimulado, mayor es la repuesta mecánica obtenida (valorada con la dP/dt), existe una correlación muy débil.[10] Esto podría deberse a que no sea la pared lateral la de activación más retrasada o a que, aunque sí sea la más retrasada, exista un enlentecimiento basal de la conducción intramiocárdica causado por alteraciones en los canales iónicos o en las uniones intercelulares, así como debido a la gran dilatación ventricular.

Por el contrario, Lecoq *et al*, en un análisis retrospectivo de 139 pacientes consecutivos con TRC, encontró que el único predictor independiente de mejoría clínica era una reducción de la duración del QRS con la estimulación: con un *odds ratio* de 2,15 por cada reducción de 20 ms (p = 0,001).[20]

Sin embargo, la duración del QRS estimulado es un parámetro que no se conoce hasta que el dispositivo está implantado, y por ello tiene un menor valor para aplicar esta terapia de manera coste-efectiva.

2.1.3　Tipo de trastorno de conducción intraventricular

Aunque el criterio de selección de pacientes para la TRC es un QRS ancho, la mayoría de los pacientes incluidos en todas las series tenían un bloqueo completo de rama izquierda.

Tanto el bloqueo completo de rama izquierda como el trastorno de conducción intraventricular inespecífico suelen implicar una anormalidad de la conducción dentro del VI, a diferencia de lo que a priori ocurre en los que tienen un bloqueo de rama derecha. Sin embargo, hoy en día se sabe que algunos pacientes con bloqueo de rama derecha también tienen asincronía intraventricular izquierda.[21]

El conocimiento de lo que ocurre con la TRC en pacientes con bloqueo de rama derecha es reducido. El MIRACLE y algunos análisis retrospectivos apuntan a que el beneficio de la TRC es menor en estos pacientes.[22] Un estudio de Garrigue *et al* demuestra que los pacientes con bloqueo de rama derecha que tienen más probabilidad de mejorar con la TRC son aquellos que presentan disincronía intraventricular izquierda demostrada por Doppler tisular.[23]

En definitiva, el criterio de un QRS ancho agrupa patrones de activación totalmente distintos y esto también contribuye a explicar por qué la duración del QRS basal no es un buen predictor de mejoría con la TRC.

2.2　Parámetros clínicos

2.2.1　Etiología de la miocardiopatía

Actualmente, la decisión de aplicar la TRC en un paciente no está influida por la etiología del fallo cardíaco. Sin embargo, la cardiopatía subyacente puede influir en el grado de respuesta a la resincronización cardíaca.

Distintos autores han puesto de manifiesto que la respuesta puede ser distinta en presencia de miocardiopatía dilatada o isquémica. En el estudio de Reuter *et al* se evaluó a un grupo de 102 pacientes consecutivos durante un año y se consideró como no respondedores a aquellos que no mejoraron su clase funcional de la NYHA y no disminuyeron su puntuación en la encuesta de calidad de vida.[12] En este trabajo hubo un mayor porcentaje de pacientes con miocardiopatía dilatada idiopática entre los respondedores: 45 % de idiopática entre los respondedores frente a un 33 % entre los no respondedores (p < 0,01).

Gasparini *et al* efectuaron un seguimiento medio de 11 meses a 154 pacientes con TRC y evidenciaron que tanto los pacientes isquémicos como los no isquémicos mejoraron, aunque estos últimos presentaron un mayor incremento de la FEVI (p < 0,01) y una mayor mejoría en la clase funcional de la NYHA (p < 0,05).[24] Por el contrario, Molhoek *et al* encontraron el mismo grado de mejoría en la clase funcional de la NYHA en pacientes isquémicos y no isquémicos; sin embargo, analizaron una muestra pequeña (74 pacientes) y excluyeron del análisis a los pacientes que murieron o fueron trasplantados.[25]

Tanto en el estudio MIRACLE como en el MUSTIC hubo un remodelado significativamente mayor en el grupo de pacientes no isquémicos, aunque en ambos grupos de pacientes la TRC produjo un remodelado ventricular inverso. En el MIRACLE hubo un mayor incremento de la FEVI y una mayor disminución del volumen telediastólico del VI (p < 0,05) en los pacientes no isquémicos.[5] En el MUSTIC en los no isquémicos hubo una mayor reducción de los diámetros del VI a los 12 meses: 9 mm en el telediastólico (p = 0,005) y 9,8 mm en el telesistólico (p = 0,002). En este subanálisis del MUSTIC también se produjo una mayor reducción en la clase funcional de la NYHA en los no isquémicos (p = 0,04).[6]

El subanálisis de los estudios CARE-HF y COMPANION muestra datos dispares en cuanto al grado de respuesta en función de la etiología de la miocardiopatía.[1,2] En el CARE- HF hubo una tendencia a una mayor respuesta en los pacientes con miocardiopatía dilatada idiopática: *odds ratio* de 0,51 (0,36 - 0,71) frente a 0,68 (0,53 - 0,88) en otras causas de miocardiopatía.

Sin embargo, estas diferencias no se observaron en el estudio COMPANION. La razón puede ser que en el CARE-HF hubo una menor proporción de pacientes isquémicos que en el COMPANION (38 % frente a 55 %) y a una diferente clasificación de los grupos de etiología del fallo cardíaco: en el CARE-HF las otras causas de fallo cardíaco (por ejemplo valvulares) se englobaron en el grupo de pacientes isquémicos y en el COMPANION se incluyeron en el grupo no isquémicos.

En el estudio español SCARS, que fue diseñado para identificar predictores de respuesta clínica con la TRC, se objetivó una probabilidad de respuesta casi tres veces menor en los pacientes con miocardiopatía de origen isquémico: OR 2,9, IC 95 % 1,2- 7, p = 0,023.[13]

La explicación a estas diferencias podría radicar en el hecho de que el mecanismo de la disincronía puede diferir con la etiología de la miocardiopatía y, por lo tanto, la respuesta a la TRC podría relacionarse con dicha etiología. En la miocardiopatía idiopática la asincronía del ventrículo izquierdo suele deberse a un bloqueo en la conducción de una rama del haz de His o a una alteración en el tejido de Purkinje, pero en los pacientes isquémicos la asincronía también puede producirse por la existencia de alteraciones segmentarias de la contractilidad secundarias a escaras necróticas o a defectos de la perfusión, los cuales no pueden ser resincronizados y la probabilidad de que se remodele es menor.

En esta línea, trabajos recientes que han valorado viabilidad miocárdica con gated-SPECT o con ecocardiografía de perfusión miocárdica han demostrado la existencia de una relación directa entre la cantidad de miocardio viable y la respuesta a la TRC tanto clínica como de remodelado ventricular.[26,27]

2.2.2 Dimensión del ventrículo izquierdo y grado de insuficiencia mitral

La TRC produce un remodelado ventricular a medio y largo plazo consistente en una reducción de las dimensiones del ventrículo izquierdo y una disminución del grado de insuficiencia mitral.

En el estudio SCARS, también fueron predictores de ausencia de mejoría con la TRC la existencia previa al implante de una insuficiencia mitral importante (grado III-IV sobre IV) o un diámetro telediastólico del VI mayor de 75 mm: OR 3,5 (1,3 - 9, p < 0,02) y OR 3,1 (1,1 - 8, p < 0,03), respectivamente.[13] A partir de la regresión logística se calculó la probabilidad de respuesta a la TRC en función de la presencia de algunos de los tres predictores identificados, siendo de un 27 % la probabilidad de no responder a la TRC cuando estaban presentes los tres predictores de ausencia de mejoría.

El hecho de que un paciente, con un VI muy dilatado o un grado importante de regurgitación mitral, tenga menos probabilidad de mejorar con la TRC, probablemente sólo indica que la capacidad de respuesta a la TRC es menor cuando la enfermedad cardíaca está más avanzada.

2.2.3 Clase funcional IV de la NYHA

Aquellos pacientes con una clase funcional más avanzada de la NYHA o que necesitan dobutamina intravenosa previa al implante del dispositivo, pueden tener una menor respuesta a la TRC.

En el trabajo de De Sisti *et al*, la clase funcional IV de la NYHA previa al implante fue el único predictor independiente de mortalidad y de la combinación de mortalidad/rehospitalización por un evento cardiovascular mayor (p < 0,05) en un seguimiento medio de 23 ± 20 meses.[28]

Esta variable nuevamente indicaría que aquellos pacientes con una cardiopatía más avanzada tienen una menor respuesta a la TRC; es como si hubiera un «punto de no retorno».

2.2.4 Fibrilación auricular

Una proporción importante de pacientes con fallo cardíaco avanzado desarrollan fibrilación auricular, siendo el pronóstico de éstos peor. Sin embargo, estos pacientes fueron excluidos de la mayoría de los grandes ensayos aleatorizados que demostraron la utilidad de la TRC.

En las escasas series de pacientes con fibrilación auricular que han analizado el efecto de la TRC se ha puesto de manifiesto que también se produce una mejoría clínica y hemodinámica a corto y a largo plazo.[29-31] No obstante, son necesarios grandes ensayos aleatorizados antes de establecer esta indicación.

2.3 Parámetros ecocardiográficos

Al no ser la disincronía eléctrica (duración del QRS) un buen predictor de respuesta a la TRC, numerosos estudios han intentado cuantificar la disincronía mecánica y evaluar su papel pronóstico. Dado que el objetivo primario de la TRC es recuperar la sincronía en la contracción del VI, es difícil que esta terapia aporte algo a pacientes con QRS ancho pero sin disincronía mecánica.

El papel de las técnicas de imagen no invasivas en la evaluación de la disincronía mecánica ha adquirido un gran valor en los últimos años y, en este contexto, la ecocardiografía es muy útil teniendo en cuenta su fácil disponibilidad, su bajo coste y su capacidad para cuantificar de manera precisa la disincronía intraventricular e interventricular. Existen distintos métodos ecocardiográficos para cuantificar dicha asincronía mecánica (véase la tabla 2).

2.3.1 Parámetros en modo M

Un modo sencillo de evaluar la asincronía intraventricular es mediante la medida del retraso existente entre el pico de desplazamiento posterior del septo y el pico de desplazamiento anterior de la pared posterior durante la sístole, en el modo M del eje largo paraesternal. La existencia de un retraso mayor de 130 ms es predictor de remodelado ventricular y de mejoría clínica: predice con un valor predictivo positivo del 80 % una reducción del volumen telesistólico del VI ≥ 15 % al mes de recibir la TRC y tiene una sensibilidad del 92 % y una especificidad del 78 % para predecir un aumento de la fracción de eyección del VI > 5 % a los 6 meses. Asimismo, predice una menor progresión del fallo cardíaco a los 6 meses (definido como empeoramiento clínico que lleva a un aumento del tratamiento médico, a una hospitalización, al trasplante cardíaco o a la muerte).[32,33]

Autor (año)	Nº ptes.	Card Isq.	Definición respuesta	Modo	Criterio	Punto de corte	Sensib.	Especif.
Pitzalis (2002)	20	4	↓VTSVI ≥ 15 %	Modo M	Retraso pico sistólico septo-posterior	> 130 ms	100 %	63 %
Bax (2003)	25	11	FEVI ≥ 5%	DTI	Retraso septum-lateral en el inicio sistólico	60 ms	76 %	87,5 %
Yu (2003)	30	11	↓VTSVI > 15 %	DTI	DE pico velocidad de 12 segmentos	> 32,6 ms	100 %	100 %
Bax (2004)	85	47	↓VTSVI > 15 %	DTI	Mayor diferencia pico velocidad 4 segmentos	65 ms	92 %	92 %
Yu (2004)	54	22	↓VTSVI > 15 %	DTI	DE pico velocidad de 12 segmentos	> 31,4 ms	96 %	78 %
Penicka (2004)	49	22	relativo FEVI > 25 %	DTI	Suma asincronía intra e interventricular	102 ms	96 %	77 %
Notabartolo (2004)	49	34	↓VTSVI > 15 %	DTI	Mayor diferencia pico velocidad 6 segmentos	110 ms	97 %	55 %
Gorcans (2004)	29	21	↓VTSVI > 15 %	TSI	Retraso septum–pared posterior	65 ms	87 %	100 %
Pitzalis (2005)	60	22	FEVI ≥ 5 %	Modo M	Retraso pico sistólico septo-posterior	> 130 ms	92 %	78 %
Yu CM (2005)	56	28	↓VTSVI > 15 %	TSI	DE pico velocidad de 12 segmentos	34,4 ms	87 %	81 %

Card Isq: cardiopatía isquémica. DE: desviación estándar. DTI: Doppler tisular pulsado postprocesado. Especif: especificidad. FEVI: fracción de eyección del ventrículo izquierdo. VTSVI: volumen telesistólico del ventrículo izquierdo. Sensib: sensibilidad. TSI: *Tissue synchronization imaging*.

Tabla 2. Predictores ecocardiográficos de mejoría con la terapia de resincronización cardíaca.

Aunque este método es rápido y sencillo de aplicar, tiene importantes limitaciones. Por ejemplo, sólo evalúa la asincronía en dos segmentos cardíacos y en muchas ocasiones no permite delimitar con claridad dónde se produce el pico sistólico del septo, sobre todo en pacientes isquémicos con escaras a dicho nivel. Esto explica por qué en estudios posteriores este parámetro no ha sido adecuado para predecir mejoría clínica o remodelado inverso.[34]

2.3.2 *Parámetros de Doppler Tisular (DTI)*

El DTI es el método más empleado para valorar la asincronía mecánica. Con ello se valora el retraso existente en la contracción de distintos segmentos del ventrículo izquierdo.

Bax *et al* demostraron que la existencia de un retraso mayor de 60 ms entre el septo basal y la pared lateral era un predictor de mejoría mayor del 5 % de la fracción de eyección del VI con la TRC.[35] El mismo grupo evaluó posteriormente ese retraso en 4 segmentos (anterior, septal, inferior y lateral) y objetivó que un retraso mayor de 65 ms tenía una especificidad y sensibilidad del 92 % para predecir una disminución del volumen telesistólico > 15 %.[36]

Otros autores han intentado reducir la posibilidad de no localizar el área de máxima asincronía analizando el retraso existente entre un mayor número de segmentos cardíacos. Yu *et al* han analizado la desviación estándar del tiempo desde el comienzo del QRS hasta la velocidad pico de 12 segmentos cardíacos distintos (6 basales y 6 medios) y han demostrado que cuando esa desviación estándar es mayor de 32,6 ms se predice la existencia de remodelado inverso con una sensibilidad del 96 % y una especificidad del 78 %.[19]

Se han intentado identificar predictores de respuesta a la TRC a partir de parámetros derivados del DTI como el Strain Rate, el Tissue Tracking y la contracción postsistólica. Aunque son métodos útiles para evaluar la disincronía ventricular, no han supuesto un avance en la identificación de predictores de mejoría; y sin embargo, son parámetros de valoración compleja y laboriosa.

2.3.3 *Ecocardiografía tridimensional*

La ecocardiografía 3D tiene una serie de características que la convierten en el método ideal, ya que permite valorar simultáneamente la asincronía de todos los segmentos cardíacos (en un mismo latido), determinando cuál es el área más retrasada y cuantificándola. Sin embargo, tiene el inconveniente de que está disponible en pocos centros en la actualidad y aún no hay estudios que la validen para la selección del candidato idóneo para la TRC.

Aunque la disincronía mecánica valorada por distintos métodos ecocardiográficos ha demostrado asociarse con la respuesta a la TRC, su principal limitación radica en que no existe un acuerdo sobre cuál es el mejor parámetro para ello.

La mayoría de los parámetros ecocardiográficos han demostrado su utilidad en una muestra pequeña de pacientes (entre 20 y 60) y la mayoría de los estudios han evaluado un único parámetro. Tal vez la identificación del parámetro óptimo lo aporten dos estudios multicéntricos puestos en marcha, uno nacional (SCARS- II) y otro internacional (PROSPECT).

2.4 Otros métodos

2.4.1 Resonancia nuclear magnética (RNM)

La RNM reúne una serie de características que la convierten en un método atractivo para seleccionar los pacientes para TRC. Permite evaluar la disincronía mecánica en tres dimensiones y de manera simultánea en todos los segmentos. Al igual que la ecocardiografía, ha demostrado que puede identificar la zona de máxima asincronía del VI y que al estimularla se consigue un mayor remodelado, pero no existen grandes estudios que validen su utilidad para la selección de pacientes.[37]

Otras ventajas de la RNM es que permite evaluar la viabilidad miocárdica, identificando zonas necróticas, y que puede visualizar el seno coronario y sus ramas, lo cual puede ser útil para planificar el implante del electrodo de VI. Sin embargo, tiene el inconveniente de no poderse repetir una vez que está implantado el dispositivo.

2.4.2 Medicina nuclear

Mediante el análisis de fase de la ventriculografía isotópica se puede estudiar también la asincronía intraventricular y la interventricular. Los estudios existentes son menos, pero también demuestran cómo a mayor asincronía existe una mayor probabilidad de mejoría con la TRC.[38]

2.5 Posición del electrodo de ventrículo izquierdo

La TRC alcanza los mejores resultados de respuesta hemodinámica, clínica y de remodelado ventricular cuando se consigue estimular en el punto de ventrículo izquierdo con mayor retraso de activación eléctrica y mecánica, ya que de esa forma se logra activar de manera simultánea una mayor cantidad de miocardio ventricular. El lugar recomendado para la localización del electrodo de VI es en la pared libre, a la cual se accede a través de las venas cardíacas lateral o postero-laterales.[39] Sin embargo, debido a que existen limitaciones anatómicas y técnicas, hasta en un tercio de los pacientes no se consigue implantar el electrodo en esta posición a través del sistema venoso coronario.

Para optimizar la posición del electrodo de VI se recurre a varios métodos:

- Como se ha descrito anteriormente, conseguir una menor duración del QRS estimulado puede ser un predictor de buena respuesta a la TRC.[40] Podría ser conveniente en el momento del implante del dispositivo ensayar distintas posiciones de los electrodos ventriculares para lograr el QRS estimulado de menor anchura. En esta línea, el trabajo de Heist *et al* muestra cómo una mayor distancia entre los electrodos ventriculares en una radiografía lateral se correlaciona con un mayor incremento de la dP/dt.[41]

- La ecocardiografía mediante el Doppler tisular puede identificar el punto de máximo retraso mecánico y esto nos puede orientar sobre el lugar del implante del electrodo de VI.
- Existen pequeñas series en las que se implanta epicárdicamente el electrodo de VI guiado por la respuesta hemodinámica aguda que se consigue estimulando en distintos puntos del VI.[42]

Sin embargo, ninguno de estos métodos está realmente validado y son necesarios nuevos estudios que evalúen si es mejor la estimulación del VI «guiada» que la estimulación empírica en la pared libre del VI.

3   ¿Cómo reducir la tasa de ausencia de respuesta a la TRC?

En resumen, para intentar reducir la tasa de no respondedores tendremos que hacer hincapié en varios puntos:

a) *Una mejor selección de los pacientes:* debemos basarnos en herramientas que valoren directamente la disincronía mecánica, a diferencia de la situación actual, donde el único marcador de retraso electro-mecánico que se emplea es la anchura del QRS. Los estudios prospectivos puestos en marcha posiblemente identifiquen estos marcadores.

Asimismo, debemos esperar una menor tasa de respuesta en aquellos pacientes con una cardiopatía muy evolucionada: clase funcional IV de la NYHA, con gran dilatación del VI, insuficiencia mitral importante y, sobre todo, si es isquémico. Probablemente no haya que esperar a que el paciente se encuentre en fases muy avanzadas de su enfermedad porque ello puede restar beneficio a la terapia. En la actualidad hay en marcha estudios que pretenden demostrar el beneficio de la TRC en pacientes menos evolucionados, como aquéllos en clase funcional II de la NYHA.

b) *Selección del lugar de estimulación del VI:* debemos intentar el implante del electrodo de VI en la pared libre. Cuando esto no sea posible por vía transvenosa (a través del seno coronario) debemos recurrir a otros métodos de implante, ya sea en endocardio accediendo a través del *septum* interauricular o en epicardio mediante una toracotomía.

c) *Optimización de la programación del dispositivo:* es básico para obtener una mejoría con la TRC que se lleve a cabo una adecuada programación del dispositivo. Se debe intentar asegurar un 100 % del tiempo de estimulación biventricular y procurar optimizar los intervalos auriculoventricular e interventricular.

Finalmente, no debemos olvidar que la TRC es un tratamiento coadyuvante de la insuficiencia cardíaca. El paciente necesitará un seguimiento multidisciplinar en el que no sólo se compruebe el correcto funcionamiento del dispositivo sino que también se le debe continuar practicando un riguroso ajuste de su tratamiento farmacológico, que el paciente no debe abandonar.

CONCLUSIONES

La TRC continúa teniendo un porcentaje de pacientes que no responden, lo cual le resta coste-eficacia. Se debe mejorar la selección del paciente candidato a esta terapia, y para ello no hay que tener en cuenta únicamente la anchura del QRS como criterio de disincronía. Es necesaria la validación en la práctica clínica de otros parámetros de disincronía electromecánica que permitan identificar al candidato ideal, y entre ellos, los parámetros ecocardiográficos son los más prometedores. Otros factores que se deben tener en cuenta para asegurar un beneficio clínico con la TRC son la optimización en la localización de los electrodos y la optimización de la programación del dispositivo.

BIBLIOGRAFÍA

1. Bristow MR, Saxon LA, Boehmer J, Krueger S, Kass DA, De Marco T *et al.* Cardiac-resynchronization therapy with or without an implantable defibrillator in advanced chronic heart failure. N Engl J Med 2004; 350(21):2140-50.

2. Cleland JG, Daubert JC, Erdmann E, Freemantle N, Gras D, Kappenberger L *et al.* The effect of cardiac resynchronization on morbidity and mortality in heart failure. N Engl J Med 2005; 352(15):1539-49.

3. Hunt SA, Abraham WT, Chin MH, Feldman AM, Francis GS, Ganiats TG *et al.* ACC/AHA 2005 Guideline Update for the Diagnosis and Management of Chronic Heart Failure in the Adult: a report of the American College of Cardiology/American Heart Association Task Force on Practice Guidelines (Writing Committee to Update the 2001 Guidelines for the Evaluation and Management of Heart Failure. Circulation 2005; 112(12):e154-e235.

4. Swedberg K, Cleland J, Dargie H, Drexler H, Follath F, Komajda M *et al.* Guidelines for the diagnosis and treatment of chronic heart failure: executive summary (update 2005): The Task Force for the Diagnosis and Treatment of Chronic Heart Failure of the European Society of Cardiology. Eur Heart J 2005; 26(11):1115-40.

5. John Sutton MG, Plappert T, Abraham WT, Smith AL, DeLurgio DB, Leon AR *et al.* Effect of cardiac resynchronization therapy on left ventricular size and function in chronic heart failure. Circulation 2003; 107(15):1985-90.

6. Duncan A, Wait D, Gibson D, Daubert JC. Left ventricular remodelling and haemodynamic effects of multisite biventricular pacing in patients with left ventricular systolic dysfunction and activation disturbances in sinus rhythm: sub-study of the MUS-TIC (Multisite Stimulationin Cardiomyopathies) trial. Eur Heart J 2003; 24(5):430-41.

7. Abraham WT, Fisher WG, Smith AL, DeLurgio DB, Leon AR, Loh E *et al.* Cardiac resynchronization in chronic heart failure. N Engl J Med 2002; 346(24):1845-53.

8. Young JB, Abraham WT, Smith AL, Leon AR, Lieberman R, Wilkoff B *et al.* Combined cardiac resynchronization and implantable cardioversion defibrillation in advanced chronic heart failure: the MIRACLE ICD Trial. JAMA 2003; 289(20):2685-94.

9. Mehra MR, Greenberg BH. Cardiac resynchronization therapy: caveat medicus! J Am Coll Cardiol 2004; 43(7):1145-48.

10. Nelson GS, Curry CW, Wyman BT, Kramer A, Declerck J, Talbot M *et al.* Predictors of systolic augmentation from left ventricular preexcitation in patients with dilated cardiomyopathy and intraventricular conduction delay. Circulation 2000; 101 (23):2703-09.

11. Auricchio A, Stellbrink C, Block M, Sack S, Vogt J, Bakker P *et al.* Effect of pacing chamber and atrioventricular delay on acute systolic function of paced patients with congestive heart failure. The Pacing Therapies for Congestive Heart Failure Study Group. The Guidant Congestive Heart Failure Research Group. Circulation 1999; 99(23):2993-3001.

12. Reuter S, Garrigue S, Barold SS, Jais P, Hocini M, Haissaguerre M *et al.* Comparison of characteristics in responders versus nonresponders with biventricular pacing for drug-resistant congestive heart failure. Am J Cardiol 2002; 89(3):346-50.

13. Díaz-Infante E, Mont L, Leal J, García Bolao I, Fernández-Lozano I, Hernández-Madrid A *et al.* Predictors of lack of response to resynchronization therapy. Am J Cardiol 2005; 95(12):1436-40.

14. Yu CM, Lin H, Zhang Q, Sanderson JE. High prevalence of left ventricular systolic and diastolic asynchrony in patients with congestive heart failure and normal QRS duration. Heart 2003; 89(1):54-60.

15. Ghio S, Constantin C, Klersy C, Serio A, Fontana A, Campana C *et al.* Interventricular and intraventricular dyssynchrony are common in heart failure patients, regardless of QRS duration. Eur Heart J 2004; 25(7):571-78.

16. Bleeker GB, Schalij MJ, Molhoek SG, Verwey HF, Holman ER, Boersma E *et al.* Relationship between QRS duration and left ventricular dyssynchrony in patients with end-stage heart failure. J Cardiovasc Electrophysiol 2004; 15(5):544-49.

17. Fung JW, Yu CM, Yip G, Zhang Y, Chan H, Kum CC *et al.* Variable left ventricular activation pattern in patients with heart failure and left bundle branch block. Heart 2004; 90(1):17-19.

18. Breithardt OA, Stellbrink C, Kramer AP, Sinha AM, Franke A, Salo R *et al.* Echocardiographic quantification of left ventricular asynchrony predicts an acute hemodynamic benefit of cardiac resynchronization therapy. J Am Coll Cardiol 2002; 40(3):536-45.

19. Yu CM, Fung JW, Zhang Q, Chan CK, Chan YS, Lin H *et al.* Tissue Doppler imaging is superior to strain rate imaging and postsystolic shortening on the prediction of reverse remodeling in both ischemic and nonischemic heart failure after cardiac resynchronization therapy. Circulation 2004; 110(1):66-73.

20. Lecoq G, Leclercq C, Leray E, Crocq C, Alonso C, de Place C *et al.* Clinical and electrocardiographic predictors of a positive response to cardiac resynchronization therapy in advanced heart failure. Eur Heart J 2005; 26(11):1094-1100.

21. Fantoni C, Kawabata M, Massaro R, Regoli F, Raffa S, Arora V *et al.* Right and left ventricular activation sequence in patients with heart failure and right bundle branch block: a detailed analysis using three-dimensional non-fluoroscopic electroanatomic mapping system. J Cardiovasc Electrophysiol 2005; 16(2):112-19.

22. Egoavil CA, Ho RT, Greenspon AJ, Pavri BB. Cardiac resynchronization therapy in patients with right bundle branch block: analysis of pooled data from the MIRACLE and Contak CD trials. Heart Rhythm 2005; 2(6):611-15.

23. Garrigue S, Reuter S, Labeque JN, Jais P, Hocini M, Shah DC *et al.* Usefulness of biventricular pacing in patients with congestive heart failure and right bundle branch block. Am J Cardiol 2001; 88(12): 1436-41, A8.

24. Gasparini M, Mantica M, Galimberti P, Genovese L, Pini D, Faletra F *et al.* Is the outcome of cardiac resynchronization therapy related to the underlying etiology? Pacing Clin Electrophysiol 2003; 26(1 Pt 2):175-80.

25. Molhoek SG, Bax JJ, van Erven L, Bootsma M, Boersma E, Steendijk P *et al.* Comparison of benefits from cardiac resynchronization therapy in patients with ischemic cardiomyopathy versus idiopathic dilated cardiomyopathy. Am J Cardiol 2004; 93(7):860-63.

26. Sciagra R, Giaccardi M, Porciani MC, Colella A, Michelucci A, Pieragnoli P *et al.* Myocardial per-

fusion imaging using gated SPECT in heart failure patients undergoing cardiac resynchronization therapy. J Nucl Med 2004; 45(2):164-68.

27. Hummel JP, Lindner JR, Belcik JT, Ferguson JD, Mangrum JM, Bergin JD *et al.* Extent of myocardial viability predicts response to biventricular pacing in ischemic cardiomyopathy. Heart Rhythm 2005; 2(11):1211-17.

28. De Sisti A, Toussaint JF, Lavergne T, Ollitrault J, Abergel E, Paziaud O *et al.* Determinants of mortality in patients undergoing cardiac resynchronization therapy: baseline clinical, echocardiographic, and angioscintigraphic evaluation prior to resynchronization. Pacing Clin Electrophysiol 2005; 28(12):1260-70.

29. Leclercq C, Walker S, Linde C, Clementy J, Marshall AJ, Ritter P *et al.* Comparative effects of permanent biventricular and right-univentricular pacing in heart failure patients with chronic atrial fibrillation. Eur Heart J 2002; 23(22):1780-87.

30. Molhoek SG, Bax JJ, Bleeker GB, Boersma E, van Erven L, Steendijk P *et al.* Comparison of response to cardiac resynchronization therapy in patients with sinus rhythm versus chronic atrial fibrillation. Am J Cardiol 2004; 94(12):1506-09.

31. Linde C, Leclercq C, Rex S, Garrigue S, Lavergne T, Cazeau S *et al.* Long-term benefits of biventricular pacing in congestive heart failure: results from the MUltisite STimulation in cardiomyopathy (MUSTIC) study. J Am Coll Cardiol 2002; 40(1):111-18.

32. Pitzalis MV, Iacoviello M, Romito R, Guida P, De Tommasi E, Luzzi G *et al.* Ventricular asynchrony predicts a better outcome in patients with chronic heart failure receiving cardiac resynchronization therapy. J Am Coll Cardiol 2005; 45(1):65-69.

33. Pitzalis MV, Iacoviello M, Romito R, Massari F, Rizzon B, Luzzi G *et al.* Cardiac resynchronization therapy tailored by echocardiographic evaluation of ventricular asynchrony. J Am Coll Cardiol 2002; 40(9):1615-22.

34. Marcus GM, Rose E, Viloria EM, Schafer J, De Marco T, Saxon LA *et al.* Septal to posterior wall motion delay fails to predict reverse remodeling or clinical improvement in patients undergoing cardiac resynchronization therapy. J Am Coll Cardiol 2005; 46(12):2208-14.

35. Bax JJ, Molhoek SG, van Erven L, Voogd PJ, Somer S, Boersma E *et al.* Usefulness of myocardial tissue Doppler echocardiography to evaluate left ventricular dyssynchrony before and after biventricular pacing in patients with idiopathic dilated cardiomyopathy. Am J Cardiol 2003; 91(1):94-97.

36. Bax JJ, Bleeker GB, Marwick TH, Molhoek SG, Boersma E, Steendijk P *et al.* Left ventricular dyssynchrony predicts response and prognosis after cardiac resynchronization therapy. J Am Coll Cardiol 2004; 44(9):1834-40.

37. Nelson GS, Curry CW, Wyman BT, Kramer A, Declerck J, Talbot M *et al.* Predictors of systolic augmentation from left ventricular preexcitation in patients with dilated cardiomyopathy and intraventricular conduction delay. Circulation 2000; 101(23):2703-09.

38. Toussaint JF, Lavergne T, Kerrou K, Froissart M, Ollitrault J, Darondel JM *et al.* Basal asynchrony and resynchronization with biventricular pacing predict long-term improvement of LV function in heart failure patients. Pacing Clin Electrophysiol 2003; 26(9):1815-23.

39. Gras D, Cebron JP, Brunel P, Leurent B, Banus Y. Optimal stimulation of the left ventricle. J Cardiovasc Electrophysiol 2002; 13(1 Supl):S57-S62.

40. Lecoq G, Leclercq C, Leray E, Crocq C, Alonso C, de Place C *et al.* Clinical and electrocardiographic predictors of a positive response to cardiac resynchronization therapy in advanced heart failure. Eur Heart J 2005; 26(11):1094-1100.

41. Heist EK, Fan D, Mela T, Arzola-Castaner D, Reddy VY, Mansour M *et al.* Radiographic left ventricular-right ventricular interlead distance predicts the acute hemodynamic response to cardiac resynchronization therapy. Am J Cardiol 2005; 96(5): 685-90.

42. Dekker AL, Phelps B, Dijkman B, van der NT, van der Veen FH, Geskes GG *et al.* Epicardial left ventricular lead placement for cardiac resynchronization therapy: optimal pace site selection with pressure-volume loops. J Thorac Cardiovasc Surg 2004; 127(6):1641-47.

43. Molhoek SG, van Erven L, Bootsma M, Steendijk P, van der Wall EE, Schalij MJ. QRS duration and shortening to predict clinical response to cardiac resynchronization therapy in patients with

end-stage heart failure. Pacing Clin Electrophysiol 2004; 27(3):308-13.

44. Davis DR, Krahn AD, Tang AS, Lemery R, Green MS, Gollob M *et al.* Long-term outcome of cardiac resynchronization therapy in patients with severe congestive heart failure. Can J Cardiol 2005; 21(5):413-17.

45. Alonso C, Leclercq C, Victor F, Mansour H, de Place C, Pavin D *et al.* Electrocardiographic predictive factors of long-term clinical improvement with multisite biventricular pacing in advanced heart failure. Am J Cardiol 1999; 84(12):1417-21.

46. Yu CM, Fung WH, Lin H, Zhang Q, Sanderson JE, Lau CP. Predictors of left ventricular reverse remodeling after cardiac resynchronization therapy for heart failure secondary to idiopathic dilated or ischemic cardiomyopathy. Am J Cardiol 2003; 91(6):684-88.

47. Yu CM, Zhang Q, Fung JW, Chan HC, Chan YS, Yip GW *et al.* A novel tool to assess systolic asynchrony and identify responders of cardiac resynchronization therapy by tissue synchronization imaging. J Am Coll Cardiol 2005; 45(5): 677-84.

48. Penicka M, Bartunek J, De Bruyne B, Vanderheyden M, Goethals M, De Zutter M *et al.* Improvement of left ventricular function after cardiac resynchronization therapy is predicted by tissue Doppler imaging echocardiography. Circulation 2004; 109(8):978-83.

49. Notabartolo D, Merlino JD, Smith AL, DeLurgio DB, Vera FV, Easley KA *et al.* Usefulness of the peak velocity difference by tissue Doppler imaging technique as an effective predictor of response to cardiac resynchronization therapy. Am J Cardiol 2004; 94(6):817-8207.

Capítulo 6

Optimización de la programación AV y VV en terapia de resincronización cardíaca

B. Vidal i Hagemeijer,* J. Martínez Ferrer,** L. Mont

Hospital Clínic Universitari
Instituto del Tórax
Barcelona

IDIBAPS (Institut d'Investigacions Biomèdiques August Pi i Sunyer)
Facultat de Medicina
Universitat de Barcelona
Barcelona

* Hospital Germans Trias i Pujol
Servicio de Cardiología
Badalona

** Hospital Txagorritxu
Unidad de Estimulación Cardíaca
Vitoria

Dirección para correspondencia
Hospital Clínic Universitari
Dr. L. Mont
lmont@clinic.ub.es

La terapia de resincronización cardíaca (TRC) ha demostrado ser un tratamiento eficaz en los pacientes con insuficiencia cardíaca avanzada con trastorno de la conducción intraventricular, pues mejora su sintomatología y reduce su mortalidad.[1,2] Sin embargo, y en todas las series publicadas, existe un porcentaje de pacientes más o menos constante de alrededor del 30 % que no responden adecuadamente a la TRC. Para mejorar estos resultados se investigan distintas vías.[2-5] Por un lado, se puede mejorar el porcentaje de respondedores si se seleccionan mejor los candidatos y se analiza la presencia de asincronía intraventricular.[6-9]

Las nuevas tecnologías ecocardiográficas como el Doppler tisular y el eco-3D permiten el estudio de numerosos parámetros. No obstante, todavía no se han definido cuáles serían los más útiles para predecir la respuesta. Actualmente, hay en marcha un estudio multicéntrico[10] que probablemente responderá en breve a estas dudas. Otra manera de intentar mejorar la respuesta a la resincronización es la optimización de los dispositivos.

Para mejorar el funcionamiento de los dispositivos es necesario optimizar la programación. Los dispositivos actuales tienen capacidad de activación secuencial, es decir, permiten preactivar el ventrículo derecho o el izquierdo con un determinado retraso, o activarlos simultáneamente; distintos grupos han intentado optimizar los intervalos auriculoventricular (AV) e interventricular (VV) con la hipótesis de que el intervalo ensayado que obtenga el mejor efecto hemodinámico o la mejor sincronía se acompañaría a medio-largo plazo de una mejor respuesta clínica. Esta segunda hipótesis se formula basándose en que los pacientes con disfunción ventricular presentan segmentos del ventrículo izquierdo con conducción y contracción retrasadas.

Por otro lado, la activación del ventrículo izquierdo desde el epicardio comportaría un retraso en la activación.[11-14] Es decir, que también la posición del electrodo, tanto en el ventrículo derecho como en el izquierdo, podría influir en la transmisión del estímulo y en la activación ventricular, condicionando retrasos entre los distintos segmentos. La máxima sincronía podría obtenerse mediante una programación «personalizada».

1 Optimización de la programación de los dispositivos

Hay que destacar que no existe todavía una metodología estandarizada para optimizar la programación de los dispositivos, y tampoco se ha logrado demostrar un beneficio clínico de la optimización de la programación. El beneficio de la intervención sobre el intervalo AV es controvertido a medio-largo plazo, y, de momento, sólo existen dos series publicadas[15,16] que no han podido demostrar un claro beneficio clínico sobreañadido de la optimización del intervalo VV a medio plazo comparando estos enfermos con pacientes resincronizados pero no optimizados. En este sentido, se puede citar la experiencia del Hospital Clínic de Barcelona,[17] con más de 49 pacientes optimizados que se han comparado con una serie igual de pacientes con estimulación biventricular simultánea. La optimización de la programación no aportó un claro beneficio en la mejoría clínica sobre la estimulación biventricular convencional.

Algunos autores defienden que se debería llevar a cabo una optimización dinámica de la programación.[18] Teniendo en cuenta todas estas limitaciones, revisamos a continuación los datos de que se dispone hasta la actualidad en materia de programación de los dispositivos de resincronización.

1.1 *Optimización del intervalo AV*

En los pacientes con insuficiencia cardíaca y BRIHH se postula que existe un retraso AV mecánico aunque el PR sea normal, debido a que el retraso de la contracción ventricular izquierda hace que ésta se «acerque» a la contracción auricular[18] afectando las condiciones de precarga del ventrículo izquierdo, ya que la contribución de la sístole auricular sería inferior a la óptima. Este retraso condicionaría una disminución del tiempo de llenado del ventrículo izquierdo, la aparición de una insuficiencia mitral funcional y una disminución del gasto cardíaco, teóricamente reversibles con la restauración de un intervalo AV óptimo. El intervalo AV ya fue programable en los primeros dispositivos de resincronización que se implantaron. Estudios previos han demostrado que, en general, un intervalo AV corto de alrededor de 120-140 ms produce de manera aguda un alargamiento de la diástole, reduce la severidad de la insuficiencia mitral y, por lo tanto, conlleva una mejoría hemodinámica objetivada con la determinación invasiva del dP/dt o con el estudio de la onda de presión de pulso aórtico en los estudios de Aurichio *et al.*[20] Aunque estos primeros estudios son invasivos, una vez más la ecocardiografía es la metodología más utilizada para optimizar el intervalo AV en la actualidad, pero existen otras maneras de hacerlo, que abarcan desde la cardiografía de impedancia hasta los sensores incorporados en los propios dispositivos.

Desde el punto de vista ecocardiográfico, la optimización del intervalo AV puede hacerse siguiendo distintos algoritmos como el de Ritter y sus modificaciones,[21,22] aunque la opción que se ha impuesto, por su simplicidad, es el estudio del flujo transmitral con Doppler pulsado para separar adecuadamente la onda A (que representa la contracción auricular) de la onda E (que refleja el llenado ventricular pasivo), con el objeto de alargar al máximo la diástole permitiendo que la contracción auricular contribuya de una manera eficaz en el llenado ventricular, es decir, antes de que se cierren las valvas mitrales. Para ello, programaríamos inicialmente un AV equivalente al PR intrínseco del paciente (que sería un AV largo) y lo iríamos acortando hasta que resultara visible el truncado de la onda A. Incrementando ligeramente este AV sería considerado como el intervalo óptimo (véase la figura 1).

Hay que tener en cuenta que la programación de este intervalo depende de numerosas variables como son la localización del cable auricular y de los dos cables ventriculares, las diferencias en la conducción intraauricular, los retrasos en la conducción intraventricular y si hay o no estimulación o sensado auricular, ya que todos estos factores pueden afectar los retrasos mecánicos de la aurícula y del ventrículo izquierdos, y resultan por tanto de difícil predicción.[23]

El estudio PATH-CHF demostró que los enfermos con QRS ancho > 150 ms precisaban de un intervalo AV más corto (AV óptimo: 43 % del AV íntrínseco) que los enfermos con QRS estrecho (AV óptimo: 80 % del AV intrínseco). Esta información, que se obtiene sencillamente con el estudio del ECG de superficie, puede ser, por lo tanto, útil para orientar qué intervalo AV es el óptimo para cada paciente.

Así pues, el objetivo de la optimización de la programación AV es conseguir el intervalo más corto que obtenga el mayor tiempo de llenado diastólico del ventrículo izquierdo para obtener una mejoría en la hemodinámica del ventrículo izquierdo.

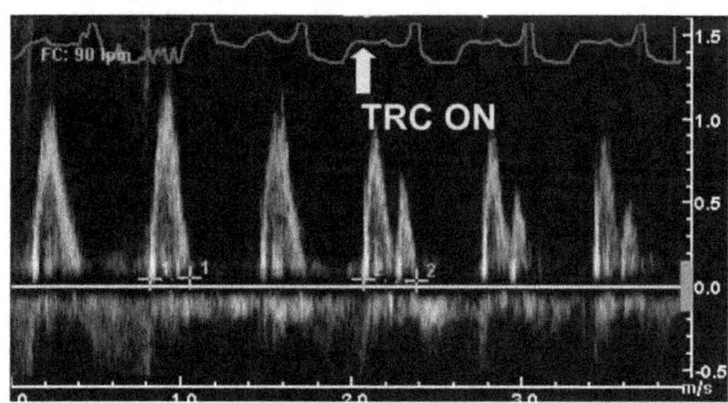

Figura 1. Estudio del flujo transmitral con Doppler pulsado: se observa cómo se alarga el tiempo de llenado diastólico del ventrículo izquierdo y se obtiene una contracción efectiva auricular con un intervalo AV óptimo.

1.2　Optimización del intervalo VV

La presencia de asincronía intraventricular ha demostrado ser un factor predictor independiente de mal pronóstico en pacientes con miocardiopatía dilatada.[24] La corrección de esta asincronía podría desempeñar un papel más importante en la evolución clínica y pronóstica de estos pacientes que la optimización del intervalo AV.

Distintos estudios ya han demostrado que la estimulación biventricular secuencial es beneficiosa desde el punto de vista hemodinámico en algunos pacientes. El grupo danés de Søgaard[25] detectó un incremento de la fracción de eyección del ventrículo izquierdo con estimulación biventricular secuencial respecto a la estimulación biventricular simultánea evaluada ecocardiográficamente. En el 50 % de pacientes se obtuvo el máximo beneficio al preactivar el ventrículo izquierdo, mientras que el resto de los pacientes se beneficiaban más de una preactivación derecha. Es importante destacar que este grupo de 20 pacientes tenían como trastorno de conducción en el ECG de superficie un BRIHH y que el beneficio se obtenía con un margen muy estrecho de valores que variaban entre -20 y +20 ms. En la misma línea, Perego *et al* [13] y Van Gelder *et al* [11] demostraron también un beneficio hemodinámico evaluado en este caso con la determinación invasiva del dP/dt. Esos autores obtenían, a diferencia del grupo danés, el mayor beneficio con una preactivación izquierda en la mayoría de pacientes. Posteriormente otros estudios, incluyendo la experiencia en el Hospital Clínic de Barcelona[17] utilizando distintos datos ecocardiográficos para la evaluación del mejor VV, han obtenido resultados similares, en los que el 40-60 % de los pacientes se beneficiarían más de una preactivación izquierda, alrededor de un 20 % de una activación biventricular simultánea, mientras que sólo una minoría precisarían una preactivación derecha.

1.3 ¿Cómo llevar a cabo la optimización del intervalo VV?

La optimización del intervalo VV puede efectuarse tras el implante, con el estudio ecocardiográfico de los retrasos intraventriculares y el intento de su corrección mediante el ensayo de distintos intervalos de programación. La metodología ecocardiográfica consiste en el estudio del efecto de distintas programaciones del intervalo VV sobre distintos parámetros que pueden ser hemodinámicos, por ejemplo intentando conseguir la mayor eyección aórtica o la mayor fracción de eyección del ventrículo izquierdo, o bien sobre los parámetros de asincronía intraventricular, con el objetivo de obtener la máxima reducción entre los retrasos de los distintos segmentos miocárdicos con la hipótesis de que la mejor sincronía debe acompañarse de la mejor hemodinámica.

Existen múltiples métodos descritos para evaluar los cambios que se van produciendo en la sincronía intraventricular con los distintos intervalos que se van probando: desde modelos de 2 segmentos evaluados con modo M, descrito por Pitzalis,[26] de 4 segmentos, estudiados con Doppler tisular, como ha descrito el grupo holandés de Bax,[7] o de 12 segmentos, que lleva a cabo el grupo de Yu,[9] también con Doppler tisular.

En la figura 2 se aprecia un ejemplo de cómo varían las curvas de desplazamiento obtenidas con Doppler tisular con distintas programaciones VV y cómo esta metodología puede ser útil para ayudar en la optimización de los dispositivos. La figura 3 es un ejemplo de optimización del intervalo VV con eco-3D, en el que obteniendo los volúmenes completos del ventrículo izquierdo y dividiéndolos posteriormente en 16 segmentos se puede evaluar el tiempo que tarda cada segmento en adquirir el mínimo volumen regional, expresándolo como % del ciclo cardíaco, para extraer un índice de asincronía (IA) que corresponde a la desviación estándar de estos tiempos.

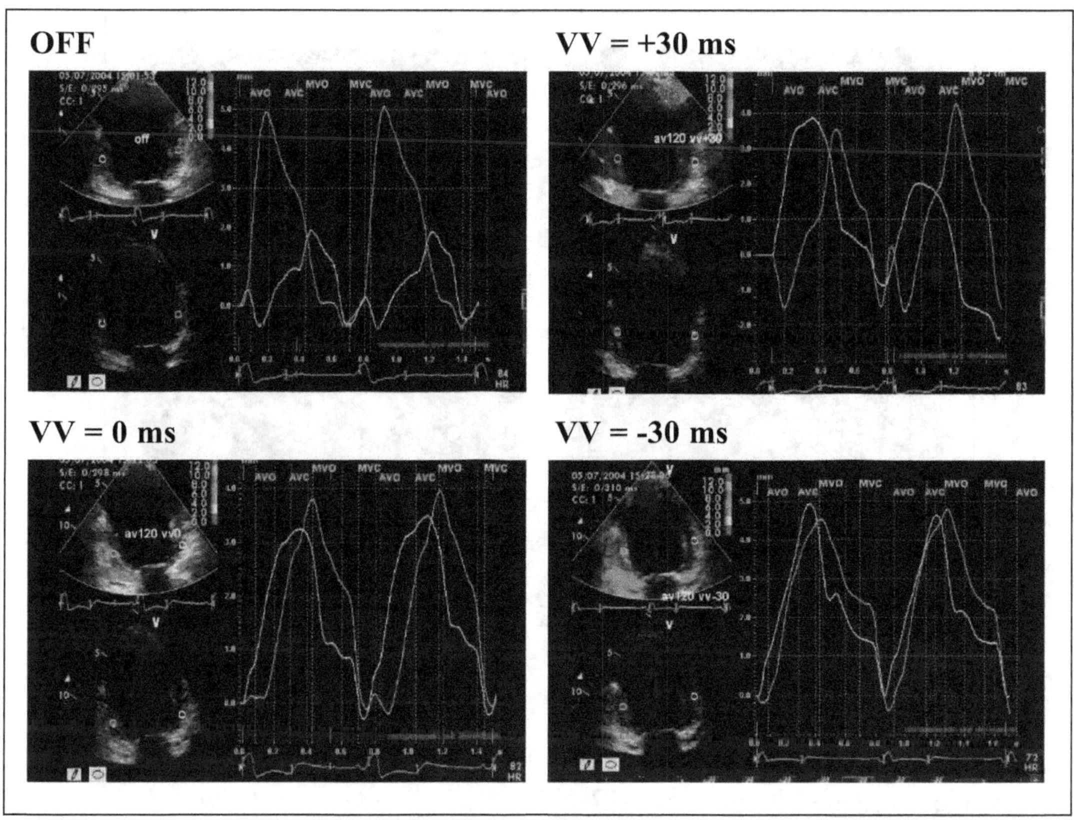

Figura 2. *En este ejemplo se analiza el desplazamiento de la pared anterior e inferior en el plano apical de 2 cámaras con distintas programaciones. Vemos cómo la máxima sincronía se obtiene con preactivación izquierda a -30 ms, considerándose ésta la programación óptima.*

1.4　Beneficio clínico de la optimización VV

Existen diversos estudios que analizan si la optimización de la programación AV y VV de los dispositivos añade algún beneficio clínico. Los primeros datos que se publicaron al respecto fueron del grupo danés,[15] que demostró que no había diferencias significativas en los distintos datos clínicos evaluados (CF y test de caminar 6 minutos) a los 3 meses de seguimiento entre el grupo de pacientes tratado con estimulación biventricular simultánea respecto a los pacientes que habían recibido un dispositivo con capacidad de estimulación secuencial y que, por tanto, había sido optimizado. Tampoco se encontraron diferencias en el remodelado del ventrículo izquierdo ni en la función sistólica, excepto en el gasto cardíaco, que mejoró significativamente en el grupo optimizado.

Recientemente se ha publicado una serie más extensa,[16] en concreto de 422 pacientes participantes en el estudio InSync III, todos con QRS ancho y en CF III-IV,

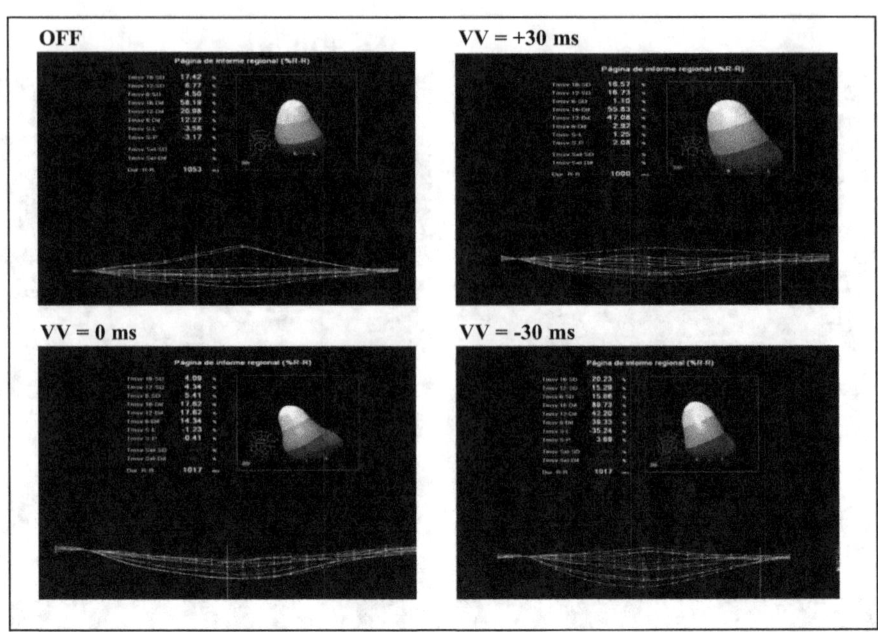

Figura 3. En este ejemplo observamos cómo la mejor optimización se alcanza con activación biventricular simultánea, que es la que obtiene el menor índice de asincronía mediante ecocardiografía tridimensional.

tratados con un dispositivo con capacidad de activación secuencial que se han comparado con los pacientes del estudio MIRACLE *(InSync Randomized Clinical Evaluation)* que recibieron estimulación biventricular convencional no optimizada. Se evaluó en ambos grupos la mejoría en la CF de la NYHA, la calidad de vida y la distancia recorrida en el test de andar 6 minutos; a nivel ecocardiográfico se midió el gasto cardíaco. Lo que se observó es que a los 6 meses, los pacientes optimizados mejoran más el gasto cardíaco y mejoran también discretamente en la distancia recorrida en el test de los 6 minutos, sin que existan diferencias significativas en la evaluación de la CF de la NYHA y la calidad de vida entre ambos grupos. Estos estudios tienen sus limitaciones; la más importante, como ya se ha destacado, es que la metodología utilizada para optimizar no está estandarizada y que, por ejemplo, se han basado únicamente en medidas hemodinámicas evaluadas por eco sin ninguna evaluación de parámetros de sincronía.

1.5 Entonces, ¿hay que optimizar?

Hasta el momento no existe suficiente evidencia para pensar que la optimización de los marcapasos tricamerales aporte un beneficio sobreañadido al producido por la estimulación biventricular simultánea convencional; tan sólo se ha demostrado que provoca un incremento del gasto cardíaco del ventrículo izquierdo que se traduce clínicamente en un discreto incremento en la distancia recorrida en el test de andar los 6 minutos, pero sin variar significativamente ninguna de las otras variables clínicas estudiadas. Por tanto, no parece que en este grupo de pacientes con miocardiopatía dilatada, CF NYHA III-IV y con BRIHH, sea necesario ensayar toda una serie de programaciones para escoger la que obtiene el mejor resultado; y que no es descabellado dejar en estos enfermos una activación biventricular simultánea o bien una programación empírica del intervalo VV con preactivación izquierda de 20-30 ms (que corresponde al tiempo que necesita el estímulo iniciado en el epicardio en atravesar el grosor del miocardio)[14] y que es la que ha demostrado ser la más óptima en los estudios publicados hasta la actualidad y evaluar clínicamente al paciente a los 2-3 meses y decidir en este momento si se trata de un no respondedor, si precisa de una optimización personalizada de la programación. La optimización de la programación tendría también especial interés en pacientes con trastornos de conducción distintos al BRIHH.

Así pues, aun cuando la utilidad de la optimización de los intervalos AV y VV está siendo objeto de numerosas investigaciones, su utilidad clínica todavía se está debatiendo. Es probable que con la aparición de nuevos métodos ecocardiográficos, como la ecocardiografía tridimensional, que faciliten la optimización, ésta se convierta en un procedimiento habitual y recomendado.

Bibliografía

1. Bristow MR, Saxon LA, Boehmer J, Krueger S, Kass DA, De Marco T, Carson P, DiCarlo L, DeMets D, White BG, DeVries DW, Feldman AM. Cardiac-resynchronization therapy with or without an implantable defibrillator in advanced chronic heart failure. N Engl J Med. 2004; 350:2140-50.

2. Bradley DJ, Bradley EA, Baughman KL, Berger RD, Calkins H, Goodman SN, Kass DA, Powe NR. Cardiac resynchronization and death from progressive heart failure: a meta-analysis of randomized controlled trials. JAMA. 2003; 289:730-40.

3. St John Sutton MG, Plappert T, Abraham WT, Smith AL, DeLurgio DB, Leon AR, Loh E, Kocovic DZ, Fisher WG, Ellestad M, Messenger J, Kruger K, Hilpisch KE, Hill MR. Effect of cardiac resynchronization therapy on left ventricular size and function in chronic heart failure. Circulation. 2003; 107:1985-90.

4. Saxon LA, De Marco T, Schafer J, Chatterjee K, Kumar UN, Foster E. Effects of long-term biventricular stimulation for resynchronization on echocardiographic measures of remodeling. Circulation. 2002; 105:1304-10.

5. Díaz-Infante E, Mont L, Leal J, García Bolao I, Fernández-Lozano I, Hernández-Madrid A, Pérez-Castellano N, Sitges M, Pavón-Jimenez R, Barba J, Cavero MA, Moya JL, Pérez-Isla L, Brugada J. Predictors of lack of response to resynchronization therapy. Am J Cardiol. 2005; 95:1436-40.

6. Bax JJ, Bleeker GB, Marwick TH, Molhoek SG, Boersma E, Steendijk P, van der Wall EE, Schalij MJ. Left ventricular dyssynchrony predicts response and prognosis after cardiac resynchronization therapy. J Am Coll Cardiol. 2004; 44:1834-40.

7. Bax JJ, Marwick TH, Molhoek SG, Bleeker GB, van Erven L, Boersma E, Steendijk P, van der Wall EE, Schalij MJ. Left ventricular dyssynchrony predicts benefit of cardiac resynchronization therapy in patients with end-stage heart failure before pacemaker implantation. Am J Cardiol. 2003; 92:1238-40.

8. Pitzalis MV, Iacoviello M, Romito R, Guida P, De Tommasi E, Luzzi G, Anaclerio M, Forleo C, Rizzon P. Ventricular asynchrony predicts a better outcome in patients with chronic heart failure receiving cardiac resynchronization therapy. J Am Coll Cardiol. 2005; 45:65-9.

9. Yu CM, Zhang Q, Fung JW, Chan HC, Chan YS, Yip GW, Kong SL, Lin H, Zhang Y, Sanderson JE. A novel tool to assess systolic asynchrony and

identify responders of cardiac resynchronization therapy by tissue synchronization imaging. J Am Coll Cardiol. 2005; 45:677-84.

10. Yu CM, Abraham WT, Bax J, Chung E, Fedewa M, Ghio S, Leclercq C, Leon AR, Merlino J, Nihoyannopoulos P, Notabartolo D, Sun JP, Tavazzi L. Predictors of response to cardiac resynchronization therapy (PROSPECT)-study design. Am Heart J. 2005; 149:600-5.

11. Van Gelder BM, Bracke FA, Meijer A, Lakerveld LJ, Pijls NH. Effect of optimizing the VV interval on left ventricular contractility in cardiac resynchronization therapy. Am J Cardiol. 2004; 93:1500-3.

12. Porciani MC, Dondina C, Macioce R, Demarchi G, Pieragnoli P, Musilli N, Colella A, Ricciardi G, Michelucci A, Padeletti L. Echocardio-graphic examination of atrioventricular and interventricular delay optimization in cardiac resynchronization therapy. Am J Cardiol. 2005; 95:1108-10.

13. Perego GB, Chianca R, Facchini M, Frattola A, Balla E, Zucchi S, Cavaglia S, Vicini I, Negretto M, Osculati G. Simultaneous vs. sequential biventricular pacing in dilated cardiomyopathy: an acute hemodynamic study. Eur J Heart Fail. 2003; 5:305-13.

14. Berruezo A, Mont L, Nava S, Chueca E, Bartholomay E, Brugada J. Electrocardiographic recognition of the epicardial origin of ventricular tachycardias. Circulation. 2004; 109:1842-7.

15. Mortensen PT, Sogaard P, Mansour H, Ponsonaille J, Gras D, Lazarus A, Reiser W, Alonso C, Linde CM, Lunati M, Kramm B, Harrison EM. Sequential biventricular pacing: evaluation of safety and efficacy. Pacing Clin Electrophysiol. 2004; 27:339-45.

16. Leon AR, Abraham WT, Brozena S, Daubert JP, Fisher WG, Gurley JC, Liang CS, Wong G. Cardiac resynchronization with sequential biventricular pacing for the treatment of moderate-to-severe heart failure. J Am Coll Cardiol. 2005; 46:2298-304.

17. Vidal B, Sitges M, Díaz-Infante E, Tamborero D, Macías A, Azqueta M, Brugada J, Mont L. Is it clinically worthy to optimise CRT device progamation? A mid-term follow-up study in patients with heart failure and LBBB. European Heart Journal. 2005; vol. 26 (Abstract Suppl):51.

18. Leung SK, Lau CP, Lam CT, Ho S, Tse HF, Yu CM, Lee K, Tang MO, To KM, Renesto F. Automatic optimization of resting and exercise atrioventricular interval using a peak endocardial acceleration sensor: validation with Doppler echocardiography and direct cardiac output measurements. Pacing Clin Electrophysiol. 2000; 23:1762-66.

19. Auricchio A, Spinelli J. Cardiac resynchronization for heart failure: present status. Congest Heart Fail. 2000; 6:325-29.

20. Auricchio A, Stellbrink C, Block M, Sack S, Vogt J, Bakker P, Klein H, Kramer A, Ding J, Salo R, Tockman B, Pochet T, Spinelli J. Effect of pacing chamber and atrioventricular delay on acute systolic function of paced patients with congestive heart failure. The Pacing Therapies for Congestive Heart Failure Study Group. The Guidant Congestive Heart Failure Research Group. Circulation. 1999; 99: 2993-3001.

21. Ritter P, Dib J-C, Mahaux V, Lelièvre T, Soyeur D, Lavergne T. New method for determining the optimal atrio-ventricular delay in patients paced in DDD mode for complete atrio-ventricular block (abstract). Pacing Clin Electrophysiol. 1995; 18:855.

22. Ishikawa T, Sumita S, Kimura K, Kikuchi M, Kosuge M, Kuji N, Endo T, Sugano T, Sigemasa T, Kobayashi I, Tochikubo O, Usui T. Prediction of optimal atrioventricular delay in patients with implanted DDD pacemakers. Pacing Clin Electrophysiol. 1999; 22:1365-71.

23. Cazeau S, Leclercq C, Lavergne T, Walker S, Varma C, Linde C, Garrigue S, Kappenberger L, Haywood GA, Santini M, Bailleul C, Daubert JC. Effects of multisite biventricular pacing in patients with heart failure and intraventricular conduction delay. N Engl J Med. 2001; 344:873-80.

24. Bader H, Garrigue S, Lafitte S, Reuter S, Jais P, Haissaguerre M, Bonnet J, Clementy J, Roudaut R. Intra-left ventricular electromechanical asynchrony. A new independent predictor of severe cardiac events in heart failure patients. J Am Coll Cardiol. 2004; 43:248-56.

25. Sogaard P, Egeblad H, Pedersen AK, Kim WY, Kristensen BO, Hansen PS, Mortensen PT. Sequential versus simultaneous biventricular resynchronization for severe heart failure: evaluation by tissue Doppler imaging. Circulation. 2002; 106:2078-84.

26. Pitzalis MV, Iacoviello M, Romito R, Massari F, Rizzon B, Luzzi G, Guida P, Andriani A, Mastropasqua F, Rizzon P. Cardiac resynchronization therapy tailored by echocardiographic evaluation of ventricular asynchrony. J Am Coll Cardiol. 2002; 40:1615-22.

Capítulo 7

Técnicas de implante. Nuevas herramientas y limitaciones

I. García Bolao, A. Macías Gallego

Clínica Universitaria de Navarra
Unidad de Arritmias
Departamento de Cardiología y Cirugía Cardiovascular
Navarra

Dirección para correspondencia
Clínica Universitaria de Navarra
Dr. I. García Bolao
igarciab@unav.es

1 Técnicas de implante

El implante de dispositivos de resincronización cardíaca difiere sensiblemente del de dispositivos convencionales de estimulación cardíaca y desfibrilación, tanto por la complejidad del procedimiento como por la necesidad de recursos materiales específicos.

Hoy en día el abordaje de elección es el endocavitario. El implante se lleva a cabo mediante la colocación percutánea de la sonda ventricular izquierda a través del sistema venoso coronario. La vía epicárdica, mediante mini-toracotomía o toracoscopia, se reserva casi exclusivamente para casos en los que el abordaje endocavitario fracasa o bien cuando el paciente ha de someterse a un procedimiento quirúrgico concomitante. Tras superar la curva de aprendizaje del operador, el abordaje endocavitario proporciona un porcentaje de éxito en el implante de alrededor del 90-95 %.[1,2]

1.1 Preparación del paciente

La situación típica del paciente –insuficiencia cardíaca avanzada con severa depresión de la función contráctil ventricular izquierda–, así como las características del procedimiento –que requiere un decúbito prolongado, utilización de contraste–, hacen muy recomendable programar el implante cuando puedan asegurarse las mejores condiciones hemodinámicas y renales posibles.

La disponibilidad de una técnica de imagen previa que permita la visualización del sistema venoso coronario resulta de gran utilidad al planificar el implante. En la gran mayoría de los pacientes puede ser suficiente la visualización de la fase venosa de la coronariografía, a la que muchos pacientes han sido sometidos con anterioridad.

Las pautas de control previo de la anticoagulación y de la terapia profiláctica antibiótica no difieren significativamente de las recomendadas para implantaciones de marcapasos convencionales, remitiendo al lector a las recomendaciones que a tal respecto ofrecen las diferentes sociedades nacionales e internacionales de estimulación cardíaca.[3]

El paciente debe ser monitorizado idealmente con electrocardiograma de 12 derivaciones (o al menos 3 derivaciones incluyendo I, aVL o V1), pulsioximetría y presión arterial no invasiva. En nuestro protocolo de preparación incluimos parches percutáneos para desfibrilación, incluso en pacientes que van a recibir exclusivamente un marcapasos-resincronizador.

El lugar de elección para la implantación es el lado izquierdo, ya que facilita considerablemente el acceso al seno coronario. Esta recomendación es, si cabe, más indiscutible en el caso de la implantación de desfibriladores, debido a las propiedades activas de sus carcasas, que forman parte del circuito de desfibrilación. Debe reservarse el lado derecho sólo para casos muy específicos, como la presencia de fístulas arteriovenosas para hemodiálisis en el lado izquierdo, y siempre sopesando las dificultades técnicas añadidas.

Si las medidas de asepsia son esenciales en cualquier procedimiento de estimulación cardíaca, en la implantación de dispositivos de resincronización cardíaca lo son aún más, dado lo prolongados que pueden llegar a ser algunos procedimientos.

1.2 Técnica general del implante

Los implantes se llevan a cabo con anestesia local y ligera sedación consciente. El acceso vascular debe ser independiente para cada electrodo según la preferencia del operador. En estos procedimientos potencialmente prolongados, la punción múltiple de la vena axilar o subclavia tiene la ventaja, sobre la disección de la vena cefálica, de una mayor rapidez.

Es recomendable implantar inicialmente los electrodos endocavitarios derechos debido a que puede ser necesaria la estimulación temporal durante la intervención. Esta recomendación se fundamenta en que, especialmente en pacientes con alteraciones basales de la conducción aurículoventricular, ésta puede dañarse mecánicamente durante las maniobras de cateterización del seno coronario. Es conveniente emplear electrodos auriculares de fijación activa, tanto para favorecer su estabilidad durante la ulterior manipulación del sistema izquierdo, como para seleccionar específicamente el lugar de estimulación en la aurícula. El electrodo ventricular derecho suele implantarse de manera convencional en el ápex, dejando el sistema de fijación a criterio del implantador. Hoy en día todavía no existe una prueba científica sólida que sustente el implante del electrodo ventricular derecho en sitios alternativos como el septo o el tracto de salida del ventrículo derecho. Tras colocar cada uno de los electrodos derechos se determinarán sus parámetros eléctricos convencionales (amplitud de la onda intrínseca, umbral de estimulación, impedancias y *slew rate*).

1.3 Cateterización del seno coronario

El primer paso para la colocación del electrodo ventricular izquierdo es la canulación del seno coronario con un catéter guía. En general, el seno coronario del corazón insuficiente suele adquirir una posición más vertical y posterior.[4] Este hecho, unido a la característica dilatación auricular izquierda, y a la frecuente distorsión de la válvula de Eustaquio y del receso subeustaquiano, que crea una barrera física para la entrada al seno coronario, hace que la imposibilidad de cateterizar el seno coronario sea la segunda causa más frecuente de fallo en el implante de dispositivos de resincronización cardíaca.[5]

Existen diversos sistemas en el mercado, y cada uno de ellos dispone de diferentes curvas que pueden adaptarse a la anatomía específica de cada paciente.[6,7] Incluso existen curvas específicas para efectuar esta maniobra desde el lado derecho del paciente. En general, esta parte del procedimiento se lleva a cabo con control fluoroscópico en posición anteroposterior, la más cómoda para el operador, aunque en ocasiones puede ser útil realizar proyecciones oblicuas izquierdas para facilitar la orientación del catéter hacia el septo.

La identificación del *ostium* del seno coronario o su canulación suele lograrse tras retirar el catéter-guía desde el ventrículo derecho, manteniendo una ligera rotación antihoraria que permite dirigir la punta del catéter hacia la porción posteroinferior del septo interauricular. En caso de no conseguir la canulación directa del seno coronario de esta manera, puede ser útil localizar el *ostium* inyectando una pequeña cantidad de contraste radioopaco a través del catéter-guía cuando éste se mantiene en la posición anteriormente citada.

Si pese a estas maniobras no es posible cateterizar el seno coronario podemos ayudarnos con un electrocatéter de electrofisiología convencional o deflectable, insertado a través del catéter-guía. Además de una mayor versatilidad de movimientos, estos catéteres permiten la obtención del característico electrograma intracavitario de seno coronario, muy útil para localizar su *ostium*.[1]

La secuencia de maniobras con las que se cateteriza el *ostium* del seno coronario con un catéter guía son (véase la figura 1): *cross* (atravesar la válvula tricúspide), *torque* (aplicar rotación antihoraria) y *back* (retirar lentamente hasta la aurícula, manteniendo la rotación antihoraria). Con estas tres primeras maniobras se redirige la punta del catéter-guía hacia una dirección posterior e inferior.

Una vez que la inyección manual de unos 5-10 cc de medio de contraste nos confirma que nos hallamos en el *ostium* del seno coronario, y dado que los catéteres-guía adolecen de cierta falta de flexibilidad, es preferible avanzar a través del catéter-guía cualquier elemento atraumático (guía de 0,035´´, electrocatéter de electrofisiología, etc.) hasta el tercio distal del seno coronario, para facilitar el ulterior avance del catéter-guía a través de dichos elementos.

De esta manera, el catéter guía queda alojado en el tercio medio del seno coronario. Esto constituiría la cuarta maniobra: *forth* (avanzar el catéter-guía hacia el interior del seno coronario). Cuando se ha colocado el catéter en la posición adecuada, nuestra práctica es conectarlo a un sistema de lavado continuo con suero heparinizado para evitar la formación de trombos.

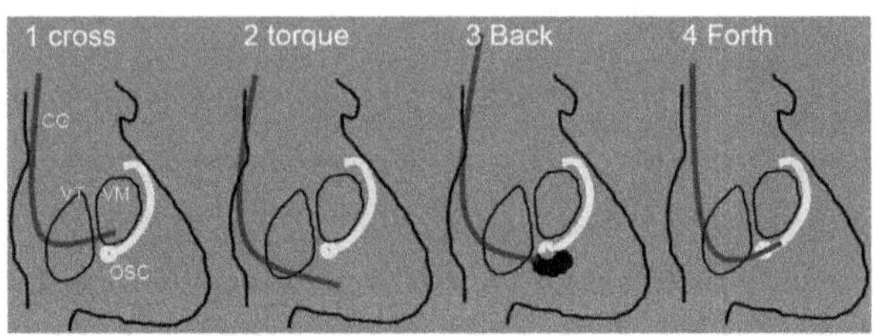

Figura 1. Secuencia de maniobras recomendadas para cateterizar el seno coronario con sistemas de catéter-guía.

1.4 *Angiografía del seno coronario*

La angiografía del seno coronario es indispensable para conocer la anatomía venosa de cada paciente, dadas las grandes diferencias interindividuales que existen.[8,9] La angiografía suele efectuarse a través de un catéter tipo Berman con balón oclusor, que es insertado a través del propio catéter-guía. Algunos catéteres-guía incorporan un balón oclusor que permite, tras el inflado, la práctica de la angiografía retrógrada. Ésta suele efectuarse en proyección anteroposterior, pues es la más cómoda para manipular después el electrodo. Es de particular utilidad disponer de un sistema de grabación para almacenar la imagen, y, más aún, disponer de la posibilidad de trabajar a pantalla partida, en tiempo real y con la imagen angiográfica que nos sirva como guía para acceder a la rama venosa objetivo.

Antes de hinchar el balón para realizar la angiografía dentro del seno coronario, es conveniente practicar dos maniobras: en primer lugar, asegurarse de que el último movimiento que se ha realizado con el catéter-balón ha sido de retirada; en segundo, inyectar una mínima cantidad de medio de contraste. Ambas maniobras permiten asegurarnos de que la punta del catéter-balón no se encuentra impactada en la pared de la vena, y que, por lo tanto, no va a ser dañada tras el hinchado del balón y la práctica de la venografía.

La inyección manual de unos 50 cc de medio de contraste en el tercio medio del seno coronario suele ser suficiente para obtener una buena definición de las principales ramas venosas. La presión ejercida sobre la jeringa de contraste debe titularse de manera progresiva, hasta conseguir una aceptable opacificación de las ramas venosas. La presión final ejercida sobre la jeringa de 50 cc es, con frecuencia, percibida por el operador como muy considerable. En ocasiones, el catéter-balón retrocede por la presión ejercida o no ocluye totalmente el cuerpo del seno coronario, con lo que no se consigue una buena opacificación de las ramas. En este caso, es conveniente recolocar el catéter-balón en una posición más distal dentro del seno coronario. Otras veces, el propio balón ocluye una de las ramas durante la inyección de contraste. Este hecho debe sospecharse en caso de objetivarse bien «muñones» o bien amplias zonas de miocardio sin drenaje venoso visible, corrigiéndose mediante la práctica de una nueva angiografía por encima o por debajo de la posible desembocadura de la rama venosa.

Aparte de la caracterización de la anatomía venosa coronaria, la obtención de una buena angiografía es de utilidad al identificar válvulas, frecuentes a lo largo de todo el sistema venoso coronario, estenosis, que pueden dificultar el avance del electrodo, y áreas de anatomía venosa desestructurada, típicamente asociadas a áreas de necrosis miocárdica (véanse las figuras 2 y 3).

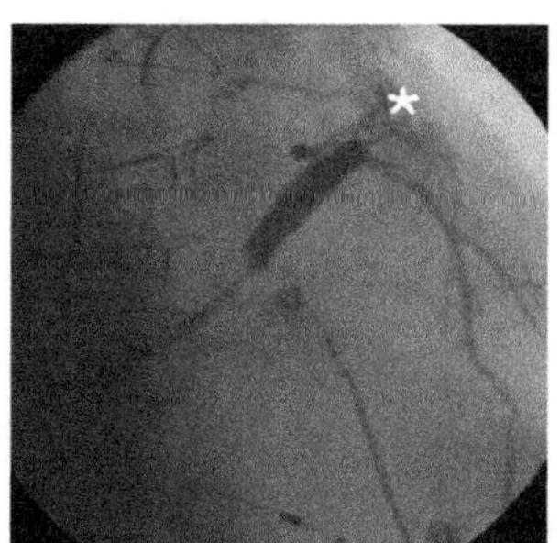

Figura 2   *Figura 3*

Figura 2. Ejemplo de una angiografía de seno coronario en proyección anteroposterior. Se observa una zona distal (asterisco) que presenta una gran desestructuración venosa, correspondiente a un área de necrosis anterior. Asimismo, en el inicio de la rama marginal o lateral, se aprecia una estenosis.
Figura 3. Imagen sugestiva de válvula en el origen de una rama lateral (flecha).

1.5 Anatomía del sistema venoso coronario

La anatomía venosa coronaria presenta una amplia variabilidad interindividual.[8,9] Como ya se ha comentado previamente, el seno coronario desemboca en la porción posteroinferior de la aurícula derecha. Su trayecto discurre «rodeando» la válvula mitral, desde su aspecto más posterior, siguiendo la zona lateral y acabando en la zona anterior, siguiendo la habitual nomenclatura anatómica de vías accesorias. En proyección oblicua anterior izquierda, el trayecto del seno coronario tendría una apariencia circular (rodeando el anillo mitral), con las posiciones posteriores hacia las 6, laterales hacia las 3 y anteriores hacia las 12, marcadas en un hipotético reloj.

A lo largo de todo el recorrido, el seno coronario recibe ramas venosas en un número variable. Desde las posiciones más posteriores a las más anteriores, nos encontraríamos con la desembocadura de las siguientes ramas venosas:

1) Vena cardíaca media: la más posterior, que desemboca cerca del *ostium* del seno coronario y discurre por el septo interventricular posterior.
2) Ramas posteriores.
3) Ramas posterolaterales o laterales (también denominadas marginales), en número variable y que, en ocasiones, son paralelas a las arterias marginales.

4) Ramas anterolaterales: recogen el drenaje venoso de la zona anterolateral, en ocasiones asociadas a las arterias diagonales.

5) Gran vena cardíaca: en realidad, es la última porción (más anterior) del seno coronario, que discurre por el septo interventricular anterior, en vecindad con la arteria descendente anterior (véase la figura 4).

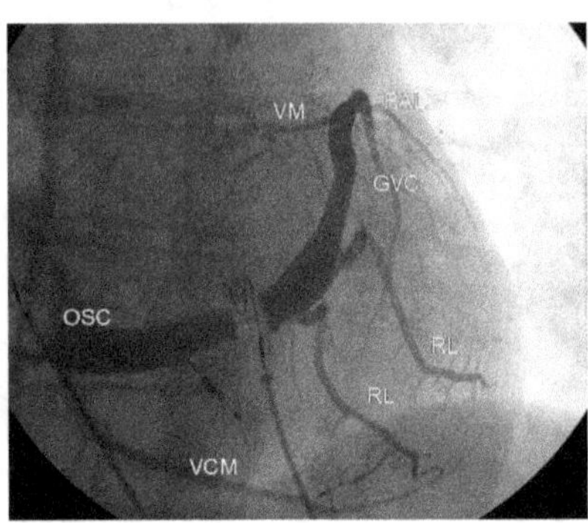

Figura 4. Ejemplo de una angiografía de seno coronario y sus ramas en proyección anteroposterior. GVC: gran vena cardíaca; OSC: ostium de seno coronario; RAL: rama anterolateral; RL: rama lateral; VCM: vena cardíaca media; VM: vena de Marshall (vena auricular izquierda).

La zona en la que se ha demostrado mayor beneficio hemodinámico en estudios agudos es la región lateral (situada entre las dos y las cuatro, en el anillo mitral en proyección oblicua izquierda), por lo que habitualmente es la región de interés en resincronización.[10-12] Además de la discriminación entre las posiciones posterior/media/anterior, que se logra con la proyección oblicua izquierda, es interesante conocer si el electrodo se encuentra en la zona basal (cercana al plano valvular mitral), media o apical (cercana a ápex). Para ello, la proyección radiológica que mejor discrimina esas localizaciones es la oblicua anterior derecha (véase la figura 5).

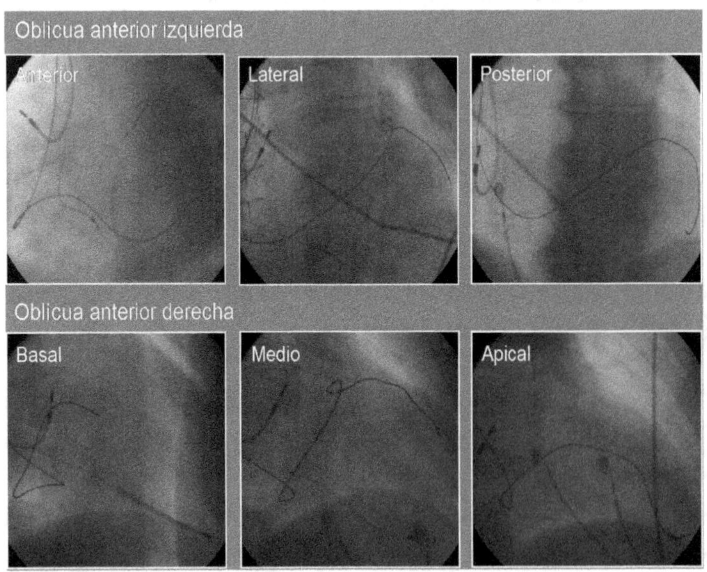

Figura 5. Aspecto de electrodos implantados en diferentes proyecciones. La proyección oblicua anterior izquierda (arriba) discrimina las posiciones anteriores (hacia las doce, imagen izquierda), laterales (hacia las tres, imagen central) y posteriores (hacia las 6, imagen derecha). La proyección oblicua anterior derecha (abajo) discrimina las posiciones basales (cerca del plano valvular mitral, imagen izquierda), medias (entre ápex y base, imagen central) y apicales (cercanas a ápex, imagen derecha). La posición idónea se considera la lateral media (véase texto).

1.6 Implante del electrodo ventricular izquierdo

Básicamente existen dos familias de electrodos: aquellos que se dirigen mediante guías coaxiales de 0,014″ (tecnología *over the-wire*)[13] y los que se maniobran mediante sistemas preformados, generalmente con estiletes internos (véase la figura 6). La experiencia del operador y las particularidades de la anatomía venosa de cada caso son los principales factores al seleccionar el tipo de sonda[14,15] pero, como norma general, los electrodos *over-the-wire* son más operativos en cualquier anatomía venosa, mientras que los electrodos preformados no son útiles en casos de angulaciones o venas muy tortuosas.[14] Algunos electrodos permiten la utilización mixta *over-the-wire*/preformados con estilete interno. Estos autores consideran como primera elección los electrodos con sistema *over-the-wire* por su mayor versatilidad en cualquier anatomía.

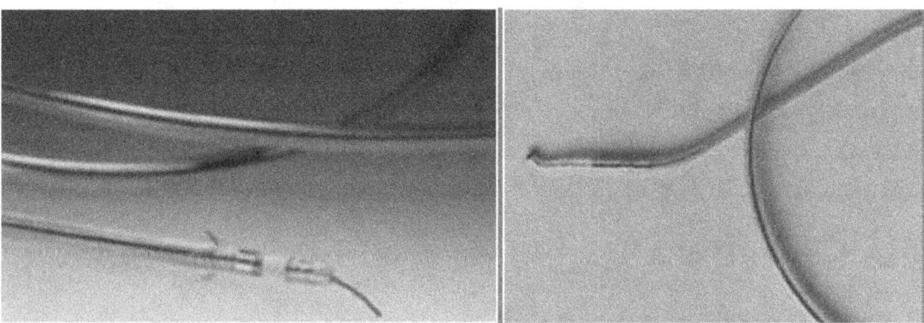

Figura 6. Diferentes modelos de electrodos para resincronización. Imagen izquierda: electrodo con diseño over-the-wire. *Imagen derecha: electrodo preformado.*

El acceso a la vena de interés se lleva a cabo con el propio electrodo en caso de los electrodos preformados o bien con la guía de 0,014″ en caso de electrodos *over-the-wire*. Para estos últimos sistemas, algunos fabricantes disponen de catéteres telescópicos con gran capacidad de rotación y curvas distales muy pequeñas que, introducidos a través del catéter guía, permiten la cateterización selectiva de la rama objetivo, la inserción de la guía de 0,014″ en la rama, y el intercambio del catéter telescópico por el electrodo de estimulación, facilitando considerablemente el procedimiento del implante (véanse las figuras 7,8 y 9).

El avance de los electrodos *over-the-wire* se facilita mediante las clásicas maniobras *pull and back:* tras avanzar la guía de 0,014″ hasta la porción más distal posible de la rama venosa, se avanza sobre ella el electrodo practicando simultáneamente una ligera tracción de la guía en sentido inverso o incluso retirándola de manera franca. El avance del electrodo (*pull*) sobre la guía que simultáneamente se retira (*back*), facilita de modo considerable el movimiento de avance del electrodo. Cuando el electrodo ha avanzado, se vuelve a introducir la guía de 0,014″ para, a continuación, volver a efectuar la citada maniobra. El empleo de guías que proporcionan diferente grado de soporte permite adaptarnos a distintas anatomías y situaciones peculiares.

Durante las maniobras de avance del electrodo, puede ser necesario recolocar el catéter-guía más distalmente en el interior del seno coronario –o incluso dentro de la rama objetivo– para proporcionar más soporte durante el procedimiento. Nuevamente, resulta aconsejable practicar estas maniobras con alguna «guía» por delante, bien sea el propio electrodo, bien un electrocatéter de electrofisiología o bien una guía de 0,035´´.

En casos complejos, que presentan dificultades añadidas, como estenosis de las ramas o tortuosidades y angulaciones importantes que impiden el avance de las sondas, pueden ser útiles técnicas específicas como la angioplastia con balón o la técnica de doble guía.[16-18]

Como hemos comentado, es recomendable implantar el electrodo en la región lateral del ventrículo izquierdo, ya que ésta parece ser la posición que ofrece mayor beneficio hemodinámico y mayor magnitud de resincronización. Idealmente, no se debería implantar el electrodo en la gran vena cardíaca dada su localización en el septo interventricular anterior, dejando sin preexcitar eléctricamente toda la región lateral del ventrículo izquierdo. El implante del electrodo en esa región puede practicarse bien a través de las venas posterolaterales, laterales o anterolaterales, o bien a través de ramas colaterales, típicamente accesibles desde la vena cardíaca media (véase la figura 8).

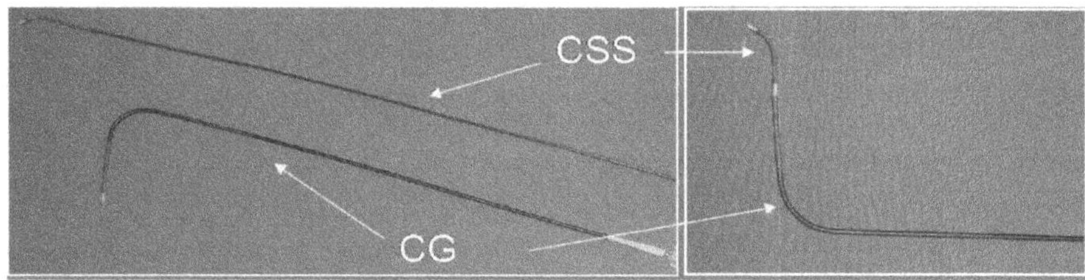

Figura 7. Catéter dirigible para la cateterización subselectiva de la rama venosa objetivo (CSS), que queda alojado en el interior del catéter-guía (CG).

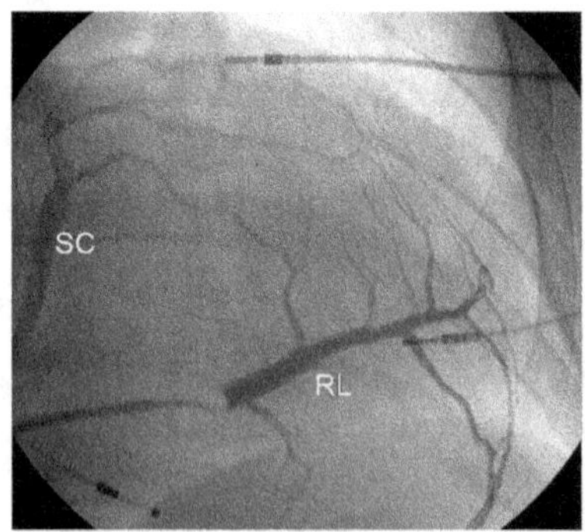

Figura 8. Cateterización selectiva de una rama lateral (RL). Obsérvese cómo se está practicando la angiografía selectivamente en la rama lateral y no en el seno coronario (SC), que, sin embargo, se visualiza por circulación homolateral.

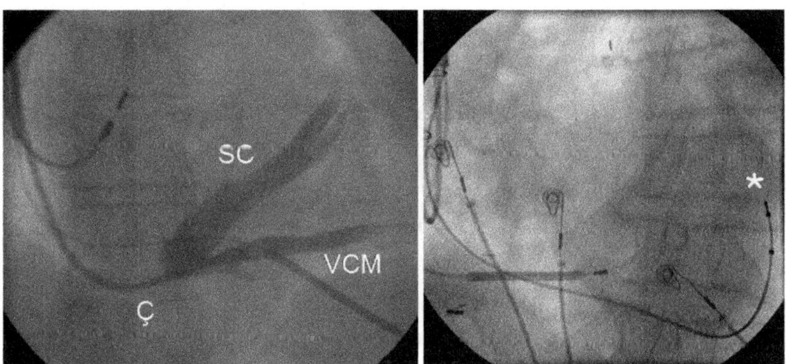

Figura 9. Cateterización selectiva de la vena cardíaca media con el catéter-guía (imagen izquierda) e implantación del electrodo de resincronización en una región lateral (imagen derecha, proyección oblicua anterior izquierda) a través de colaterales de la vena cardíaca media. Nótese la posición final del electrodo hacia las tres (asterisco), demostrando una posición lateral. SC. Ç: catéter-guía; SC: seno coronario; VCM: vena cardíaca media.

Nuevamente, conviene recordar que la proyección radiológica oblicua anterior izquierda proporciona la mejor información acerca de la posición anterior o lateral del electrodo, mientras que la oblicua anterior derecha es muy útil para comprobar su localización basal o apical (véase la figura 5). Durante el procedimiento del implante se suele trabajar en posición anteroposterior por la mayor comodidad que ofrece al operador, pero cuando el electrodo se encuentra en posición final debe comprobarse la localización definitiva llevando a cabo proyecciones oblicuas.

Una vez implantado el electrodo ventricular izquierdo se debe proceder a la medición de los umbrales de estimulación, impedancia del electrodo y amplitud de la onda intrínseca. Se consideran aceptables umbrales de estimulación inferiores a 2,5 voltios a 0,5 milisegundos, aunque no es infrecuente obtener valores superiores. Desde nuestro punto de vista, una buena localización del electrodo (*v.gr.* zona lateral) debe primar antes que un buen umbral de estimulación. Durante la comprobación de los parámetros eléctricos debe comprobarse la ausencia de estimulación frénica a máximo voltaje, recomendándose modificar la localización del electrodo si ésta se produce a menos de 2,5 veces el umbral de estimulación. A pesar de que algunos grupos propugnan la obtención de un electrograma ventricular izquierdo muy tardío respecto al derecho, como referencia de una óptima localización, el criterio más extendido al implantar el electrodo es la obtención de aceptables umbrales de estimulación y la posición anatómica lateral.

Tras obtener una localización adecuada se retira el catéter guía. Ésta es una maniobra delicada debido a la sutileza de los sistemas de fijación que necesariamente han de emplearse en el interior del sistema venoso coronario, por lo que debe practicarse con mucho cuidado y suele requerir la participación de dos operarios. Los diferentes fabricantes ofrecen distintos sistemas de retirada (coaxiales: retirada del catéter-guía a través del electrodo o *peel-away*: pelar el electrodo con o sin cuchilla). En cualquiera de estos sistemas, el éxito de esta maniobra radica en dos aspectos. En primer lugar, se debe mantener una cierta consistencia del electrodo mediante el empleo de un estilete interno o de una guía de finalización; en segundo lugar, y más importante: es *absolutamente imprescindible* mantener fijo el electrodo (los operadores diestros lo fijan habitualmente con la mano izquierda), sin intentar modificar los posibles bucles que aparezcan durante el proceso de retirada/pelado del catéter-guía. En nuestra experiencia, gran parte de las dislocaciones que suceden en esta fase se deben a la introducción o retirada del electrodo mientras se retira el catéter-guía, en un absurdo intento de corregir los bucles inofensivos que aparecen naturalmente durante esta maniobra. Algunos operarios obtienen mejores resultados en esta parte del procedimiento si la llevan a cabo ciega, sin control de radioescopia, lo que les permite centrarse exclusivamente en la maniobra de mantener fijo el electrodo ventricular izquierdo mientras se pela o se retira el catéter-guía.

Tras la retirada del catéter-guía se suturan los protectores de los electrodos y su conexión al generador. En caso de que el dispositivo implantado sea un desfibrilador, es en este momento en el que debe llevarse a cabo la comprobación del mismo mediante la inducción de fibrilación ventricular, siguiendo el protocolo acostumbrado. En casos de procedimientos prolongados o mal tolerados por el paciente debe diferirse el test de inducción de fibrilación ventricular.

COMPLICACIONES ELECTRODO
Dislocación electrodo VI: 8/130 (6 %)
Dislocación electrodo VD: 1/130 (0,8 %)
Sd. Vena cava superior: 1/130 (0,8 %)

COMPLICACIONES SENO CORONARIO
Derrame pericárdico leve: 1/130 (0,8 %)
Taponamiento cardíaco 0/130 (0 %)
Trombosis asintomática rama posterolateral: 1/130 (0,8 %)
Disección seno coronario 1/130 (0,8 %)

OTRAS
Inestabilidad hemodinámica severa: 2/130 (1,6 %)
Neumotórax: 2/130 (1,6 %)
Hematoma + trasfusión: 1/130 (0,8 %)
Insuficiencia renal transitoria: 3/130 (2,3 %)
Accidente cerebro vascular: 1/130 (0,8 %)
Celulitis 1/130 (0,8 %)
Decúbito 1/130 (0,8 %)
Número reintervenciones: 9/130 (7 %)
Muerte peroperatoria: 0/130 (0 %)
Estimulación ventricular izquierda al alta: 124/130 (95 %)

Tabla 1. Número de complicaciones en nuestra serie (Mayo de 2000-Abril de 2006).

1.7 Complicaciones

La terapia de resincronización debe considerarse un procedimiento seguro, aunque no exento de riesgos. En la tabla 1 se resumen las principales complicaciones peroperatorias de nuestra serie en sus 130 primeros casos. La principal complicación descrita es la micro o macrodislocación del electrodo ventricular izquierdo. En muchas series se ha descrito una incidencia de disección del seno coronario de entre un 1 y un 2 %, aunque muchas de ellas no presentan repercusión hemodinámica. Cabe destacar que el empleo de medios de contraste con potencial nefrotóxico puede agravar la insuficiencia renal con frecuencia preexistente. En los grandes estudios multicéntricos, la mortalidad peroperatoria relacionada con el implante es de aproximadamente un 0,5 %.[19,20]

El resto de posibles complicaciones son similares a las de los implantes de sistemas convencionales de estimulación (neumotórax, daño vascular, hematomas, accidente cerebrovascular relacionado con el manejo de la anticoagulación, infección del sistema, etc.).

2 Requerimientos humanos y técnicos

La implantación de dispositivos de resincronización cardíaca debe llevarse a cabo en quirófanos, salas de hemodinámica o salas de electrofisiología que cumplan una serie de requisitos técnicos específicos que, en ocasiones, son diferentes a los necesarios para implantar marcapasos o desfibriladores convencionales. La diferencia primordial en este sentido es la necesidad de mayor calidad y prestaciones del equipo de radioescopia y el empleo de herramientas específicas (polígrafo) para la cateterización del seno coronario.

Los requerimientos materiales recomendados incluyen:[21]

- Condiciones adecuadas de espacio físico y asepsia.
- Programador del dispositivo que hay que implantar.
- Disponibilidad de oxígeno, vacío, aspiración.
- Material completo para resucitación cardiopulmonar avanzada incluyendo desfibrilador externo, marcapasos externo, material para pericardiocentesis y material para el acceso y mantenimiento de vías intravenosas.
- Monitorización electrocardiográfica continua, preferiblemente de 12 derivaciones para identificar los diferentes patrones de estimulación derecho/izquierdo.
- Disponibilidad de oximetría y monitorización no invasiva de la presión arterial.
- Sistema de analizador de umbrales y señales intracavitarias.
- Es muy recomendable disponer de un polígrafo para el registro de señales intracavitarias y electrocatéteres deflectables a fin de facilitar el acceso al seno coronario en casos complejos.

- Equipo de radioescopia. Debe proporcionar una calidad suficiente para visualizar cómodamente guías de 0,014′′ y permitir tiempos de fluoroscopia superiores a 30 minutos. Idealmente, debería disponer de capacidad de grabación o almacenamiento de imágenes (angiografía del seno coronario) e incluso se debería poder trabajar con las mismas a pantalla partida. Tiene que permitir obtener proyecciones oblicuas.
- Condiciones estándar de protección radiológica.

Los requerimientos humanos recomendados incluyen la disponibilidad de:

- Dos facultativos (operario principal y ayudante).
- Un ATS/DUE con entrenamiento específico.
- Un auxiliar de clínica.

3   Innovaciones técnicas

Durante el último lustro se han implementado numerosos avances técnicos que han facilitado la simplificación y el desarrollo de la terapia de resincronización cardíaca. En general, estos avances técnicos han permitido, junto con la superación de la curva de aprendizaje individual de los médicos implantadores, conseguir tasas de implante exitosas del orden del 95 % –con un porcentaje menor del 20 % de estimulación en la gran vena cardíaca–, así como disminuir el tiempo medio de implante por debajo de los 120 minutos.[13,20]

Las innovaciones más importantes han sido desarrolladas para mejorar los dos principales puntos débiles de la técnica: el acceso al seno coronario y las características eléctricas y mecánicas de los electrodos de estimulación ventricular izquierda. El continuo desarrollo de los generadores y la mejora de técnicas alternativas no percutáneas para resincronización han contribuido también al perfeccionamiento de la técnica.

3.1 *Acceso al seno coronario*

Respecto al primero de estos puntos débiles, los principales fabricantes han desarrollado diversas herramientas que facilitan tres de los procedimientos esenciales relacionados con el cateterismo del seno coronario, como son: 1) el acceso al seno coronario; 2) la canulación subselectiva de la rama que hay que estimular; y 3) la retirada del sistema del catéter-guía manteniendo la estabilidad del electrodo.

Para facilitar el acceso al seno coronario, hoy en día se dispone de catéteres deflectables que permiten adquirir curvas variables para adaptarse a la particular anatomía de los pacientes, sistemas de electrodos *over-the-wire* que facilitan modificar la curva de los catéteres-guía, o simplemente múltiples configuraciones de catéteres-guía en cuanto a curvas y longitudes que facilitan la canulación y el acceso estable al cuerpo del seno coronario.

En cuanto a la canulación selectiva de la vena que hay que estimular, varios fabricantes han desarrollado catéteres con curvas pequeñas y gran capacidad de torsión que permiten cateterizar de forma atraumática y selectiva la rama venosa objetivo. Ello es especialmente importante cuando se manejan electrodos *over-the-wire* con guías de 0,014´´, pues facilitan su alojamiento en la vena, y ahorran tiempo en el procedimiento (véanse las figuras 7, 8 y 9).

Por último, la retirada del catéter-guía, parte final del procedimiento, ha mejorado con el empleo de estiletes o guías de finalización con comportamiento más noble, atraumáticas (algunas de las primeras guías de finalización que se empleaban podían dañar inadvertidamente el alma del electrodo). El sistema de retirada no se ha modificado sustancialmente, manteniéndose los sistemas de retirada coaxial o los de rasgamiento del catéter-guía con cuchilla.

3.2 Desarrollo de electrodos

En cuanto a la tecnología de electrodos, su diseño básico no se ha modificado durante estos últimos años: sistemas de electrodo preformados, dirigibles mediante un estilete interno, o bien electrodos con sistema *over-the-wire* dirigibles mediante una guía interna de 0,014´´. Como hemos relatado anteriormente, los sistemas de electrodos preformados son de difícil manejo en anatomías venosas tortuosas, problema éste difícil de solventar por el propio diseño del electrodo. Los sistemas de electrodos *over-the-wire*, generalmente de menor diámetro que los preformados, eran difíciles de alojar de manera estable en ramas de grueso calibre a no ser en la parte distal de la vena. Esta limitación se ha solventado con nuevos sistemas de fijación pasiva que permiten alojar electrodos *over-the-wire* en porciones venosas de grueso calibre.

Una de las principales y más útiles innovaciones llevadas a cabo en los últimos años sobre el diseño de electrodos ha sido el desarrollo de electrodos *over-the-wire* bipolares. Además de mejorar el sensado ventricular izquierdo, empleando configuraciones de estimulación (monopolar, bipolar convencional o invertido, pseudobipolar VD-VI desde punta o anillo de ventrículo izquierdo, etc.), se pueden mejorar los umbrales de estimulación o evitar en algunos casos situaciones no deseadas como la estimulación frénica. Desde el punto de vista clínico, las ventajas obtenidas con el empleo de electrodos ventriculares izquierdos bipolares se han traducido en evitar un número significativo de reintervenciones para recolocación de electrodos ventriculares izquierdos (por ejemplo, como consecuencia de microdislocaciones del electrodo que provocaban estimulación ventricular izquierda). Recientemente, algunos fabricantes han desarrollado sistemas de electrodos que permiten en teoría el acceso directo al seno coronario prescindiendo de catéteres-guía. Con el uso exclusivo de dichos sistemas sólo se logra un éxito inicial en el 60 % de los casos, debiendo reconvertir el procedimiento a uso de catéteres-guía en el resto. Por este motivo, en opinión de estos autores, dichos sistemas resultan poco atractivos en comparación con el enfoque tradicional con catéter-guía.

La práctica de procedimientos de resincronización con ayuda de sistemas de navegación no fluoroscópica aporta en teoría menor exposición radiológica al paciente y al operador. Desde el punto de vista de los autores, a día de hoy este enfoque presenta más inconvenientes (imposibilidad de representar el mapa completo del sistema venoso coronario, posibilidad de no detectar complicaciones como la disección del seno coronario, representación únicamente de la punta y no del cuerpo del electrodo) que ventajas, y, por tanto, no debiera ser empleado por el momento más que por operadores experimentados en ambas técnicas y con fines de investigación. El desarrollo de integración de navegación no fluoroscópica con técnicas de imagen que permitan representar el sistema venoso coronario podría ayudar a solventar parte de esas limitaciones.

3.3 *Mejoras en el diseño de los generadores*

Los primeros generadores empleados para terapia de resincronización cardíaca eran básicamente unidades bicamerales avanzadas modificadas para obtener dos salidas ventriculares desde el mismo canal. Actualmente, los principales suministradores disponen de salidas independientes para ventrículo derecho y para ventrículo izquierdo. Con ello se consigue, en primer lugar, un considerable ahorro de energía, al poder programar de manera independiente la anchura de impulso y/o el voltaje de cada uno de los canales de acuerdo con sus respectivos umbrales crónicos; en segundo lugar, permiten poder programar intervalos VV (en realidad, permite programar intervalos AV derecho y AV izquierdo), lo cual, en teoría, optimiza la hemodinámica del paciente; también permiten aprovechar la funcionalidad de los electrodos bipolares, consiguiendo una gran variedad de configuraciones de estimulación; y, finalmente, permiten elegir la posibilidad de practicar una estimulación univentricular o biventricular en los casos que sea necesario.

3.4 *Técnicas de implante alternativas*

Durante los últimos años, hemos asistido al desarrollo de técnicas de rescate, no percutáneas, para casos en los que fracasa el abordaje transvenoso. Tanto el abordaje por toracoscopia como mediante minitoracotomía constituyen procedimientos alternativos, pero en general menos disponibles, para el implante del electrodo ventricular izquierdo. A pesar de que en la literatura no existen comparaciones randomizadas entre ambos abordajes (percutáneo *versus* epicárdico), estudios preliminares han descrito similar comportamiento eléctrico y menor índice de reintervenciones con el abordaje epicárdico, aunque también se asociaba a una menor eficacia sintomática probablemente relacionada con un mayor porcentaje de electrodos implantados en región anterior, y a una mayor estancia hospitalaria y mortalidad al año. En cualquier caso, el abordaje epicárdico supone una alternativa razonable al implante transvenoso fallido.[22,23]

BIBLIOGRAFÍA

1. Kautzner J, Riedlbauchova L, Cihak R, Bitesnik J, Vancura V. Technical aspects of implantation of LV lead for cardiac resynchronization therapy in chronic heart failure. Pacing Clin Electrophysiol 2004; 27:783-90.

2. Gassis SA, Delurgio DB, Leon AR. Progress in cardiovascular disease: technical considerations in cardiac resynchronization therapy. Prog Cardiovasc Dis 2006; 48:239-55.

3. Oter R, de Juan J, Roldán T, Bardají A, Molinero E. Guías de práctica clínica de la Sociedad Española de Cardiología en marcapasos. Rev Esp Cardiol 2000; 53:947-66.

4. Leon AR. Practical issues in cardiac resynchronization therapy device implantation. Rev Cardiovasc Med 2003; 4:142-29.

5. Alonso C, Leclercq C, d'Allonnes FR, Pavin D, Victor F, Mabo P, Daubert JC. Six year experience of transvenous left ventricular lead implantation for permanent biventricular pacing in patients with advanced heart failure: technical aspects. Heart 2001; 86:405-10.

6. Al-Khadra AS. Use of preshaped sheath to plan and facilitate cannulation of the coronary sinus for the implantation of cardiac resynchronization therapy devices: preshaped sheath for implantation of biventricular devices. Pacing Clin Electrophysiol 2005; 28:489-92.

7. De Martino G, Sanna T, Dello Russo A *et al.* A randomized comparison of alternative techniques to achieve coronary sinus cannulation during biventricular implantation procedures. J Interv Card Electrophysiol 2004; 10:227-30.

8. Karaca M, Bilge O, Hakan Dinckal M, Ucerler H. The anatomic barriers in the coronary sinus: implications for clinical procedures. J Interv Card Electrophysiol 2005; 14:89-94.

9. Singh JP, Houser S, Heist EK, Ruskin JN. The coronary venous anatomy: a segmental approach to aid cardiac resynchronization therapy. J Am Coll Cardiol 2005; 46:68-74.

10. Butter C, Auricchio A, Stellbrink C *et al.* Effect of resynchronization therapy stimulation site on the systolic function of heart failure patients. Circulation 2001; 104:3026-29.

11. Macías A, Gavira JJ, Alegría E, Barba J, García Bolao I. Efecto de la localización del electrodo ventricular izquierdo sobre los parámetros ecocardiográficos de asincronía en pacientes sometidos a terapia de resincronización cardíaca. Rev Esp Cardiol 2004; 57:138-45.

12. Gras D, Cebron JP, Brunel P, Leurent B, Banus Y. Optimal stimulation of the left ventricle. J Cardiovasc Electrophysiol 2002; 13:S57-S62.

13. Pürerfellner H, Nesser Hj, Winter S *et al.* Transvenous left ventricular lead implantation with the EASYTRAK lead system. The European Experience. Am J Cardiol 200?;86(supl.):157K-164K.

14. Curnis A, Neri R, Mascioli G, Cesario AS. Left ventricular pacing lead choice based on coronary sinus venous anatomy. Eur Heart J 2000:Supl J;J31-J35.

15. Daoud EG, Kalbfleisch SJ, Hummel JD, Weiss R, Augustini RS, Duff SB, Polsinelli G, Castor J, Meta T. Implantation techniques and chronic lead parameters of biventricular pacing dual-chamber defibrillators. J Cardiovasc Electrophysiol 2002; 13:964-70.

16. Meade TH, Lopez JA. Balloon occlusion technique to cannulate angulated and tortuous coronary sinus branches in cardiac resynchronization therapy. Pacing Clin Electrophysiol 2005; 28: 1243-44.

17. Chierchia GB, Geelen P, Rivero-Ayerza M, Brugada P. Double wire technique to catheterize sharply angulated coronary sinus branches in

cardiac resynchronization therapy. Pacing Clin Electro-physiol 2005; 28:168-70.

18. Perzanowski C, Gilliam FR. The buddy wire technique: accessing lateral coronary veins while maintaining coronary sinus position. J Interv Card Electrophysiol 2005; 13:231-34.

19. Leon AR, Abraham WT, Curtis AB *et al.* Safety of transvenous cardiac resynchronization system implantation in patients with chronic heart failure: combined results of over 2,000 patients from a multicenter study program. J Am Coll Cardiol 2005; 46:2348-56.

20. Greenberg JMF, DeLurgio D. Safety of implantation of cardiac resynchronization devices: a review of major biventricular pacing trials. Pacing Clin Electrophysiol 2003; 952-55.

21. Díaz-Infante E, Hernández-Madrid A, Brugada-Terradellas J *et al.* Consenso sobre la terapia de resincronización cardíaca. Rev Esp Cardiol 2005 (supl.); 5:3B-11B.

22. Koos R, Sinha AM, Markus K *et al.* Comparison of left ventricular lead placement via the coronary venous approach versus lateral thoracotomy in patients receiving cardiac resynchronization therapy. Am J Cardiol 2004; 94:59-63.

23 Navia JL, Atik FA, Grimm RA *et al.* Minimally invasive left ventricular epicardial lead placement: surgical techniques for heart failure resynchronization therapy. Ann Thorac Surg 2005; 79: 1536-44.

Capítulo 8

Resincronización cardíaca: con o sin desfibrilador asociado

A. Quesada, V. Palanca, J. Jiménez, J. Osca, S. Villalba, J. Roda

Hospital General Universitario
Unidad de Arritmias y Marcapasos
Valencia

Dirección para correspondencia
Hospital General Universitario de Valencia
Dr. A. Quesada
aquesadad@meditex.es

Introducción

El desfibrilador automático implantable ha demostrado poseer una efectividad para la prevención secundaria de la muerte súbita superior a cualquier régimen farmacológico, siendo su indicación mayoritariamente aceptada en enfermos que han sufrido una taquicardia/fibrilación ventricular (clase I de las guías de actuación, con nivel de evidencia A o B).[1-5]

En prevención primaria, y pese al número creciente de estudios clínicos a favor de su utilización, su indicación sigue siendo motivo de controversia.

En los pacientes con indicación de resincronización cardíaca, a menudo se plantea la necesidad de añadir a la resincronización las capacidades de un desfibrilador (DAI) para cubrir la posibilidad de muerte arrítmica. Aunque el desfibrilador ofrece la ventaja teórica sobre el marcapasos de reducir este tipo de muerte, y por ello la mortalidad total, no existe unanimidad sobre la extensión de su uso a los candidatos de TRC. El principal argumento en contra es el coste-beneficio, es decir, si el beneficio adicional sobre la TRC justifica el coste.

En este capítulo revisaremos cuáles son los argumentos a favor y en contra del empleo del desfibrilador con terapia de resincronización cardíaca (DAI-TRC), en este escenario particular de la prevención primaria de la muerte arrítmica que constituyen los pacientes con indicación de resincronización, es decir, con insuficiencia cardíaca sintomática (clases IIII y IV NYHA) secundaria a disfunción sistólica ventricular izquierda severa (fracción de eyección, FE, menor o igual al 35-40 %), en ritmo sinusal y duración del QRS mayor de 120 ms.[6-8]

El capítulo se ha estructurado en los siguientes apartados:

1) Pruebas científicas de reducción de la mortalidad que justifican el empleo del DAI-TRC.
2) Impacto sobre la calidad de vida derivado del empleo del DAI-TRC.
3) Coste-efectividad respecto del MP-TRC.
4) Situación actual de las indicaciones del desfibrilador reconocidas en las guías de actuación y las perspectivas futuras.

1　Efecto sobre la mortalidad de la TRC y del DAI

La taquicardia ventricular rápida que aparece en la figura 1 corresponde al ECG obtenido durante un cuadro clínico de parada cardíaca, que afortunadamente ocurrió mientras el paciente había acudido a un hospital para revisarse. Un año antes, al paciente, con antecedentes de un infarto antiguo y miocardiopatía isquémica no revascularizable, había recibido un dispositivo de marcapasos con resincronización, por presentar insuficiencia cardíaca severa, con múltiples ingresos por edema pulmonar pese a encontrarse en tratamiento médico óptimo, función sistólica global ventricular izquierda muy deprimida (FE 23 %) y bloqueo de rama izquierda con un QRS de 180 ms. Tras el implante, el QRS se redujo a 115 ms y a los 6 meses el paciente no había precisado reingresar, su FE era del 36 % y su clase NYHA era de II/IV sin requerir nuevos ingresos. Esta situación se había mantenido estable hasta el día que presentó la arritmia. Tras cardioversión eléctrica, fue de nuevo remitido para la colocación de un desfibrilador con resincronización.

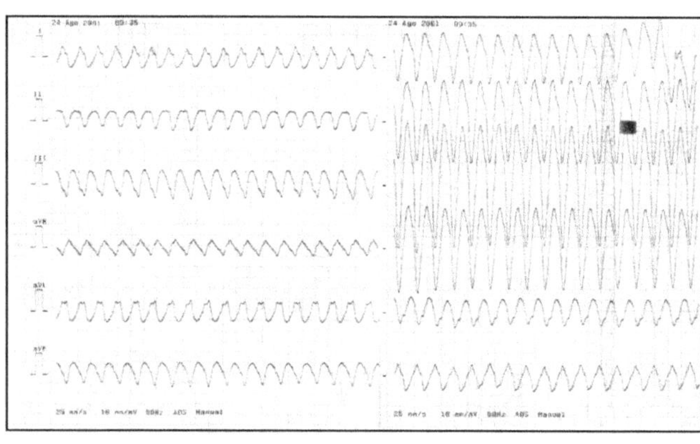

Figura 1. Taquicardia ventricular rápida con severa afectación hemodinámica aparecida en portador de un marcapasos con resincronización. Ver explicación en el texto.

Este caso ilustra de manera bastante exacta el dilema que nos ocupa y al que tiene que enfrentarse diariamente el médico que indica los dispositivos. La resincronización cardíaca es ciertamente una técnica cara y difícil, que exige notables recursos de los sistemas proveedores de salud y un trabajo importante de los médicos que la efectúan. Numerosos estudios que incluyen miles de pacientes han confirmado su eficacia no sólo para reducir síntomas o parámetros anatómicos sino también mortalidad.[9] Sin embargo, todos estos esfuerzos económicos y humanos pueden verse desperdiciados por la aparición de una muerte súbita por arritmia ventricular, situación evitable si se hubiera implantado un dispositivo muy similar en lo que se refiere al implante, aunque más caro.

Para intentar ofrecer respuestas prácticas, es preciso conocer primero cuál es el riesgo de muerte súbita arrítmica de los candidatos a TRC, y en segundo lugar, si los dispositivos de resincronización aislados pueden reducirla de forma aceptable o si el DAI puede aportar una supervivencia extra a la alcanzada por éstos.

Intentando contestar a la primera cuestión, si observamos las características de los pacientes candidatos a resincronización vemos que son muy similares a las de aquéllos incluidos en los ensayos clínicos de prevención primaria de muerte súbita donde el DAI ha demostrado reducir significativamente la mortalidad (véase la figura 2).[4] Realmente, para ambas indicaciones (prevención primaria DAI, resincronización) se exige como criterio básico la presencia de una baja fracción de eyección. Por tanto, el beneficio esperable del DAI en unos y otros debería ser el mismo.

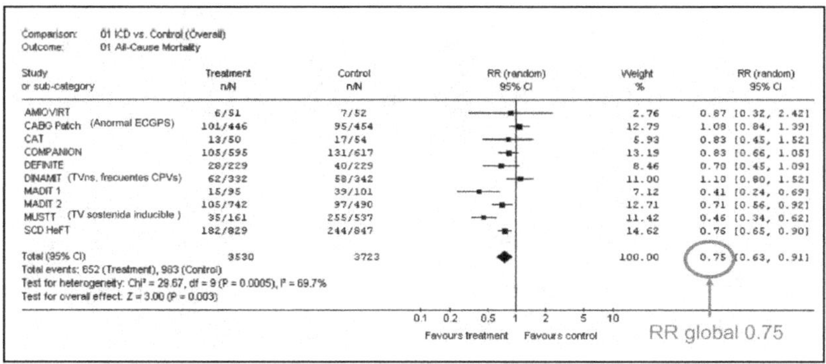

Figura 2. Mortalidad total en todos los ensayos disponibles de prevención primaria con DAI. En todos ellos el estratificador ha sido la función ventricular izquierda deprimida, aunque ha habido 3 en los que se ha exigido además un criterio adicional que se señala entre paréntesis. De Nanthakumar K et al. J Am Coll Cardiol 2004; 44:2166-72, con el permiso de la American College of Cardiology Foundation.

Además, los otros dos criterios requeridos para la indicación de TRC, presencia de insuficiencia cardíaca y prolongación de la duración del QRS, han sido señalados como marcadores de un subgrupo de pacientes de mayor riesgo de muerte súbita en los que el DAI también se ha mostrado efectivo para reducir la mortalidad.

En insuficiencia cardíaca clínica, el estudio SCD-HeFT[10] analizó 2.521 pacientes pacientes con depresión de la función sistólica ventricular izquierda (FE < 35 %) de cualquier etiología e insuficiencia cardíaca sintomática (clase clínica II-III de la NYHA) en tratamiento médico óptimo (con bloqueadores beta, diuréticos e inhibidores de la enzima de conversión de la angiotensina). El objetivo del estudio fue descubrir si la amiodarona y/o el DAI podían mejorar la supervivencia con respecto al placebo. Los pacientes fueron aleatorizados, de manera que 847 recibieron tratamiento con placebo, 845, amiodarona y en 829 se implantó un DAI programado únicamente para administrar choques en caso de detección de una arritmia ventricular rápida. Tras un seguimiento de 60 meses, la mortalidad del grupo de control fue del 7,2 % al año, sin que la amiodarona fuera eficaz para modificarla. Por el contrario, el DAI redujo la mortalidad en un 23 %.

Por otra parte, también un QRS prolongado se ha implicado como marcador de riesgo arrítmico.[11,12] En el estudio MADIT 2, aunque también los pacientes con QRS normal consiguieron una reducción de la mortalidad con el DAI significativa y similar a la de otros estudios de prevención secundaria, ésta fue más acusada en los enfermos con una duración mayor del QRS, llegando al 63 % en los enfermos con QRS mayor de 120 ms[11] (véase la figura 3).

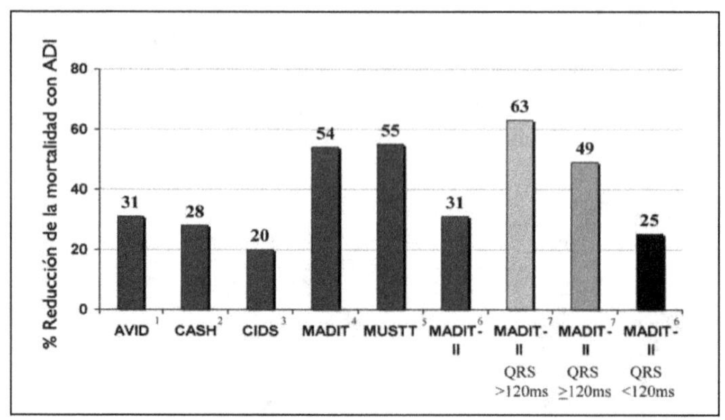

Figura 3. Reducción de mortalidad según la duración del QRS en los pacientes incluidos en el estudio MADIT II y en otros ensayos de prevención primaria y secundaria.

Por lo tanto, existen numerosas evidencias sobre una importante superposición de los perfiles de candidato a resincronización con fracción de eyección menor del 35 % y candidato a muerte súbita arrítmica, y se ha demostrado que el desfibrilador en estos enfermos es eficaz para reducir tanto la mortalidad arrítmica como la mortalidad total.

Puede argumentarse, no obstante, de manera lógica, que la TRC, al mejorar la función ventricular, la duración del QRS y el estado funcional del paciente, podría reducir este riesgo arrítmico y hacer innecesario o poco útil el DAI. Por ello, es crucial la respuesta a la segunda cuestión que planteábamos: la capacidad del DAI de aportar un beneficio adicional a la TRC.

La información más directa proviene del estudio COMPANION,[13] ya que es el único gran ensayo clínico que compara en tres brazos paralelos el tratamiento farmacológico (con el que la mortalidad fue de un 19 %), la resincronización y la resincronización más desfibrilador. Incluyó pacientes con insuficiencia cardíaca avanzada (clases III o IV de la NYHA) secundaria a miocardiopatía isquémica, dilatada o de otro origen, una duración del QRS de al menos 120 ms y disfunción severa ventricular izquierda (FE < 35 %), que fueron distribuidos aleatoriamente en una relación 1-2-2 para recibir tratamiento farmacológico óptimo (diuréticos, inhibidores de la enzima de conversión de la angiotensina, betabloqueantes y espironolactona) solo o combinado con terapia de resincronización, bien con marcapasos o con un desfibrilador. El objetivo primario era un combinado del tiempo hasta la muerte o hasta la hospitalización de cualquier causa, mientras que la mortalidad total y la hospitalización de causa cardiovascular o por insuficiencia cardíaca estaban entre los objetivos secundarios.

La TRC tanto con MP como con DAI redujo el riesgo del objetivo primario (*hazard ratio* del 19 y el 20 %, respectivamente), y el riesgo del objetivo secundario de muerte y hospitalización por insuficiencia cardíaca (34 y 40 %) (véase la figura 4).

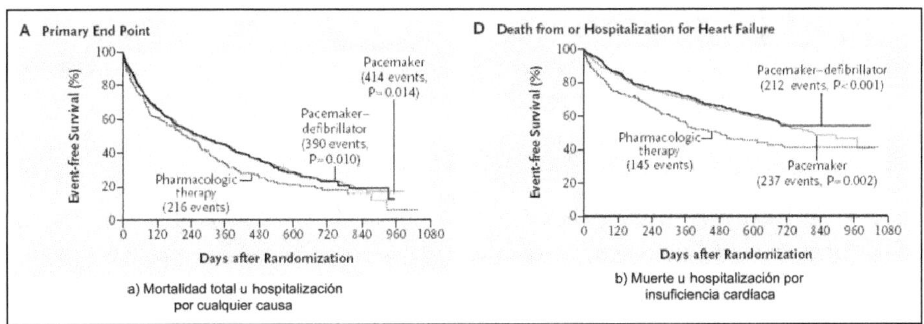

Figura 4. Curvas de Kaplan Meier de los objetivos primarios y secundarios del estudio COMPANION (véase descripción en el texto). © Copyright *2006,* Massachusetts Medical Society. *Todos los derechos reservados.*

Aunque la TRC aislada consiguió reducir la mortalidad total de manera no significativa, un 23,9 %, la adición de desfibrilador fue capaz de obtener una reducción del 43,3 %. Por lo tanto, las conclusiones de este ensayo son que la terapia de TRC reduce la mortalidad asociada a un desfibrilador.

Este beneficio, de forma lógica, debe estar relacionado principalmente con una reducción de la muerte súbita, por lo que en otros estudios que no incluyan DAI-TRC debería existir un margen similar entre la mortalidad total obtenida por el MP-TRC y las tasas de muerte súbita. El estudio CARE-HF,[14] en el que nuestro centro participó, incluyó a pacientes en NYHA III/IV, tomando diuréticos de hasta al menos 6 semanas, junto a betabloqueantes, IECAs o espironolactona o antagonistas de los receptores de la angiotensina. Tenían que presentar disfunción sistólica ventricular izquierda con FE ≤ 35 % y dilatacion (VTDVI ≥ 30 mm / altura en metros). Y el QRS debía ser mayor o igual a 120 ms, requiriéndose la constatación de parámetros ecocardiográficos de asincronía en los enfermos con QRS entre 120 y 149 ms. También excluyó a los enfermos en fibrilación auricular o portadores de marcapasos.

El CARE-HF demostró que la TRC aislada conseguía una reducción de la mortalidad total muy importante (reducción del riesgo de un 36 %, panel izquierdo de la figura 5), confirmando que la tendencia encontrada en el COMPANION era real. Se registraron 120 muertes (30 %) en el brazo de tratamiento farmacológico, de las cuales aproximadamente un tercio, 38 (31 %), fueron súbitas. En el brazo de resincronización murieron 82 pacientes (20 %), lo que supuso una disminución de la mortalidad total muy importante con un HR de 0,64. Sin embargo, de estas 82 muertes, el 35 % (29 pacientes) fallecieron de forma súbita, un porcentaje que es similar al del brazo de tratamiento médico.

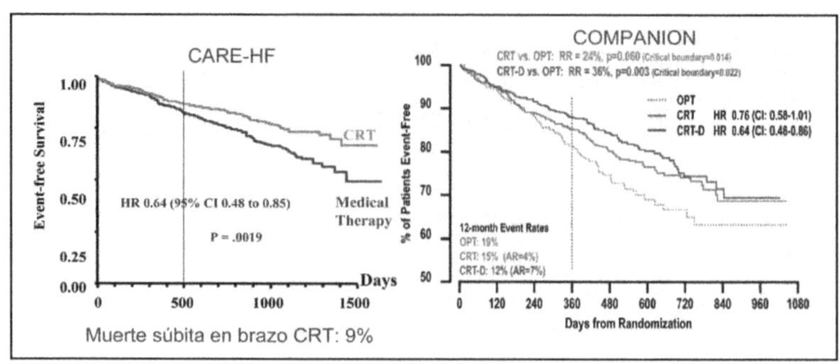

Figura 5. Efecto de la TRC sobre la mortalidad total en los estudios CARE-HF y COMPANION.
© Copyright 2006, Massachusetts Medical Society. Todos los derechos reservados.

Además de que la TRC aislada no consiga erradicar completamente el riesgo de muerte súbita, existe la posibilidad preocupante de un potencial efecto proarrítmico de la propia estimulación VI. Este efecto se ha comunicado previamente en portadores de DAI con la estimulación ventricular derecha que ha demostrado claramente su capacidad de proarritmia.[15,16] También en lo que respecta a la estimulación ventricular izquierda se han comunicado varios casos de pacientes que desarrollaron TV/FV después de recibir un sistema biventricular siendo resistente a fármacos.[17] Recientemente, Shukla et al [18] han presentado los datos de una serie en las que relacionaban de forma convincente la TRC con arritmias ventriculares (TV/FV) repetidas. Estos autores estudiaron pacientes optimizados a uno de estos sistemas y de los que se tenía constancia de la ausencia de arritmias ventriculares por los datos del marcapasos previo; se observó que un 3,4 % de los mismos presentaron TV/FV repetidas que sólo cesaron cuando se interrumpió la TRC, volviendo a reaparecer al activar de nuevo ésta. Estos hallazgos apoyan la idea de que habría que sumar este riego arrítmico añadido al riesgo intrínseco de estos pacientes.

No obstante, puede ser lógico pensar que la mejoría de la clase funcional podría contrabalancear estas desventajas y reducir la mortalidad total, incluyendo la arrítmica. Sin embargo, los datos disponibles no aportan mucha tranquilidad en este sentido, ya que aunque efectivamente sugieren no sólo que una mejor clase funcional puede comportar menos mortalidad, también puede hacer que el tipo de muerte sea diferente. Así, en el estudio MERIT[19] se encontró que la proporción de muerte por progresión hacia insuficiencia cardíaca refractaria y muerte súbita iba cambiando (véase la figura 6) de manera que aquellos que estaban en clase II eran más propensos a morir de forma súbita que los que estaban en peor clase funcional, en que la muerte era predominantemente por insuficiencia cardíaca en la clase IV. También en el SCD-HeFT el subgrupo de pacientes que obtuvo mayor beneficio del DAI fue precisamente el de los de clase NYHA II.

Otro punto que cabe destacar es que aunque el CARE-HF ha sido el primer estudio en confirmar la reducción de la mortalidad por la TRC aislada y que los criterios de inclusión eran muy similares a los del COMPANION, la población que finalmente se incluyó tenía un perfil algo más benigno desde el punto de vista arrítmico que la del COMPANION (véase la tabla 1). Probablemente, en el tiempo entre el enrolamiento de pacientes en éste y en el CARE-HF, la asunción progresiva de la indicación MADIT 2 hizo que en este último existiera un número menor de pacientes isquémicos. También hubo diferencias entre el porcentaje de pacientes en clase IV y la FE media era más baja.

Si con estas diferencias en mente repasamos las curvas de supervivencia de ambos estudios (véase la figura 5), observamos que las de los grupos de tratamiento óptimo y TRC son muy parecidas en ambos, empezando las diferencias de mortalidad al año de tratamiento y siguiendo un curso muy similar en los dos estudios.

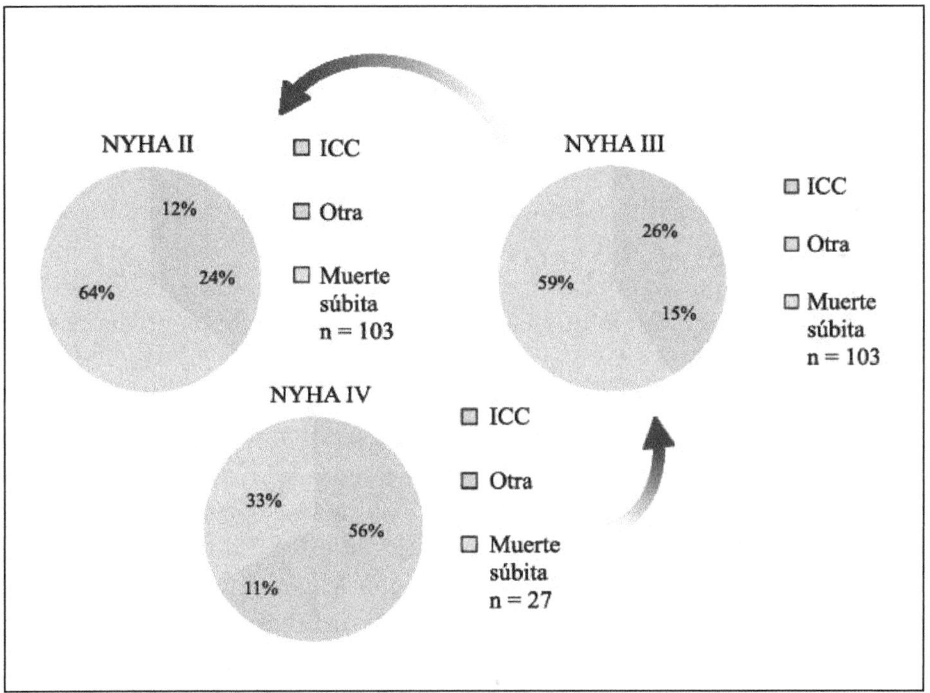

Figura 6. Distribución de las causas de mortalidad para cada clase funcional NYHA de los pacientes incluidos en el estudio MERIT. Se aprecia cómo a medida que mejora la clase funcional aumenta la proporción de pacientes cuya muerte es súbita.

	COMPANION	CARE-HF
Número ptes.	1.520	813
Clase NYHA	III - IV	III - IV
FE media	21 %	25 %
Etiología isquémica	56 %	38 %
Clase IV	15,5 %	6,5 %

Tabla 1. Diferencias principales entre COMPANION y CARE-HF.

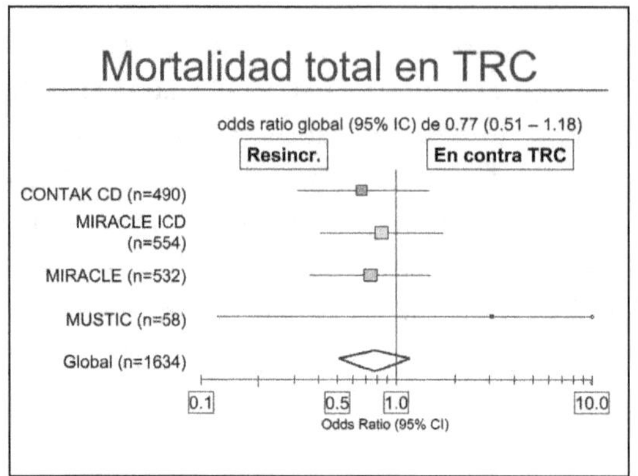

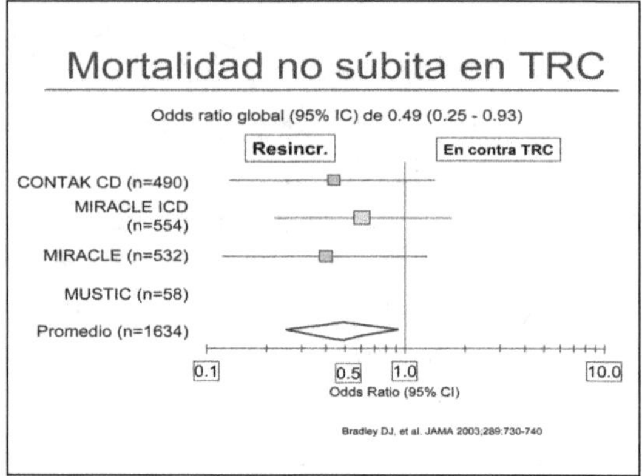

Figura 7. Mortalidad en los pacientes incluidos en varios estudios de resincronización. Se observa cómo el beneficio sobre la mortalidad total es menor que el obtenido sobre la mortalidad no súbita, lo que sugiere que este tipo de mortalidad sobre la que tiene el efecto de la TRC sobre la mortalidad súbita es pequeño.

También en el metaanálisis de Bradley *et al* [9] se observa que aunque la reducción de la mortalidad total es del 23 % (OR 77 %, véase la figura 7a), cuando se tiene en cuenta sólo la mortalidad no súbita el efecto de la TRC consigue una reducción del 51 % (OR 49 %, véase la figura 7b), lo que significa que la muerte súbita no está siendo completamente prevenida por el MP-TRC.

Por lo tanto, las pruebas de las que actualmente se dispone apuntan a que el DAI-TRC sí que aporta una supervivencia adicional. Esa diferencia de reducción absoluta de mortalidad se estima en torno al 8 %: en el estudio COMPANION fue del 7 %, valor muy parecido a la proporción de muerte súbita (9 %) que se registró en los enfermos del CARE-HF. La misma tasa de muerte súbita (9,8 %) ha sido comunicada recientemente en una población de 120 pacientes con MP-TRC con las indicaciones habituales para clases III y IV, siendo la etiología de la disfunción ventricular izquierda de origen isquémico en un 62 % de los pacientes. La mortalidad total durante un seguimiento medio de casi 3 años fue de un 27 %.[20]

En el último apartado comentaremos las posibilidades de selección futuras, pero es muy importante subrayar que actualmente no tenemos otros parámetros diferentes de la fracción de eyección fiables y contrastados por ningún estudio aleatorizado, controlado, multicéntrico y amplio para identificar a los pacientes que van a sufrir una muerte súbita.

2   Morbilidad y efectos sobre la calidad de vida asociados al DAI

La efectividad de un tratamiento para conseguir su objetivo no implica automáticamente que los pacientes vayan a beneficiarse de su empleo. Esta eficacia debe estar balanceada con un número mínimo de efectos secundarios o colaterales aceptables, siendo la medida de la calidad de vida el parámetro más aceptado para la valoración de estos efectos. Esto es importante especialmente en un dispositivo como el DAI, que puede conllevar una morbilidad asociada a las descargas apropiadas o inapropiadas, con reducción de la calidad de vida.

Por ello, aunque el DAI mejore la supervivencia, es muy importante además descartar un impacto negativo sobre la calidad de vida y sobre la posible morbilidad que pudiera originar.

El implante de un DAI genera en el enfermo una respuesta psicológica doble. Por un lado, el paciente acepta el DAI como una garantía vital que le ofrece seguridad. Por el otro, aparece una variedad de síntomas psicosomáticos, entre los que predomina la ansiedad durante los primeros meses postimplante, para disminuir con el paso del tiempo.[21] La presencia de descargas del DAI, sin embargo, genera una respuesta psicológica negativa mantenida en el tiempo y un deterioro sustancial en la calidad de vida del paciente que aumenta cuanto mayor es el número de descargas. En estos enfermos, el trastorno más frecuentemente descrito es el de ansiedad, que suele presentarse directamente proporcional al número de descargas del desfibrilador.[22,23]

Cuando se analiza la calidad de vida de los pacientes portadores de un desfibrilador se observa cómo en general ésta es mejor en los pacientes con DAI que sin él. En el CIDS, con desfibriladores endocárdicos, la calidad de vida fue significativamente mejor en los pacientes aleatorizados con DAI frente a los pacientes aleatorizados a tratamiento antiarrítmico.[24] El beneficio que ya apareció a los 6 meses del implante se mantuvo al año. No obstante, se comprobó un deterioro en la calidad de vida en el grupo de pacientes con un mayor número de descargas del desfibrilador. Así, los pacientes sin descargas y con 1 a 4 descargas mostraron un beneficio en los índices de calidad de vida y de salud mental, a diferencia del grupo de amiodarona (grupo control) en el que no se modificaron estos índices, que se mantuvieron inferiores con respecto a ambos grupos de DAI. Por el contrario, los pacientes con un número de descargas igual o mayor a 5 sufrieron un deterioro significativo en su calidad de vida y en su salud mental. En definitiva, estos resultados muestran cómo el grupo de pacientes con un mayor impacto negativo son los que sufren un número de descargas alto (superior a 5) y éstos deberían ser incluidos en programas terapéuticos conductuales dirigidos a mejorar su situación psicológica.[25,26]

Una correcta programación del desfibrilador es básica para minimizar el número de choques. Dado que la inmensa mayoría de las arritmias que presentan estos pacientes son taquicardias ventriculares, es fundamental el empleo de la estimulación antitaquicardia para suprimir de manera indolora la taquicardia ventricular. En los estudios PainFree I y II se ha demostrado su utilidad incluso en taquicardias ventriculares rápidas (entre 200 y 250 lpm), logrando evitar hasta un tercio de descargas del desfibrilador. Por lo tanto, un ajuste cuidadoso de los parámetros terapéuticos del DAI puede reducir el número de descargas apropiadas y mejorar la calidad de vida de los pacientes.[27-28]

En los pacientes susceptibles de ser tratados con resincronización, el posible efecto deletéreo del desfibrilador sobre la calidad de vida de los pacientes con descargas, la prolongación de la supervivencia lograda con la resincronización aislada y la situación funcional y anímica, ya de por sí desfavorable, de los pacientes con insuficiencia cardíaca avanzada, puede influir en la selección de un dispositivo resincronizador no desfibrilador. Estos pacientes con su enfermedad muy evolucionada preferirían vivir con una mejor calidad de vida más que vivir durante más tiempo. Por otro lado, si el paciente se siente funcional y anímicamente mejor como consecuencia de la resincronización, desearía vivir más. Esta situación constituye uno de los aspectos más controvertidos de la terapia de resincronización, para la que no existen respuestas definitivas.

Los escasos estudios disponibles orientan a la existencia de un beneficio adicional con el desfibrilador resincronizador sin menoscabo de la calidad de vida de los pacientes así tratados.

En los estudios InSync ICD[29] y MIRACLE ICD[30] el tratamiento con un DAI-TRC se asoció a una mejoría funcional y en la calidad de vida de magnitud similar a lo publicado en otros estudios con resincronización aislada. Sólo en el estudio Contak CD[31] la mejoría en la calidad de vida y capacidad funcional con el DAI resincronizador no alcanzó significación estadística. No obstante, en este estudio se incluyeron pacientes en estadio funcional II, en los que lógicamente al estar poco afectados, es más difícil detectar mejorías funcionales. El análisis limitado al grupo de pacientes en estadio funcional III y IV sí reveló un efecto beneficioso y significativo con el DAI-TRC.

En el estudio COMPANION[13] los pacientes aleatorizados a cualquiera de ambos tipos de dispositivos lograron una mejoría idéntica en la calidad de vida y situación funcional. En este sentido, también pueden influir algunas innovaciones disponibles en los nuevos desfibriladores. Así, la medida del estado funcional a través de diversos parámetros, variabilidad de frecuencia, nivel de actividad, presencia de arritmias auriculares, etc. y las terapias frente a arritmias auriculares están disponibles ya en varios dispositivos. La variabilidad de la frecuencia cardíaca, por ejemplo, está disminuida en pacientes con IC y su mejoría se correlaciona con la mejoría clínica. Los dispositivos ofrecen varios de sus estimadores, como el SDANN (la desviación estándar de los intervalos normales promediados R a R cada 5 minutos), que es un predictor de eventos clínicos adversos si está reducido, y puede ayudarnos a identificar durante el seguimiento a aquellos pacientes más comprometidos.

La posibilidad de disponer de una alerta acústica que prevenga al paciente de una próxima descompensación de la insuficiencia cardíaca puede aumentar su sensación de seguridad y mejorar su calidad de vida. El Optivol es un algoritmo implementado en varios desfibriladores de Medtronic capaz de determinar la impedancia pulmonar (medida diariamente entre el electrodo ventricular derecho y el generador). Estudios previos han observado una buena correlación entre la impedancia pulmonar y el grado de edema pulmonar (a mayor cantidad de líquido, menor resistencia eléctrica). El algoritmo es capaz de elaborar automáticamente un índice de esta impedancia y de emitir una alarma acústica si se sobrepasa un nivel predefinido (véase la figura 8), alertando al paciente para que incremente el autocontrol, ajuste el tratamiento o busque consejo médico. Nuestro centro ha participado activamente en un estudio prospectivo observacional multicéntrico europeo en el que evaluamos la utilidad clínica del algoritmo, que reveló una aceptable capacidad para la detección del deterioro de la insuficiencia cardíaca; basado en datos de 373 pacientes y 53 alertas, se observó una sensibilidad del 62 %, un 97 % de especificidad y un valor predictivo positivo del 62 %. En otras palabras, aunque el algoritmo no puede sustituir el control clínico periódico de estos pacientes, su activación puede evitarles una descompensación aguda, ajustando el tratamiento.[32]

La capacidad de terapias antitaquicardia (estimulación y choques) en aurícula ya está disponible en el desfibrilador Renewal 4 AVT de Guidant y ha sido evaluada en otro estudio supervisado por la FDA y en el que también hemos participado, con resultados iniciales aparentemente bastante positivos en términos de reducción de la carga arrítmica de FA y de choques, aunque el análisis de los datos está aún en marcha.

En conclusión, la terapia con desfibrilador es capaz de prolongar la supervivencia de los pacientes con disfunción ventricular izquierda y con arritmias ventriculares sin afectar su calidad de vida. Únicamente el subgrupo de pacientes con un mayor número de descargas del desfibrilador presenta un deterioro importante en su calidad de vida y pudiera asociar trastornos psicológicos. Para normalizar a este grupo se requerirá la asociación de una correcta programación, con fármacos antiarrítmicos o ablación con radiofrecuencia para reducir el número de descargas apropiadas e inapropiadas, y la disponibilidad de apoyo psicológico.

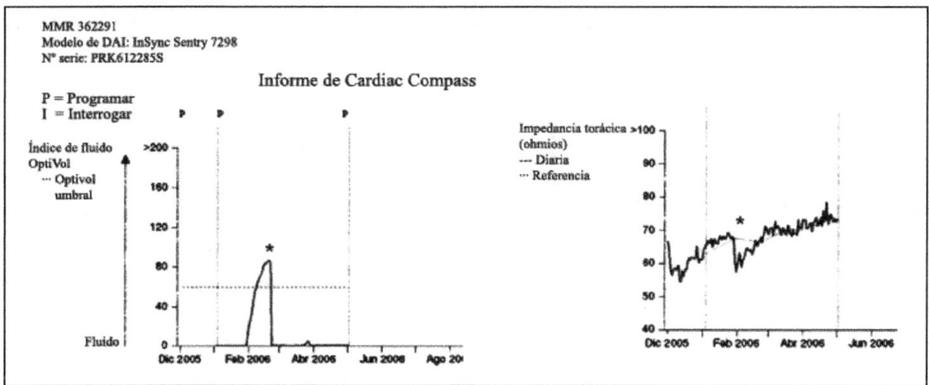

Figura 8. Gráficas ofrecidas por el desfibrilador sobre la evolución de la impedancia pulmonar y el índice que elabora comparando diariamente el valor actual con el de referencia (Optivol, Medtronic). Apreciamos una reducción brusca de la impedancia pulmonar que hace que el valor del índice Optivol supere el umbral prefijado. Se traduce en una señal acústica que suena a una hora también programable para que el paciente adelante la revisión o intensifique él mismo el tratamiento diurético, normalizando la impedancia y el índice.

3   Coste-efectividad del DAI-TRC

Considerados por separado, tanto el DAI (c) como la TRC se han mostrado coste-eficaces.[33-35] Como acabamos de exponer, el DAI-TRC además ha demostrado que reduce de forma significativa la mortalidad total. La TRC aislada también lo demostró en el CARE-HF y se quedó rozando la significación estadística (p = 0,059) en el estudio COMPANION; sin embargo, y según los datos de este último, se necesita tratar a 25 pacientes con un MP-TRC para salvar una vida, mientras que el DAI-TRC salva 1 vida tratando 14 enfermos. No obstante, es fundamental conocer por medio de los análisis coste-efectividad si este beneficio en mortalidad justifica en términos económicos el importante gasto adicional inicial que supone el desfibrilador. Aunque en el capítulo 10 se describen con detalle todos los aspectos del análisis económico de la resincronización, resumimos seguidamente aquéllos más importantes que nos permitan entender este análisis aplicado al DAI-TRC, ya que el precio es, sin duda, el punto determinante de la discusión sobre resincronización aislada o con DAI.

Desde este punto de vista, los estudios coste-efectividad intentan analizar si los beneficios de un determinado tratamiento son proporcionados al desembolso que representan para un sistema de financiación con recursos finitos. Es, por tanto, una relación de los gastos con los beneficios. En los *gastos* se han de tener en cuenta tanto los costes directos de la terapia (en este caso el generador DAI-TRC, complejidad de los seguimientos, fracturas del electrodo, etc.) como los indirectos (por ejemplo, ingresos que se dejan de percibir por tener que llevar a cabo consultas por descargas inapropiadas).[36]

En la mayoría de los trabajos, si el objetivo del tratamiento es aumentar la supervivencia, los *beneficios* vienen referidos como el número de vidas prolongadas por año o, en la forma más difundida, los años de vida ajustados por calidad (QALY, correspondiente a las siglas en inglés de *quality adjusted life year*). Los QALYs se calculan ajustando los años de vida ganados por la medida de la calidad de vida en cada uno de ellos y se expresan en un índice que toma un rango de valores que va de 0 (paciente fallecido) a 1 (paciente con una calidad de vida óptima) (??). Una vez calculados costes y beneficios, podemos estimar el coste-efectividad como una relación entre el incremento del coste que representa el nuevo tratamiento (DAI-CRT) respecto del estándar (en este caso el tratamiento médico óptimo) dividido por el beneficio añadido (expresado en supervivencia o QALY), que para el DAI-TRC se expresaría:

$$\frac{\text{Coste}_{\text{TRC-DAI}} - \text{Coste}_{\text{OPT}}}{\text{Beneficio}_{\text{TRC-DAI}} - \text{Beneficio}_{\text{OPT}}}$$

Relaciones de coste-efectividad menores de 50.000 dólares por año de vida ganado o por QALY, se consideran aceptables, mientras que valores superiores a 100.000 dólares son considerados generalmente demasiado caros. Valores intermedios de 50.000 a 100.000 entran en una «zona gris», no totalmente definida.

La forma habitual en que se presentan los estudios son simulaciones y lo que se conoce como análisis de sensibilidad. Las simulaciones permiten hacer una estimación del coste-eficacia más allá del tiempo limitado en el que se recogen los resultados de los ensayos clínicos. Los análisis de sensibilidad se introducen para observar cómo varían los resultados si alguna variable (de la que no se tiene la certeza de que sea estable) cambia; en otras palabras, nos informan de cómo de sensible es la relación coste-eficacia a cambios en alguno de los parámetros de los que depende.

Disponemos de dos trabajos de este tipo sobre el coste-efectividad del DAI-TRC provenientes de los dos principales ensayos que han estudiado la mejoría de la mortalidad asociada a la TRC, COMPANION y CARE-HF. Freemantle *et al* [37] han comunicado el coste-eficacia del DAI-TRC y del MP-TRC respecto del tratamiento médico en relación con el coste incremental por año de vida ganado y los años de vida ganados ajustados por la calidad de vida (QALY) utilizando datos del CARE-HF y del SCD-HeFT. Utilizaron un modelo de 100.000 simulaciones, durante 6 años, basado en los costes del sistema nacional de salud británico, y dado que el CARE-HF no incluyó pacientes que se consideraran candidatos a un DAI, el beneficio adicional de éste sobre la supervivencia se basó en los resultados del estudio SCD-HeFT. Comparada con el tratamiento médico, la relación incremental coste-efectividad de la TRC con marcapasos fue de 7.745 dólares por año de vida salvada, y de 6.353 dólares por QALY. Para el DAI-CRT comparado con el tratamiento médico esta relación fue de 32.574 dólares por año de vida salvada, y de 27.065 dólares por QALY. En este estudio, por lo tanto, el coste-eficacia del MP-TRC se sitúa muy por debajo de los 50.000 dólares, por lo que puede considerarse muy atractivo. La relación coste-efectividad del DAI-TRC, aunque evidentemente más cara, también se sitúa por debajo de este límite y puede considerarse aceptable.

Por otra parte, en diciembre de 2005, se publicaron los datos de coste-efectividad derivados del COMPANION,[38] que como antes hemos comentado tienen el valor de incluir en el mismo estudio las 3 opciones terapéuticas: tratamiento médico, resincronización aislada o combinada con DAI. Los datos en este análisis se ajustaron a un modelo de 7 años, derivando las curvas exponenciales de supervivencia de los datos observados en el ensayo, ajustándolas para calcular los QALYs a los resultados de calidad de vida provenientes también del propio ensayo. En este caso, el modelo nos ofrece la perspectiva económica norteamericana, ya que todos los costes de implante, de seguimiento y las hospitalizaciones se estimaron de acuerdo a los datos del Medicare. En los 2 años de seguimiento del ensayo, los costes de hospitalización se redujeron el 29 % para el DAI-TRC y el 37 % para el MP-TRC. Extendiendo el análisis coste-efectividad al periodo descrito, la relación incremental coste-efectividad para el MP-TRC fue de 19.600 dólares por QALY y, para el DAI-TRC, de 43.000 dólares por QALY, ambas en relación con el tratamiento farmacológico optimizado.

Por lo tanto, en ambos estudios parece que el tratamiento con DAI-TRC sería aceptablemente coste-efectivo, en especial si se compara con el tratamiento médico. Como limitación de esta visión, puede argumentarse que dado que el análisis coste-eficacia se hace con el mejor tratamiento posible, la comparación no habría que hacerla con el tratamiento farmacológico óptimo, sino con el MP-TRC. Aunque probablemente en la actualidad esta afirmación puede considerarse cierta, hay que recordar que el primer estudio en demostrar diferencias en la mortalidad fue precisamente el COMPANION y, de hecho, en él la significación estadística del MP-TRC estuvo sólo en el límite.

Si se plantea esta comparación (DAI frente a MP), según los datos del COMPANION, dado que el desfibrilador obtuvo sólo una mejoría ligera respecto del MP-TRC (3,15 frente a 3,01 QALYs), pero costó más (82.200 dólares y 59.900, respectivamente), la relación incremental coste-efectividad sube hasta los 160.000 por QALY, convirtiéndose en una opción cara.[39] No obstante, el análisis de sensibilidad del CARE-HF muestra que esta relación depende del nivel de riesgo de la población considerada.

Esta dependencia del nivel de riesgo y el hecho de que aunque la terapia con DAI-TRC sea coste-efectiva no significa que sea barata, puesto que obligan a intensificar la investigación para identificar algún otro marcador que, unido a la fracción de eyección y la clase funcional, permitan detectar a aquellos pacientes de más alto riesgo y en los que la adición del DAI sea más efectiva.

Ya hemos comentado la importancia que podían tener sobre la calidad de vida las utilidades adicionales que se van incorporando en los nuevos dispositivos. Éstas pueden conseguir que el coste-eficacia de los dispositivos mejore tanto vía un efecto positivo sobre la calidad de vida (que mejoraría por tanto los QALYs) como por permitir directamente una reducción de los costes durante la evolución. Por ejemplo, si se confirman los datos preliminares de sensibilidad y especificidad del algoritmo de monitorización de la impedancia pulmonar y su alerta acústica, y es capaz de evitar cierto número de hospitalizaciones por un control más estrecho de los pacientes, la reducción de los costes puede ser muy importante. Igual puede aplicarse a la posibilidad de emisión de los datos del paciente desde su hogar. Estudios futuros permitirán conocer estos aspectos.

4   Situación actual y perspectivas futuras

El cúmulo de evidencias sobre los efectos en los pacientes afectos de insuficiencia cardíaca de varios tratamientos farmacológicos, la resincronización y DAI motivaron que todas las sociedades científicas occidentales publicaran durante el año 2005 actualizaciones de sus guías de actuación.[6-8] Recordemos que estas guías no son criterios rígidos de actuación, sino directrices orientativas que el médico ha de utilizar basándose en una valoración individualizada del paciente según su mejor criterio clínico. No obstante, hay que tener en cuenta que representan la opinión de las sociedades científicas basadas en las mejores pruebas de que se dispone y que deberán ser seguidas en la mayoría de los pacientes.

Por lo tanto, en aquellos casos en que no se apliquen el médico debe tener perfectamente documentada la causa que lo motiva, pues ante cualquier reclamación posterior, especialmente si es provocada por un fallecimiento, recae sobre el médico la carga de la prueba de demostrar por qué el paciente no se consideró susceptible de ser tratado según las recomendaciones de las guías.

En lo que respecta a la TRC y al desfibrilador, las indicaciones que actualmente se recogen son:

Como *clase I* para la *resincronización* se incluyen aquellos pacientes con depresión de la función VI, disincronía ventricular (manifestada por duración del QRS mayor de 120 ms) y que se mantienen en clase III o IV NYHA a pesar de tratamiento médico óptimo.

La diferencia principal es que mientras que las otras sociedades fijan en el 35 % el valor máximo de la FE para indicar la terapia, la Sociedad Europea de Cardio-logía no especifica límite, por lo que se admite hasta un 40 %.

La adición de un *desfibrilador implantable* está recomendada en las guías para las siguientes situaciones de *clase I*:

1) Como prevención secundaria en pacientes con síntomas actuales o previos de IC y parada cardíaca, fibrilación ventricular, o taquicardia ventricular con repercusión hemodinámica (nivel de evidencia: A). En esta situación parece más apropiado decir que hay que valorar si se añade TRC al DAI, pues la indicación de éste se halla muy apoyada por la evidencia.

2) Prevención primaria (para reducir mortalidad total por reducción de muerte súbita en presencia de miocardiopatía no isquémica o isquémica siempre y cuando hayan pasado más de 40 días postIAM y se asocie: FE ≤ 30 %, y clase II o III NYHA mientras se mantiene un tratamiento médico óptimo y existe una razonable expectativa de vida superior a 1 año con un buen estado funcional (nivel de evidencia: A).

Si el valor de FE está entre 30-35 %, esta última indicación se considera *clase IIa* (nivel de evidencia: B). En estos pacientes, la práctica de un estudio electrofisiológico puede identificar al subgrupo de pacientes en los que la estimulación ventricular programada induce taquiarritmias ventriculares sostenidas, que serían los que más se beneficiarían del desfibrilador.

¿En qué pacientes se puede recomendar la TRC aislada sin DAI? Existe un consenso bastante amplio[40] respecto a los pacientes en que puede ser suficiente una TRC aislada:

1) Pacientes con fracción de eyección entre 35-40 %.

2) Pacientes con marcapasos previo en los que el origen de la disfunción ventricular izquierda ha sido la exposición prolongada a la estimulación apical ventricular derecha y ésta no puede ser evitada por los algoritmos que favorecen la conducción AV intrínseca.

3) Pacientes a los que se implanta un marcapasos por ablación del nodo AV como tratamiento paliativo de una fibrilación auricular.

4) Pacientes con numerosas comorbilidades y/o expectativas de vida inferiores a 1 año en los que el objetivo del tratamiento sería mejorar su calidad de vida y no prolongar la supervivencia.

En un futuro, probablemente habrá que contemplar en este grupo también a los pacientes a los que se implantó un DAI-TRC, si han respondido a la resincronización con mejoría de su fracción de eyección y clase funcional, no han tenido arritmias ventriculares durante la vida de la batería y se aproxima el momento de recambio del generador. Probablemente, un *down-grade* de DAI-TRC a MP-TRC está justificado.

Varios estudios actualmente en marcha permitirán definir mejor el papel de la resincronización en estos pacientes con factores de riesgo para muerte súbita, en especial con criterios actualmente «límites». Hoy endía, existen resultados prometedores de estudios no aleatorizados con la alternancia de la onda T para discriminar sujetos de alto y bajo riesgo arrítmico, los que no la tuvieran tendrían un riesgo de eventos arrítmicos muy bajo (2,5 % de mortalidad total o arritmias ventriculares sostenidas en 2 años frente a un 15 % si el test era positivo)[41] y un MP-TRC podría ser suficiente. En Estados Unidos están en marcha varios estudios prospectivos (MASTER I, por ejemplo, que puede ser muy importante y hacer que cambie dramáticamente la práctica clínica actual). En España, el estudio *Incidencia* incluye pacientes con indicación de DAI, FE < 40 %, BRI y QRS superior a 140 ms, aleatorizándolos a dispositivos con/sin TRC. Estudiará la situación funcional, la calidad de vida, la incidencia de arritmias y los cambios en parámetros ecocardiográficos durante un periodo de 2 años.

El PREDICT es también otro estudio multicéntrico llevado a cabo en España que ya tiene la inclusión completada y está pendiente de la publicación de sus resultados. Incluyó pacientes con miocardiopatía dilatada candidatos a resincronización (insuficiencia cardíaca pese a tratamiento óptimo, ritmo sinusal y BRI con QRS mayor de 120 ms y en los que se estudió el valor predictivo del estudio electrofisiológico preimplante para la aparición de eventos arrítmicos durante el seguimiento. No era aleatorizado, y cada investigador tenía libertad para emplear o no la información del EEF a fin de seleccionar el tipo de dispositivo que había que implantar. Reflejando la tendencia derivada de las evidencias que surgieron durante el desarrollo del PREDIT, los pacientes incluidos en los primeros meses del estudio recibieron mayoritariamente un marcapasos, mientras que al final del mismo el dispositivo predominante fue el desfibrilador.

Finalmente, el REVERSE es un estudio multicéntrico que evaluará las diferencias entre la presencia o no de TRC en pacientes con DAI o marcapasos en un objetivo primario combinado (mortalidad, hospitalizaciones por IC, «crossovers» por empeoramiento de la IC, clase NYHA y evaluación global del paciente) en pacientes en clase NYHA II o I, estadio C del ACC/AHA, FE < 40%, DTVI > 55 mm y QRS > 120 ms. Entre sus objetivos secundarios está también un análisis de coste-efectividad y de la reversión del remodelado ventricular izquierdo.

CONCLUSIONES

Una gran parte de los pacientes candidatos a CRT tienen indicaciones concomitantes de DAI, fundamentalmente derivadas del impacto de desfibrilador sobre la mortalidad impuesta por la fracción de eyección reducida y el estado de insuficiencia cardíaca. Ambos tratamientos pueden tener, además, un efecto sinérgico, pues el DAI ofrecería tratamiento para la posibilidad de arritmias (auriculares y ventriculares) que deja sin cubrir la resincronización y ésta, a su vez, puede mejorar los resultados del tratamiento de éstas.

Además, estudios recientes muestran que la terapia asociada DAI-CRT comparte los buenos resultados en términos coste-eficacia que ofrece la CRT aislada. No obstante, es obvio que en valores absolutos representa una partida económica no despreciable, cuya reducción y optimización debe ser un objetivo de todas las partes implicadas. Para ello, son necesarios estudios que permitan una subestratificación lo más exacta posible de los pacientes en riesgo de muerte arrítmica.

Mientras tanto, es importante recordar que aunque la alternancia de la onda T o el estudio electrofisiológico ofrecen resultados prometedores, hoy por hoy la única evidencia proveniente de grandes ensayos controlados y aleatorizados reconoce sólo como marcador de beneficio del DAI a la coexistencia de una fracción de eyección menor del 35 % e insuficiencia cardíaca, tal y como recogen las guías de actuación de las sociedades de cardiología norteamericanas, europeas y españolas.

La indicación aislada de DAI-MP sólo parece justificada en:

1) Los enfermos en el tramo de FE entre 35 y 40 %.
2) Los pacientes en los que la asincronía proviene (o puede provenir) de una estimulación ventricular derecha elevada y la FE está por encima del 30 %.
3) Los pacientes ancianos en los que la esperanza de vida no parezca que va a ser modificada por la TRC y su uso se basa fundamentalmente en conseguir una mejoría sintomática.

BIBLIOGRAFÍA

1. The AVID investigators. A comparison of antiarrhythmic-drug therapy with implantable defibrillators in patients resuscitated from near-fatal ventricular arrhythmias. N Engl J Med 1997;337:1576-83.

2. Moss AJ, Hall J, Cannom DS *et al*. Improved survival with an implanted defibrillator in patients with coronary disease at high risk for ventricular arrhythmias. N. Engl J Med 1996; 335:1933-40.

3. Connolly SJ, Hallstrom A, Cappato *et al* on behalf of the investigators or the AVID, CASH and CIDS studies. Meta-analysis of the implantable cardioverter defibrillator secondary prevention trials. European Heart Journal 2000; 21:2071-78.

4. Nanthakumar K, Epstein A, Kay G, Pluma V, Lee D. Prophylactic implantable cardioverter-defibrillator therapy in patients with left ventricular systolic dysfunction. A pooled analysis of 10 primary prevention trials. J Am Coll Cardiol 2004; 44:2166-72.

5. Gregoratos G, Abrams J, Epstein AE *et al* ACC/AHA/NASPE 2002 guideline update for implantation of cardiac pacemakers and antiarrhythmia devices: summary article: a report of the American College of Cardiology/American Heart Association Task Force on Practice Guidelines (ACC/AHA/NASPE Committee to Update the 1998 Pacemaker Guidelines). Circulation. 2002; 106:2145-61.

6. Arnold JM, Liu P, Demers C *et al*. Canadian Cardiovascular Society consensus conference recommendations on heart failure 2006: diagnosis and management. Can J Cardiol. 2006; 22:23-45.

7. Swedberg K, Cleland J, Dargie H, Drexler H, Follath F, Komajda *et al*. Task Froce for the Diagnosis and Treatment of Chronic Heart Failure of the European Society of Cardiology. Guidelines for the diagnosis and treatment of chronic heart failure: executive summary (update 2005): The Task Force for the Diagnosis and Treatment of Chronic Heart Failure of the European Society of Cardiology. Eur Heart J. 2005; 26:1115-40.

8. Hunt SA, Abraham WT, Chin MH, Feldman AM, Francis GS *et al*. Heart Rhythm Society. ACC/AHA 2005 Guideline Update for the Diagnosis and Management of Chronic Heart Failure in the Adult. Circulation. 2005; 112:e154-235.

9. Bradley DJ, Bradley EA, Baughman KL, Berger RD, Calkins H, Goodman SN, Kass DA, Powe NR. Cardiac resynchronization and death from progressive heart failure: a meta-analysis of randomized controlled trials. JAMA 2003; 289:730-40.

10. Bardy GH, Lee KL, Mark DB, Poole JE, Packer DL, Boineau R *et al*. Sudden Cardiac Death in Heart Failure Trial (SCD-HeFT) Investigators. Amiodarone or an implantable cardioverter-defibrillator for congestive heart failure. N Engl J Med. 2005; 352:225-37.

11. Zareba W. Late Breaking Clinical Trials, Mayo 11, 2002. NASPE 2002.

12. Bode-Schnurbus L, Bocker D, Block M, Gradaus R, Heinecke A, Breithardt G, Borggrefe M. QRS duration: a simple marker for predicting cardiac mortality in ICD patients with heart failure. Heart. 2003; 89(10):1157-62.

13. Bristow MR, Saxon LA, Boehmer J, Krueger S, Kass DA, De Marco T, Carson P, DiCarlo L, DeMets D, White BG, DeVries DW, Feldman AM; Comparison of Medical Therapy, Pacing, and Defibrillation in Heart Failure (COMPANION) Investigators. Cardiac-resynchronization therapy with or without an implantable defibrillator in advanced chronic heart failure. N Engl J Med 2004;350:2140–2150. © Copyright 2006, Massachusetts Medical Society. Todos los derechos reservados. Adaptada con el permiso de Massachusetts Medical Society.

14. Cleland JG, Daubert JC, Erdmann E, Freemantle N, Gras D, Kappenberger L, Tavazzi L; Cardiac Resynchronization-Heart Failure (CARE-HF) Study Investigators. The effect of cardiac resynchronization on morbidity and mortality in heart failure. N Engl J Med. 2005; 352:1539-49. © Copyright 2006, Massachusetts Medical Society. Todos los derechos reservados. Adaptada con el permiso de Massachusetts Medical Society.

15. Himmrich E, Przibille O, Zellerhoff C, Liebrich A, Rosocha S, Andreas K, Nebeling D, Omogbehin B, Meyer J. Proarrhythmic effect of pacemaker stimulation in patients with implanted cardioverter-defibrillators. Circulation. 2003; 108:192-97.

16. Roelke M, O'Nunain S, Osswald S, Trouton

TG, Harthorne JW, Garan H, Ruskin JN Ventricular pacing induced ventricular tachycardia in patients with implantablecardioverter defibrillators. Pacing Clin Electrophysiol. 1995; 18: 486-91.

17. Bortone A, Macia JC, Leclercq F, Pasqui JL. Monomorphic Ventricular Tachycardia Induced by Cardiac Resynchronization Therapy in Patient with Severe Nonischemic Dilated Cardiomyopathy. PACE 2006; 29:327-30).

18. Shukla G, Chaudhry GM, Orlov M, Hoffmeister P, Haffajee C. Potential proarrhythmic effect of biventricular pacing: fact or myth? Heart Rhythm. 2005; 2:951-56.

19. MERIT-HF Study Group. Effect of Metoprolol CR/XL in chronic heart failure: Metoprolol CR/XL randomized intervention trial in congestive heart failure (MERIT-HF). Lancet. 1999; 353:2001-07, con el permiso de Elsevier.

20. Pezzulich B, Varalda G, Previti M. Long term incidence of sudden death in a large cohort of patients with biventricular pacemaker. Heart Rhythm 2006:3 (supl May):S337 (abstract).

21. Sears SF Jr, Conti JB. Quality of life and psychological functioning of ICD patients. Heart. 2002; 87: 488-93.

22. Kamphuis HC, de Leeuw JR, Derksen R, Hauer RN, Winnubst JA. Implantable cardioverter defibrillator recipients: quality of life in recipients with and without ICD shock delivery: a prospective study. Europace. 2003; 5: 381-89.

23. Dougherty CM. Psychological reactions and family adjustment in shock versus no shock groups after implantation of internal cardioverter defibrillator. Heart Lung. 1995; 24: 281-91.

24. Irvine J, Dorian P, Baker B, O'Brien BJ, Roberts R, Gent M *et al*. Quality of life in the Canadian Implantable Defibrillator Study (CIDS). Am Heart J. 2002; 144:282-89.

25. Heller SS, Ormont MA, Lidagoster L, Sciacca RR, Steinberg S. Psychosocial outcome after ICD implantation: a current perspective. Pacing Clin Electrophysiol. 1998; 21: 1207-15.

26. Herrmann C, von zur Muhen F, Schaumann A, Buss U, Kemper S, Wantzen C, Gonska BD. Standardized assessment of psychological well-being and quality-of-life inpatients with implanted defibrillators. Pacing Clin Electrophysiol. 1997; 20: 95-103.

27. Wathen MS, DeGroot PJ, Sweeney MO, Stark AJ, Otterness MF, Adkisson WO *et al* for the PainFREE Rx II Investigators. Prospective randomized multicenter trial of empirical antitachycardia pacing versus shocks for spontaneous rapid ventricular tachycardia in patients with implantable cardioverter-defibrillators: Pacing Fast Ventricular Tachycardia Reduces Shock Therapies (PainFREE Rx II) trial results. Circulation. 2004; 110: 2591-96.

28. Wathen MS, Sweeney MO, DeGroot PJ, Stark AJ, Koehler JL, Chisner MB, Machado C, Adkisson WO; PainFREE Investigators. Shock reduction using antitachycardia pacing for spontaneous rapid ventricular tachycardia in patients with coronary artery disease. Circulation. 2001; 104: 796-801.

29. Kuhlkamp V, InSync 7272 ICD World Wide Investigators. Initial experience with an implantable cardioverter-defibrillator incorporating cardiac resynchronization therapy. J Am Coll Cardiol. 2002; 39: 790-97.

30. Young JB, Abraham WT, Smith AL, Leon AR, Lieberman R, Wilkoff B *et al* for the Multicenter InSync Combined cardiac resynchronization and implantable cardioversion defibrillation in advanced chronic heart failure: the MIRACLE ICD Trial.ICD Randomized Clinical Evaluation (MIRACLE ICD) Trial Investigators. JAMA. 2003; 289: 2685-94.

31. Higgins SL, Hummel JD, Niazi IK, Giudici MC, Worley SJ, Saxon LA *et al*. Cardiac resynchronization therapy for the treatment of heart failure in patientswith intraventricular conduction delay and malignant ventricular tachyarrhythmias. J Am Coll Cardiol. 2003; 42: 1454-59.

32. Vollmann D, Nägele H, Schauerte P, Wiegand U, Butter C, Zanotto G, Quesada A, Guthmann A, Hill M, Lamp B for the European InSync Sentry Observational Study Investigators. Clinical Utility of Intrathoracic Impedance Monitoring to Alert Patients with an Implanted Device of Deteriorating Chronic Heart Failure. In press.

33. Sanders GD, Hlatky MA, Owens DK. Cost-effectiveness of implantable cardioverter-defibrillators. N Engl J Med. 2005 Oct 6;353(14): 1471-80.

34. Martínez-Ferrer J, Alonso A, Bello C, Rekondo J, Gil P, Sanz M. Evaluación económica de la es-

timulación biventricular como tratamiento de los pacientes con insuficiencia cardíaca refractaria. Rev Esp Cardiol. 2003; 56 Supl 2:52.

35. Escobar C, Hernández-Madrid A, Blanco B, Escudero J, Marín I, Rondón J *et al.* Resincronización cardíaca. Impacto socioeconómico sanitario. Relación coste-beneficio. Rev Esp Cardiol. 2004; 57 (Supl 2):192.

36. Lázaro P. Evaluación socioeconómica de la práctica clínica cardiológica. Rev Esp Cardiol 1997; 50:428-443. Nichol G, Kaul P, Huszti E, Bridges JF. Cost-effectiveness of cardiac resynchronization therapy in patients with symptomatic heart failure. Ann Intern Med. 2004; 141:1-9.

37. Freemantle N, Yao G, Calvert M, Cleland J, Bryan S. The long-term cost-effectiveness of cardiac resynchronization therapy with or without an implantable cardioverter-defibrillator: Model based analyses based on results from the CArdiac REsynchronization In Heart Failure Trial. Presented in ACC 06. Atlanta (USA). Abstract disponible en: http://www.abstractonline.com/viewer/?mkey=%7B47BF60 AC-8EA4-4311-9EB4-E9AC186092DC%7D (abstract 851-6). Visitada 4-Mayo-06.

38. Feldman A, de Lissovoy, G, Bristow M *et al.* Cost effectiveness of cardiac resynchronization therapy in the Comparison of Medical Therapy, Pacing, and Defibrillation in Heart Failure (COMPANION) Trial. J Am Coll Cardiol 2005; 46:2311-21.

39. Hlatky M. Cost Effectiveness of Cardiac Resynchronization Therapy (editorial comment) J Am Coll Cardiol 2005; 46:2322-24.

40. Resincronización en la insuficiencia cardíaca. ¿Con o sin desfibrilador? Martínez-Ferrer J, Quesada A. Rev Esp Cardiol 2005; Supl 5:46B-52B.

41. Bloomfield DM, Bigger JT, Steinman RC *et al.* Microvolt T-wave alternans and the risk of death or sustained ventricular arrhythmias in patients with left ventricular dysfunction. J Am Coll Cardiol. 2006; 47:456-63.

Capítulo 9

Coste-efectividad de la terapia de resincronización cardíaca

A. Macías Gallego, I. García Bolao

Clínica Universitaria de Navarra
Unidad de Arritmias
Departamento de Cardiología y Cirugía Cardiovascular
Navarra

Dirección para correspondencia
Dr. Macías Gallego
Clínica Universitaria de Navarra
amaciasg@unav.es

La insuficiencia cardíaca se ha convertido en un problema de índole sanitario, económico y social debido a su creciente prevalencia entre la población general. A ello ha contribuido principalmente la mayor longevidad de la población debido a una mejora en el tratamiento de las enfermedades cardiovasculares. Sin embargo, y a pesar de los últimos avances terapéuticos en el campo de la insuficiencia cardíaca, esta enfermedad continúa presentando unas tasas elevadas de mortalidad y de ingresos hospitalarios, al tiempo que representa una deficiente calidad de vida para el paciente que la padece.[1]

Recientemente, la terapia de resincronización cardíaca (TRC) mediante estimulación aurículo-biventricular se ha convertido en una opción terapéutica en algunos subgrupos de pacientes con insuficiencia cardíaca avanzada y trastornos de la conducción intraventricular, habiéndose demostrado resultados beneficiosos en términos de mejoría clínica, fracción de eyección y remodelado ventricular, así como disminución de ingresos por descompensación de la enfermedad.[2-4] Esta técnica, y según datos de los últimos estudios, posee también un efecto beneficioso en cuanto a mejora de la supervivencia, se combine o no con un desfibrilador.[5-6] Actualmente, cada vez disponemos de más trabajos que apuntan a un efecto beneficioso también de la TRC en el campo económico.

Por ello, el objetivo de la presente revisión es exponer los datos disponibles en la literatura acerca de la plausible eficacia de la TRC desde un punto de vista económico.

1   Epidemiología y costes de la insuficiencia cardíaca

Se estima una prevalencia de insuficiencia cardíaca en la población general en torno al 1 % (0,4-2 %), aunque ésta va aumentando con la edad, de manera que, a partir de los 65 años se aproxima al 5 %, alcanzando el 15 % (8-18 %) en los mayores de 75 años.[7] Es previsible que esta prevalencia vaya en aumento debido al envejecimiento de la población y a la mayor supervivencia de los pacientes con infarto de miocardio, estimándose que en Europa occidental existan más de 10 millones de afectados en el año 2030. En el clásico estudio de Framingham, la prevalencia de insuficiencia cardíaca aumenta con la edad desde 8 casos/1.000 habitantes en aquéllos con una edad comprendida entre 50 y 60 años, y a 66 casos/1.000 habitantes en los mayores de 80 años.[8]

Por otro lado, la incidencia anual de insuficiencia cardíaca se estima alrededor del 3,7 % para los varones y del 2,5 % para las mujeres, en edades comprendidas entre los 45 y los 75 años, duplicándose cada década a partir de los 50 años e igualándose progresivamente la proporción entre sexos, de tal manera que en mayores de 75 años parece existir un cierto predominio femenino.[9] En un estudio reciente que compara la incidencia de insuficiencia cardíaca según décadas (desde 1950 hasta 2000) se concluye que la incidencia permanece similar a lo largo del tiempo en los hombres, pero disminuye un 30 % entre las mujeres.[10]

En España,la insuficiencia cardíaca congestiva es la primera causa de hospitalización en personas mayores de 65 años, habiendo sido responsable del 5 % de todas las hospitalizaciones en esta franja de edad entre 1989 y 1993. Además, los ingresos hospitalarios por insuficiencia cardíaca aumentaron un 71 % en el periodo comprendido entre 1980 y 1993. La insuficiencia cardíaca es también la tercera causa de muerte por enfermedad cardiovascular en España, causando el 25 % de fallecimientos por este motivo. Actualmente, se estima una incidencia de 70.000 nuevos casos anuales y una prevalencia de 600.000 enfermos con insuficiencia cardíaca.[11]

Una vez encuadrado el importante impacto social de esta enfermedad, otro factor que se debe tener muy en cuenta es su pronóstico. La mortalidad de los pacientes con insuficiencia cardíaca continúa siendo elevada, a pesar de las constantes mejoras en su tratamiento, y ha disminuido poco en las últimas décadas (apenas un 12 %). Se estima una mortalidad anual del 20-30 % para pacientes con insuficiencia cardíaca ligera-moderada (clase funcional NYHA II y III) y hasta del 50 % para aquéllos con formas graves de la enfermedad (NYHA IV). Además, y como es de suponer, los pacientes más graves son los que más ingresos hospitalarios sufrirán y más recursos sanitarios utilizarán.[12]

Desde un perfil económico, y en países desarrollados, los recursos sanitarios empleados en la insuficiencia cardíaca suponen entre el 1 y el 2 % del gasto sanitario total. Dichos costes se incrementan de acuerdo con la severidad de la enfermedad y el grado de disfunción ventricular que padezca el paciente. Así, los costes utilizados para pacientes en clase funcional IV de la NYHA son entre 8 y 30 veces superiores a los empleados en aquéllos con formas más leves de enfermedad (véase la tabla 1).[13] Según datos de la American Heart Association del año 2001, los costes ocasionados en este país por la insuficiencia cardíaca ascendieron a más de 19 billones de dólares, constituyendo los ingresos hospitalarios (60 %) y la atención domiciliaria por parte de enfermería (20 %) los principales consumidores de recursos sanitarios.[14] Estos datos concuerdan plenamente con los publicados por O'Conell y colaboradores, quienes analizaron los costes ocasionados por un programa terapéutico global de insuficiencia cardíaca. De ellos, alrededor del 65 % correspondían a episodios de descompensación de la enfermedad[15] (véase la figura 1).

Todo ello, unido a la estimación de que los ingresos hospitalarios por insuficiencia cardíaca se duplicarán en los próximos 25 años, convierten cualquier terapia capaz de reducir estas hospitalizaciones en una herramienta atractiva desde un punto de vista económico.

NYHA	Francia	Holanda	Alemania	Bélgica
I-II	878	318	1.319	793
III	3.373	2.545	2.264	1.934
IV	6.754	10.437	ND	24.790
Cifras en €/paciente/año. ND: no disponibles.				

Tabla 1. Costes de la insuficiencia cardíaca según la clase funcional.

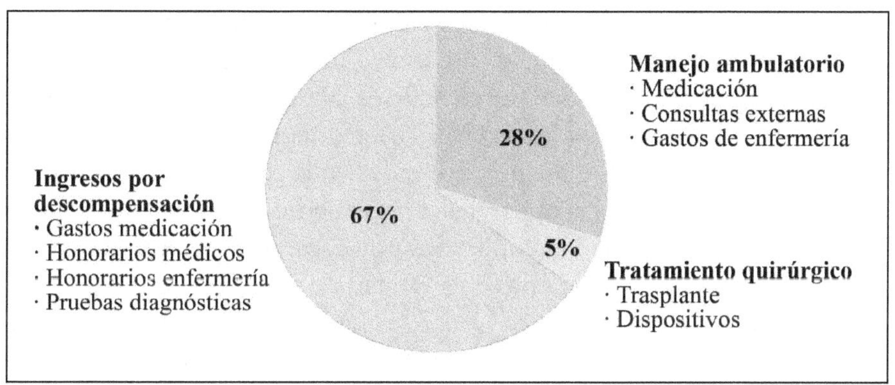

Figura 1. Proporción de recursos sanitarios que supone el tratamiento de pacientes con insuficiencia cardíaca. Modificado de la referencia.[15]

2 Análisis de costes en terapia cardiovascular: conceptos básicos

Básicamente, los análisis de costes en medicina se emplean para responder a dos cuestiones principales:

1. ¿Cuál es el coste de una determinada actuación terapéutica?
2. ¿Son los beneficios clínicos producidos por este tratamiento proporcionales a sus costes económicos?

El estudio de coste-efectividad es un análisis económico en el cual los costes son evaluados en términos monetarios y los beneficios clínicos en unidades naturales (morbimortalidad). Compara un tratamiento establecido con uno nuevo; por ejemplo, el tratamiento farmacológico (TF) de la insuficiencia cardíaca (estándar) con la terapia de resincronización cardíaca (nuevo). Conceptualmente, la nueva terapia puede ser mejor, igual o peor que la establecida en términos de efectividad clínica, y los costes de aquélla mayores, iguales o menores a los de ésta. Los costes y beneficios de la terapia alternativa así como los de la establecida se utilizan para calcular el índice de coste-efectividad incremental (ICER):

$$ICER = \text{Costes TRC-Costes TF / Beneficios TRC-Beneficios TF.}$$

Un índice de coste-efectividad inferior a 50.000 $ por año de vida ganada es atractivo desde el punto de vista económico, mientras que un índice superior a 100.000 $ es considerado demasiado caro. Valores intermedios del índice están sujetos a interpretaciones dispares.

Se denomina *terapia dominante* a aquella que ofrece los mejores resultados clínicos con unos costes más bajos. La cuestión más atractiva desde el punto de vista del estudio económico es cuando la terapia más cara es clínicamente más eficaz. En esta situación es donde el análisis de coste-efectividad puede resultarnos más útil.

En un análisis de coste-efectividad, los beneficios clínicos pueden ser medidos en cualquier término, por ejemplo, unidades de colesterol reducidas, episodios isquémicos evitados, etc. Sin embargo, los parámetros más utilizados en la economía de la salud son el número de años de vida salvados (si el objetivo del tratamiento es aumentar la supervivencia), o bien los beneficios en años de vida ajustados por la calidad (AVAC o QALY). Existen varios instrumentos y encuestas para medir la calidad de vida, entre ellas la *Short Form 36*, el *EuroQoL* o el *test de Minnesota*. Estos QALY se expresan en un rango de valores que va del 0 (paciente fallecido) al 1 (paciente con una calidad de vida óptima).[16,17]

3   Estudios de costes y coste-efectividad en terapia de resincronización cardíaca

La TRC ha demostrado en diversos estudios aleatorizados mejorar el perfil clínico de pacientes con insuficiencia cardíaca avanzada. Así, disminuye de manera significativa el número de ingresos por descompensación de la enfermedad y el número total de días de estancia hospitalaria, procesos que, como expusimos anteriormente, son responsables de una cantidad importante de los costes ocasionados por la insuficiencia cardíaca. Por este motivo, a priori, la TRC podría no sólo mejorar los síntomas, sino incluso ahorrar recursos.

No son numerosos los trabajos que evalúen los costes generados en pacientes que reciben este tratamiento, y menos aún si nos referimos a estudios del tipo coste-efectividad.

El primer estudio relevante publicado sobre costes y TRC fue el llevado a cabo en Karolinska sobre 16 pacientes a un seguimiento medio de 291 días. La TRC redujo las hospitalizaciones por cualquier causa en un 82 % y por insuficiencia cardíaca en un 79 %. Estos beneficios clínicos se traducían en una disminución importante de los costes hospitalarios, con una reducción del gasto de 9.301 €/paciente antes de la TRC a 1.654 €/paciente después de la implantación del dispositivo.[18]

Dos años más tarde, se publicaron los resultados de un estudio similar llevado a cabo en el Hospital de Belfast. Recogieron los datos de 22 pacientes entre los 6 meses previos y posteriores a la TRC. Se apreció una disminución en las hospitalizaciones por cualquier causa del 78 % y por insuficiencia cardíaca del 96 %, con una reducción también significativa en el número y duración de las estancias (de 24 a 5,4 días). Incluyendo los costes del dispositivo, el ahorro medio para este grupo de pacientes a 6 meses fue de 30.000 libras.[19]

Recientemente, se han conocido los datos del estudio BRESCIA *(Biventricular resynchronization: Cost and Effectiveness Analysis)* llevado a cabo en hospitales italianos.[20] El estudio incluía a 30 pacientes sometidos a TRC según las indicaciones clásicas y el seguimiento fue de 1 año preimplante (retrospectivamente) y postimplante (prospectivamente). Como en los estudios anteriores, se apreció una disminución importante en el número de ingresos hospitalarios por cualquier causa así como en el total de días de estancia por paciente. También se observó un aumento significativo en el uso de betabloqueantes y una reducción en la prescripción de diuréticos tras la implantación del dispositivo de resincronización.

El análisis económico englobaba las estancias hospitalarias, incluyendo el tratamiento prescrito y los procedimientos llevados a cabo, los costes del dispositivo y su implantación y las consultas externas. El coste por paciente en el año previo a la TRC fue de 12.784 € y disminuía a 9.663 € a un año de seguimiento.

De los estudios anteriores (véase la figura 2) puede deducirse, por tanto, que la TRC disminuye las estancias hospitalarias en número y duración en pacientes con insuficiencia cardíaca, y que esto se traduce en una reducción importante de los costes desde un punto de vista monetario, de manera que el coste del dispositivo parece haberse amortizado al año del implante. Este hecho también se pone de manifiesto en dos estudios españoles, que tras monitorizar los gastos de pacientes sometidos a TRC, coinciden en un tiempo de aproximadamente 15 meses para ahorrar los costes generados por el dispositivo y su implante.[21,22]

Sin embargo, y aunque los datos obtenidos en estos estudios apuntan a un ahorro económico de la TRC, debemos ser cautos al interpretarlos, sobre todo por el escaso número de pacientes que se incluye en ellos y por el diferente baremo de los costes empleado al tratarse de países distintos.

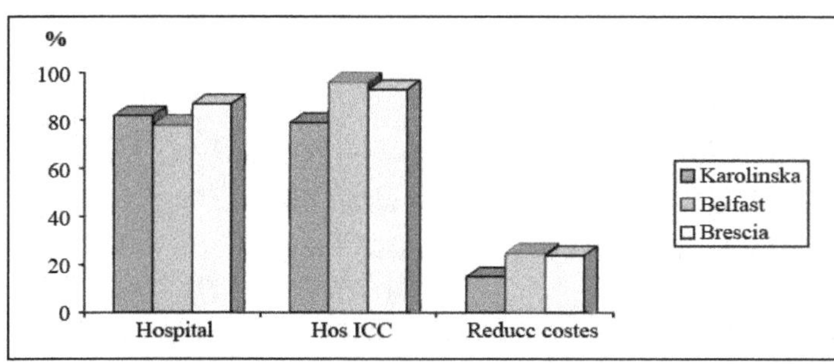

Figura 2. Disminución producida por la terapia de resincronización en ingresos hospitalarios y costes. Hospital: hospitalizaciones por cualquier causa; Hos ICC: hospitalizaciones por insuficiencia cardíaca; Reducc. costes: reducción de costes al final del seguimiento.

Últimamente, se han conocido los datos de un estudio verdadero de coste-efectividad sobre TRC. Se efectuó reclutando los datos de los pacientes incluidos en los principales estudios de resincronización cardíaca, hasta un total de 1.131 en el grupo de tratamiento médico y de 2.041 en el grupo de TRC. El análisis económico utilizó un modelo de Markov, basado en un árbol de decisiones, con una simulación tipo Monte Carlo. El beneficio clínico se midió en QALY. El coste calculado por paciente y año fue de 34.400 $ para el grupo de pacientes asignados a tratamiento médico y de 64.400 $ para aquellos que recibieron un dispositivo de resincronización cardíaca. El beneficio clínico obtenido por esta terapia fue de 0,28 QALY, lo que supone un coste medio adicional de 107.800 $ por QALY conseguido. Es decir, el tratamiento es eficaz desde el punto de vista sanitario, pero a un alto costo, hecho que parece contradecirse a los resultados obtenidos en los estudios de costes anteriormente citados. Sin embargo, hemos de interpretar estos resultados con cautela. Este estudio ha utilizado datos de pacientes incluidos en otros ensayos, y además el modelo económico supone una estabilidad constante a ciertas variables (complicaciones de la técnica, beneficio clínico...) que habitualmente en la práctica clínica no la poseen, así como a los costes de la insuficiencia cardíaca.[23] Por otro lado, muchos de los pacientes incluidos en el estudio de coste-efectividad de Nichol y colaboradores eran portadores de un desfibrilador, lo cual pudo haber alterado de una manera importante los costes.

En el año 2005 se han publicado los datos de coste-efectividad de dos estudios con un peso importante, a tenor de sus resultados, en resincronización cardíaca: CARE-HF y COMPANION (véase la tabla 2). El primero incluyó a 813 pacientes que fueron randomizados a tratamiento médico o a implante de marcapasos con resincronizador. El estudio de coste-efectividad era un objetivo secundario y se introdujeron los datos de todos los pacientes incluidos en el mismo. El análisis principal era el incremento del coste por QALY ganado, llevándose a cabo para ello el test de calidad de vida europeo (EQ-5D) y el de Minnesota. El seguimiento medio del estudio fue de 29,4 meses y el incremento de los costes fue de 4.316 € por paciente (20.110 € para la TRC y 15795 € para el tratamiento farmacológico). El beneficio obtenido por la TRC fue de 0,22 para los QALY y de 0,10 para los años de vida ganados. Estos resultados suponen un coste de 19.319 y 43.596 € por QALY y años de vida ganados, respectivamente.[24]

Parámetro	Nichol *et al*	CARE-HF	COMPANION-TRC	COMPANION-DAI
Costes adicionales	64.400 $	4.316 €	13.800 $	36.200 $
QALY ganados	0,28	0,22	0,71	0,84
Años ganados	ND	0,10	0,49	0,78
CA/QALY	107.800 $	19.319 €	19.600 $	43.000 $
CA/año ganado	ND	43.596 €	28.100 $	46.700 $
Coste-efectividad	+/-	++	++	+
CA: coste adicional; ND: no disponible; QALY: calidad de vida añadida por año.				

Tabla 2. Índices de coste-efectividad de los principales estudios publicados en terapia de resincronización cardíaca.

El estudio COMPANION incluyó a 1.520 pacientes, que fueron randomizados a tratamiento farmacológico, marcapasos con resincronizador y desfibrilador con capacidad de resincronización (TRC-D) en una proporción de 1-2-2. El seguimiento medio fue de 11,9 meses, 16,2 meses y 15,7 meses, respectivamente. Los autores elaboran un modelo económico que intenta proyectar los datos de costes, supervivencia y calidad de vida (test de Minnesota) obtenidos en el estudio a un seguimiento ficticio de 7 años. Para ello dividen el seguimiento en ciclos de 1 mes y efectúan una simulación tipo Monte Carlo, similar a la que hace Nichol en su análisis. Los parámetros clínicos y económicos se calcularon por separado para los tres grupos de tratamiento. Al final del seguimiento del estudio económico (7 años), los costes por paciente eran de 82.200 $, 59.900 $ y 46.000 $ para TRC-D, TRC y tratamiento farmacológico, respectivamente. Esto supone un incremento de 36.200 $ para el TRC-D y de 13.800 $ para la TRC. El beneficio obtenido (con respecto al tratamiento farmacológico) por el TRC-D fue de 0,84 QALY adicionales y 0,78 años de vida ganados. Para la TRC se obtuvieron 0,71 QALY adicionales y 0,49 años de vida ganados. Ello supone un coste por QALY adicional de 43.000 $ y 19.600 $ y de 46.700 $ y 28.100 $ por año de vida ganado para el TRC-D y la TRC, respectivamente. El estudio demuestra también una reducción importante de los costes por ingresos hospitalarios debidos a cualquier causa y por descompensación de la insuficiencia cardíaca (véase la figura 3) en los grupos de TRC-D y TRC frente al tratamiento farmacológico (datos a 2 años de seguimiento).[25]

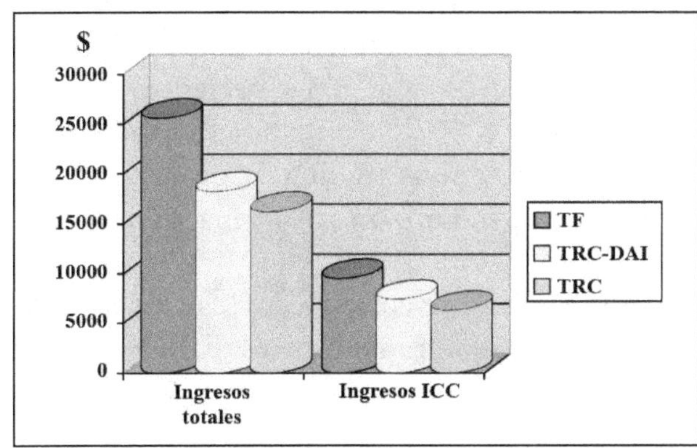

Figura 3. Disminución de costes (a 2 años) producidos por la terapia de resincronización cardíaca con y sin desfibrilador en el estudio COMPANION con respecto a los ingresos totales y por insuficiencia cardíaca. Se expresa en $ y en %. ICC: insuficiencia cardíaca; TF: tratamiento farmacológico; TRC: marcapasos con resincronizador; TRC-DAI: desfibrilador con capacidad de resincronización.

De los dos estudios anteriores se deduce que la TRC es atractiva desde el punto de vista económico y que, además de suponer un beneficio clínico demostrado, reduce los costes de manera sensible. Sin embargo, deben hacerse algunas matizaciones. El estudio de Nichol aporta unos resultados dispares, en términos de coste-efectividad, a los obtenidos en el CARE-HF y el COMPANION. En este metaanálisis se incluyen seis estudios con un seguimiento sólo a 3 meses y otros dos con un seguimiento a 6 meses. Además, en el análisis de costes no se contemplan las hospitalizaciones por cualquier causa, únicamente se tienen en cuenta las hospitalizaciones por insuficiencia cardíaca. Por otro lado, al igual que en el estudio COMPANION, se utiliza un modelo económico de simulación, y no los costes y beneficios reales de cada paciente, con las limitaciones que ello conlleva. En cuanto a los resultados del estudio CARE-HF, único estudio de coste-efectividad que incluye los datos clínicos y económicos paciente a paciente y a un seguimiento real, son muy similares a los obtenidos en el estudio COMPANION para el brazo de la TRC. Sin embargo, en este estudio, el beneficio en términos de QALY adicionales (0,22 frente a 0,71) y años de vida ganados (0,10 frente a 0,49) es mayor, así como los costes por paciente (13.800 $ frente a 4.316 €).

Otra conclusión que puede derivarse de los resultados de coste-efectividad del estudio COMPANION es que el TRC-D ofrece unos beneficios clínicos discretamente superiores a la TRC (0,13 QALY adicionales), pero a expensas de unos costes superiores (82.200 $ frente a 59.900 $). Esto supondría, en términos de coste-efectividad, un coste adicional de 160.000 $ por QALY conseguido.[26] Por lo tanto, el beneficio económico de la terapia de resincronización asociada a desfibrilador debe ser evaluada en estudios diseñados a tal fin, y comparándose con el marcapasos resincronizador como terapia establecida.

4   Coste-efectividad: TRC frente a otras terapias

En general, el beneficio obtenido por la TRC en términos de supervivencia y en la disminución de ingresos hospitalarios es tan importante como el obtenido con otros tratamientos, farmacológicos o no, empleados en la insuficiencia cardíaca avanzada. Así y según datos del estudio COMPANION, fue necesario tratar a 14 pacientes con un desfibrilador-resincronizador para salvar una vida y a 25 con un resincronizador sólo para obtener el mismo fin. Por ejemplo, extrapolando los resultados de los estudios MADIT I y II, el número de pacientes que hay que tratar para salvar una vida sería de 4 y 11, respectivamente (véase la figura 4).[27]

Cuando comparamos los resultados de los estudios de coste-efectividad de la TRC con los obtenidos para otros tratamientos, las cifras no son muy dispares. En la tabla 3 se resumen los principales.

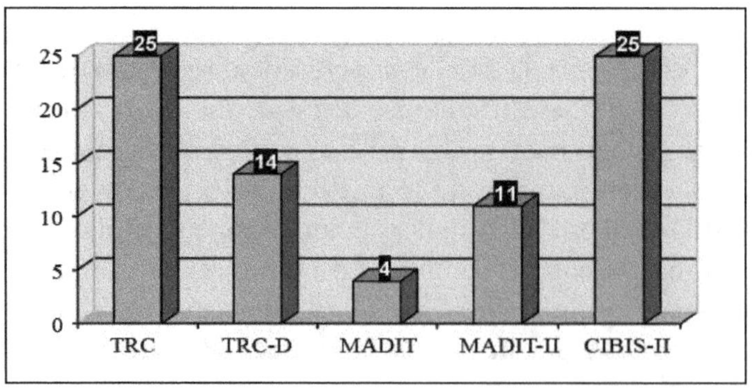

Figura 4. Comparación de diferentes tratamientos según el número de pacientes que hay que tratar para salvar una vida. TRC y TRC-D: terapia de resincronización cardíaca con y sin desfibrilador, según datos del estudio COMPANION.

Existen varios estudios de coste-efectividad del desfibrilador implantable (DAI). Uno de ellos, llevado a cabo por Sanders y colaboradores, compara este dispositivo frente a la amiodarona en prevención primaria y utiliza un modelo basado en un árbol de decisiones.[28] Los resultados fueron diferentes según la fracción de eyección (FE) de los pacientes tratados. Así, en aquéllos con una FE menor del 30 %, el DAI era más coste-efectivo (68.000 $ por vida ganada), volviéndose una terapia dominada por la amiodarona en pacientes con una FE superior al 40 % (200.000 $ por vida ganada). En pacientes con una FE intermedia (30-40 %), el DAI obtuvo un beneficio de 0,18 QALY respecto al tratamiento con amiodarona (205.560 $ por QALY adicional). Esto indica una efectividad clínica del DAI pero a un coste económico respetable. También se conocen los datos de coste-efectividad del estudio MADIT, que comparó la eficacia del DAI en prevención primaria frente al tratamiento médico en pacientes con infarto previo, taquicardias ventriculares no sostenidas y disfunción ventricular izquierda. Los costes adicionales fueron de 21.580$ para el grupo de pacientes con DAI, con unos beneficios de 0,73 QALY y 0,80 vidas ganadas. Esto suponía unos costes de 29.580 $ por QALY adicional y 27.000 $ por vida ganada.[29]

Autor-tratamiento	Incremento costes	$-QALY	QALY ganados
Owens-DAI	37.400 $	85.709	0,50
Sanders-DAI	34.600 $	205.560	0,18
Owens-DAI	36.000 $	116.000	0,23
Nichol-TRC	30.000 $	107.800	0,28
SCD-HeFT-DAI	19.000 $	35.000	ND
MADIT-DAI	21.580 $	29.580	0,73
CARE-HF-TRC	4.316 €	19.319	0,22
COMPANION-TRC	13.800 $	19.600	0,71
COMPANION-DAI	36.200 $	43.000	0,84
MOST-MCP	27.441 $	53.000	0,013
Calkins-Abl TV	2.720 $	20.900	0,13
Hogenhuis-Abl WPW	ND	23.300	ND

Abl: ablación; DAI: desfibrilador implantable; ND: no disponible; QALY: calidad de vida añadida por año; TRC: terapia de resincronización cardíaca; TV: taquicardia ventricular; WPW: Wolff-Parkinson-White.

Tabla 3. Comparación en términos de coste-efectividad entre TRC y otras estrategias terapéuticas.

Otros dos estudios de coste-efectividad del DAI, pero en prevención secundaria, también arrojan unos resultados no muy distintos a los obtenidos con la TRC. En ellos y siempre con un beneficio clínico a favor del DAI, el coste por QALY adicional fue de 85.709 $ y 36.000 $, respectivamente. Es importante reseñar que en estos dos estudios influía de manera importante en el coste-efectividad del dispositivo la tasa de mortalidad cardíaca total y la proporción entre muerte súbita y mortalidad cardíaca total.[30]

Recientemente, hemos conocido los resultados en términos de coste-efectividad del estudio SCD-HeFT *(Sudden Cardiac Death in Heart Failure Trial)*. En él se aleatorizaron 2.521 pacientes en clase funcional II o III y FE menor del 36 % a recibir tratamiento médico más placebo, amiodarona o un DAI monocameral. El coste total de 5 años de tratamiento médico ascendía a 43.077 $ por paciente, siendo el coste en el grupo del DAI de 61.697 $ por paciente, incluyendo los gastos del dispositivo. Los resultados de coste-efectividad mostraban un coste adicional de 33.000 $ por año de vida ganada y de 35.000 $ por QALY adicional. Cuando se analizaban los datos separados por distintas variables, la única que modificaba significativamente estos resultados era la clase funcional NYHA. Así, el DAI parecía no ser coste-efectivo en pacientes con clase funcional III y alcanzaba la mayor coste-efectividad en aquéllos en clase funcional II (26.000 $ por año de vida ganada).[31]

Si comparamos la TRC, en términos de coste-efectividad, con otros procedimientos dentro del campo de la electrofisiología y la estimulación cardíaca, los resultados siguen siendo similares. Así, en sendos estudios que evalúan el beneficio económico de la ablación en pacientes con taquicardia ventricular y síndrome de Wolff-Parkinson-White, se obtienen unos índices de coste-efectividad de 20.900 y 23.300 $ por QALY adicional, respectivamente.[32,33]

El estudio MOST *(Mode Selection in Sinus Node Dysfunction Trial)* demostró una mejora en la calidad de vida de los pacientes con disfunción sinusal cuando recibían un marcapasos bicameral en vez de un marcapasos unicameral ventricular. Esto supuso una ventaja en términos de QALY de 0,013, con un índice de coste-efectividad de 53.000 $ por QALY adicional, cifra no muy diferente a la obtenida con la TRC.[34]

CONCLUSIONES

La TRC es un tratamiento eficaz en pacientes seleccionados con insuficiencia cardíaca avanzada, que mejora su calidad de vida y supervivencia y hace disminuir de manera significativa el número de ingresos hospitalarios que sufren. Por este motivo y basado en los estudios anteriormente referidos, la TRC también es una terapia atractiva desde el punto de vista económico, ya que reduce considerablemente los costes hospitalarios.

También, y cada vez disponemos de más datos que lo confirman, la TRC es un tratamiento coste-eficaz, en términos de calidad de vida y supervivencia, que supone un coste adicional aceptable por QALY adicional conseguido y años de vida ganados, parejo al de otros dispositivos utilizados como el DAI. Aunque parece que el número de pacientes que hay que tratar con un resincronizador para salvar una vida es similar al de otros esquemas terapéuticos empleados en la insuficiencia cardíaca avanzada, deberemos esperar a nuevos estudios para conocer los gastos adicionales que ello supone.

Por último, parece que la combinación DAI-resincronizador, basándonos en los resultados «económicos» del estudio COMPANION, es también un tratamiento coste-eficaz. Debemos esperar, sin embargo, a futuros estudios para poder contestar a la pregunta de qué dispositivo será el más eficaz desde el punto de vista económico en pacientes con insuficiencia cardíaca.

BIBLIOGRAFÍA

1. Davis RC, Hobbs FD, Lip GY. ABC of heart failure, history and epidemiology. Br Med J. 2000; 320:39-42.
2. Cazeau S, Leclercq C, Lavergne T, Walker S, Varma C, Linde C *et al.* Effects of multisite biventricular pacing in patients with heart failure and intraventricular conduction delay. N Engl J Med. 2001; 344:873-80.
3. Abraham WT, Fisher WG, Smith AL, Delurgio DB, Leon AR, Loh E *et al.* Cardiac resynchronization therapy in chronic heart failure. N Engl J Med. 2002; 346:1845-53.
4. Auricchio A, Stellbrink C, Sack S. Long-term clinical effect of hemodynamically optimized cardiac resynchronization therapy in patients with heart failure and ventricular conduction delay. J Am Coll Cardiol. 2002; 39:2026-33.
5. Bristow MR, Saxon LA, Boehmer J, Krueger S, Kass DA, De Marco T *et al.* Cardiac resynchronization therapy with or without an implantable defibrillator in advanced chronic heart failure. N Engl J Med. 2004; 350:2140-50.
6. Cleland J, Daubert JC, Erdmann E, Freemantle N, Gras D, Kappenberger L, Tavazzi L, for the Cardiac Resynchronization-Heart Failure (CARE-HF) Study Investigators: The effect of cardiac resynchronization on morbidity and mortality in heart failure. N Engl J Med 2005; 352:1539-1549.
7. Cowie MR, Mosterd A, Wood DA. The epidemiology of heart failure. Eur Heart J. 1997;18:208-25.
8. Ho KL, Pinsky JL, Kannel WB, Levy D. The epidemiology of heart failure: The Framingham study. J Am Coll Cardiol. 1993; 22 (supl A):6-13.
9. Senni M, Tribouilloy CM, Rodeheffer RJ, Jacobsen SJ, Evans JM, Bailey KR *et al.* Congestive heart failure in the community. Arch Intern Med. 1999; 159:29-34.
10. Levy D, Kenchaian S, Larson MG, Benjamin EJ, Kupka MJ, Ho KL *et al.* Long term trends in the incidence of and survival with heart failure. N Engl J Med. 2002; 347:1397-402.
11. Rodríguez-Artalejo F, Banegas Banegas JR, Guallar-Castillón P. Epidemiología de la insuficiencia cardíaca. Rev Esp Cardiol. 2004; 57:163-70.
12. Pernenkil R, Vinson JM, Shah AS, Beckham V, Wittenberg C, Rich MW. Course and prognosis in patients with congestive heart failure and normal versus abnormal left ventricular ejection fraction. Am J Cardiol. 1997; 79:216-19.
13. Berry C, Murdoch DR, McMurray JJ. Economics of chronic heart failure. Eur J Heart Fail. 2001; 3:283-91.
14. Macías Gallego A, Ruiz Granell R. Terapia de resincronización cardíaca: el punto de vista económico. Rev Esp Cardiol. 2005 (supl);5:18B-23B.
15. O'Conell JB. The costs of management of heart failure. Clin Cardiol. 2000; 23:III-6.
16. Mark DB, Hlatky MA. Medical economics and the assessment of value in cardiovascular medicine: part I. Circulation. 2002; 106:516-20.
17. Mark DB, Hlatky MA. Medical economics and the assessment of value in cardiovascular medicine: part II. Circulation. 2002; 106:626-30.
18. Braunschweig F, Linde C, Gadler F, Ryder L. Reduction of hospital days by biventricular pacing. Eur J Heart Fail. 2000; 2:399-406.
19. Dixon LJ, Thompson G, Harbinson M. Cardiac resynchronization therapy, a cost effective treatment for cardiac failure. Eur Heart J. 2002;23 (supl August):3.
20. Curnis A, Caprari F, Macioli G, Bontempi L, Scivales A, Bianchetti F *et al.* Economic evaluation of cardiac resynchronization in patients with moderate to severe heart failure. Results of the BRESCIA study. PharmacoEconomics. 2003; 5:11-22.

21. Martinez-Ferrer J, Alonso A, Bello C, Rekondo J, Gil P, Sanz M. Evaluación económica de la estimulación biventricular como tratamiento de los pacientes con insuficiencia cardíaca refractaria. Rev Esp Cardiol. 2003; 56 (supl 2):52.

22. Escobar C, Hernández-Madrid A, Blanco B, Escudero J, Marín I, Rondón J *et al.* Resincronización cardíaca. Impacto socioeconómico sanitario. Relación coste-beneficio. Rev Esp Cardiol. 2004; 57 (supl 2):192.

23. Nichol G, Kaul P, Huszti E, Bridges JF. Cost-effectiveness of cardiac resynchronization therapy in patients with symptomatic heart failure. Ann Intern Med. 2004; 141:1-9.

24. Calvert MJ, Freemantle N, Yao G, Cleland JGF, Billingham L, Daubert JC *et al.* Cost-effectiveness of cardiac resynchronization therapy: results from the CARE-HF trial. Eur Heart J. 2005; 26:2681-88.

25. Feldman AM, Lissovoy G, Bristow MR, Saxon LA, De Marco T, Kass DA *et al.* Cost effectiveness of cardiac resynchronization therapy in the comparison of medical therapy, pacing and defibrillation in heart failure (COMPANION) trial. J Am Coll Cardiol. 2005; 46:2311-21.

26. Hlatky MA. Cost efectiveness of cardiac resynchronization therapy. J Am Coll Cardiol. 2005; 46: 2322-24.

27. Auricchio A, Abraham WT. Tratamiento de resincronización cardíaca: estado actual; coste frente a beneficio. Circulation. 2004; 109:300-7.

28. Sanders GD, Hlatky MA, Every NR, Mc-Donald KM, Heidenreich PA, Parsons LS *et al.* Potencial cost-effectiveness of prophylactic use of the implantable cardioverter defibrillator or amiodarone after myocardial infarction. Ann Intern Med. 2001; 135:870-83.

29. Mushlin AI, Hall WJ, Zwanziger J, Gajary E, Andrews M, Marron R *et al.* The cost-effectiveness of automatic implantable cardiac defibrillators: results from MADIT. Circulation. 1998; 97:2129-35.

30. Lynd LD, O'Brien BJ. Cost-effectiveness of the implantable cardioverter defibrillator: a review of current evidence. J Cardiovasc Electrophysiol. 2003; 14:S99-S103.

31. Shelton RJ, Velavan P, Nikitin NP, Coletta AP, Clark AL, Rigby AS. Clinical trials update from the American Heart Association meeting: SCD-HeFT cost-effectiveness study. Eur J Heart Fail. 2005; 7:127-35.

32. Calkins H, Bigger T, Ackerman SJ, Duff SB, Wilber D, Kerr RA *et al.* Cost-effectiveness of catheter ablation in patients with ventricular tachycardia. Circulation. 2000; 101:280-88.

33. Hogenhuis W, Stevens SK, Wang P, Wong JB, Manolis AS, Estes M III *et al.* Cost-effectiveness of radiofrequency ablation compared with other strategies in Wolff-Parkinson-White syndrome. Circulation. 1993; 88:437-46.

34. Rinfret S, Cohen DJ, Lamas GA, Fleischmann KE, Weinstein MC, Orav J *et al.* Cost-effectiveness of dual-chamber pacing compared with ventricular pacing for sinus node dysfunction. Circulation. 2005; 111:165-72.

Capítulo 10

La resincronización cardíaca en pacientes con fibrilación auricular

A. Hernández Madrid, M. Godoy, W. Marín, O. Bernal,
A. Amador, I. García, M. Castillo, C. Moro

Hospital Ramón y Cajal
Unidad de Arritmias
Universidad de Alcalá
Departamento de Medicina
Madrid

Dirección para correspondencia
Hospital Ramón y Cajal
Dr. A. Hernández Madrid
ahernandez.hrc@salud.madrid.org

La terapia de resincronización cardíaca (TRC) se ha convertido en los últimos años en uno de los adelantos terapéuticos más importantes en la terapia de insuficiencia cardíaca congestiva (IC).[1] El implante de resincronizadores como tratamiento para la IC está en creciente y continuo aumento. Este entusiasmo ha generado la posibilidad de que la terapia de resincronización cardíaca se extienda a un creciente número de pacientes, como en el caso de los pacientes con fibrilación auricular (FA).

La mayor parte de la información disponible en resincronización cardíaca se ha obtenido de los pacientes con ritmo sinusal por grandes estudios multicéntricos, con seguimiento a medio y largo plazo como el PATH-CHF,[2] MUSTIC,[3] MIRACLE,[4] COMPANION,[5] CARE-HF, que demostraron mejorías sustanciales en calidad de vida, disminución de la morbilidad y también de la mortalidad.

En las guías más recientes para el diagnóstico y tratamiento de la insuficiencia cardíaca crónica y su puesta al día (2005), la Sociedad Europea de Cardiología establece la indicación de resincronización biventricular como Clase I, en pacientes con fracción de eyección (FE) reducida y disincronía ventricular (ancho de QRS $\geq$ 120 ms), los cuales permanecen sintomáticos (NYHA III-IV) pese a la medicación optimizada. No se menciona específicamente que los pacientes deban estar en ritmo sinusal o no. En cuanto a nivel de evidencia, lo separa según mejoría de los síntomas (clase de recomendación 1, nivel de evidencia A), disminución de las hospitalizaciones (clase de recomendación 1, nivel de evidencia A) y disminución de la mortalidad (clase de recomendación 1, nivel de evidencia B). Lo mencionado anteriormente se apoyó en los resultados de múltiples estudios, incluyendo el estudio COMPANION, en el que tanto la mortalidad como las hospitalizaciones por alguna causa fueron reducidas en un 20 % en los dos brazos del estudio. La mortalidad (como objetivo secundario) fue reducida en un relativo 24 % (4 % absoluto) (P = 0,06) por la terapia de resincronización cardíaca, y con una reducción relativa del 36 % (7 % absoluto) en terapia de resincronización cardíaca más desfibrilador ventricular, con un seguimiento de 16 meses. También el estudio CARE-HF, que incluyó 813 pacientes con disincronía ventricular y/o un QRS de duración $\geq$ 150 ms, tuvo unos buenos resultados de disminución de la morbimortalidad, demostrando una reducción relativa del 37 % (16 % absoluto) en muertes por eventos cardiovasculares mayores (P ≤ 0,001) y una reducción del 36 % (10 % absoluta) en todas las causas de muerte (P ≤ 0,001).[6]

Pese a la efectividad de la resincronización de pacientes en ritmo sinusal (RS), existe cierto reparo para establecer criterios definitivos o algoritmos terapéuticos que incluyan pacientes portadores de FA e IC. Por lo tanto, el objeto de este capítulo es poder establecer un análisis pormenorizado de la IC y FA.

1   Fibrilación auricular e insuficiencia cardíaca

Los pacientes con IC tienen una prevalencia de FA que va desde < 10 % en los pacientes que se encuentran en clase funcional I de la NYHA, a aproximadamente el 40 % de los que se encuentran en clase funcional IV. La incidencia de FA en la IC aumenta con el estadio de la enfermedad y con la edad del paciente, variando del 10 %, en el estudio SOLVD (IC leve a moderada, edad promedio 60 años), al 30 %, en el estudio ELITE II (leve a moderada, promedio 73 años); y al 50 % en el estudio CONSENSUS.[7] Como mencionamos, tanto en hombres como en mujeres la aparición de FA es exacerbada por la edad avanzada, la presencia de hipertensión arterial y diabetes, las valvulopatías y la IC.[8] Diremos, pues, que los factores de riesgo cardiovascular son los que predisponen a la FA.

En la fisiopatología de la IC, tanto factores mecánicos como electrofisiológicos locales favorecen a la aparición de FA, la cual lleva implícita una complicación y un agravamiento de la IC. Probablemente, la desestructuración y el remodelamiento anatómico promueven al agrandamiento cavitario auricular, con alteración eléctrica fomentada por la taquicardia y el aumento de las catecolaminas circulantes.[9]

La disminución del llenado ventricular a consecuencia de la FA es de aproximadamente el 25 %, por pérdida de la contracción auricular. Si a ello se agrega una alta frecuencia cardíaca con disminución del tiempo de llenado diastólico resulta en una caída importante del volumen minuto, motivando una descompensación hemodinámica importante. En un estudio retrospectivo del SOLVD, se concluye que la presencia de FA se asocia con mayor riesgo de mortalidad por toda causa, principalmente por fallo cardíaco. En éste y otros estudios se obtuvieron datos que sugieren que la FA contribuye a la progresión de la IC.[10]

La FA está asociada, además, con aumento de riesgo de tromboembolismo periférico y puede contribuir al deterioro hemodinámico cuando está acompañada de respuesta ventricular acelerada y por la ausencia efectiva de la contracción auricular.

Pardaens y cols.[11] estudiaron el consumo máximo de oxígeno en relación con la presencia de FA en IC avanzada. El resultado fue que en los pacientes con IC severa la FA se asocia con una disminución del 20 % del consumo máximo de oxígeno, sugiriendo que la contracción auricular o el ritmo regular, o ambos, son críticos para mantener el volumen minuto adecuado al ejercicio físico.

Es probable que el ritmo irregular contribuya también a provocar o agravar la disfunción ventricular.[12,13] Concretamente, el efecto desfavorable de la taquicardia en la función ventricular se observa en casos de taquimiocardiopatía.[14]

2 Control del ritmo y la frecuencia en pacientes con fibrilación auricular e insuficiencia cardíaca

Se ha demostrado la efectividad de ciertos fármacos en la terapia de la FA. Entre ellos, la amiodarona mostró una eficacia manifiesta, por la disminución en la frecuencia cardíaca, así como el mantenimiento del ritmo sinusal por más de un año en el 50 % de los pacientes, en los cuales otros tratamientos fueron ineficaces.

La digital, además de su efecto inotrópico leve, bradicardiza la respuesta ventricular. Los betabloqueadores (BB) contribuyen a reducir la frecuencia cardíaca (FC). Un fármaco más actual es la dofetilida,[15] bloqueadora específica del componente rápido de la corriente de potasio (Ikr); representa el primer fármaco con propiedades relativamente puras de clase III que ha sido autorizada por la FDA *(Food and Drugs Administrations)*. En el miocardio auricular, la dofetilida prolonga el potencial de acción y el período refractario efectivo, casi más del doble que en el miocardio ventricular, aunque la prolongación de la duración del potencial de acción monofásico y del periodo refractario es idéntica en la aurícula y en el ventrículo. El fármaco reduce la frecuencia cardíaca y prolonga la recuperación del nódulo sinusal en la aurícula aislada. Ha sido usada en la conversión de la fibrilación y aleteo auricular. Norgaard[16] logró conversión farmacológica a RS de la fibrilación auricular en el 30 % y del aleteo auricular en el 64 % usando dofetilida (contra 0 y 4 %, respectivamente, en grupo placebo).

El uso de este fármaco en la fibrilación auricular se ha analizado en estudios como el SAFIRE-D[17] y el EMERALD[18], que se unen a investigaciones anteriores elaboradas en el DIAMOND.[19] La dofetilida se mostró más eficaz que el sotalol en la conversión a RS. En el DIAMOND-CHF,[19] de los 391 pacientes con FA pasaron a RS con dofetilida el 12 % a 1 mes y el 44 % a los 12 meses, mientras que en el grupo placebo el porcentaje fue 1 % a 1 mes y 13 % a 12 meses. Para Saxonhouse y Curtis[20] hay dos formas de manejo de los pacientes con fibrilación auricular recurrente, consistentes en restaurar y mantener el RS por medio de la cardioversión y luego el uso de antiarrítmicos, o simplemente controlar la frecuencia cardíaca. Hacen una revisión del tema y citan los estudios PIAF, STAF, AFFIRM y RACE (véase la tabla 1).

El estudio PIAF *(The Pharmacological Intervention in Atrial Fibrillation)*[21] demostró en 252 pacientes con FA sintomática y persistente que, tras un año de seguimiento, tanto la restitución del RS como el control de la frecuencia son comparables con respecto a mejoría sintomática, aunque la capacidad para el ejercicio fue mejor con el control del ritmo. Como contrapartida resultó en mayor número de hospitalizaciones.

ESTUDIO	PACIENTES	SIGNOS Y SÍNTOMAS (RS Y FA)	SUPERVIVENCIA
PIAF	252	NS	
STAF	200	NS	
AFFIRM	4.060	NS	NS
RACE	522		NS
* Nota: NS (no significativo), RS (ritmo sinusal), FA (fibrilación auricular)			

Tabla 1. Estudios comparativos entre control de frecuencia versus control del ritmo.

El estudio STAF *(The Strategies of Treatment in Atrial Fibrillation)*[22] aleatorizó a 200 pacientes con FA a una estrategia de control de la frecuencia ventricular versus otra de cardioversión y mantenimiento del RS. Las conclusiones fueron similares a las del estudio PIAF. Pero hubo una alta tasa de fracaso en mantener el RS en pacientes del grupo cardioversión. Sin embargo, hubo un solo evento (ACV después de cardioversión) en los mantenidos en RS, contra 18 eventos en los pacientes que se mantenían con FA.

De gran importancia han sido los resultados del estudio AFFIRM *(Atrial Fibrillation Follow-up Investigation of Rhythm Management investigators)*[23]. Se estudiaron 4.060 pacientes con FA, de edad promedio 69,7 ± 9 años. En ambos grupos la mayoría de los ACV ocurrieron cuando la warfarina había sido interrumpida o cuando el RIN estaba por debajo de los niveles aconsejados.

Del estudio AFFIRM surge la conclusión de que el manejo de la FA con control de ritmo no logra mayor sobrevida que la estrategia de controlar la FC, y aún, incluso, que hay mayores ventajas con esta última por el menor riesgo de efectos adversos de los fármacos antiarrítmicos.

En el estudio RACE *(Rate Control Versus Electrical Cardioversion for Persistent Atrial Fibrillation)*[24] se reclutaron 522 pacientes con FA persistente después de una cardioversión eléctrica previa, que fueron aleatorizados a recibir tratamiento a control de frecuencia o a control de ritmo. La conclusión fue que el control de frecuencia no es inferior al control de ritmo para la prevención de muerte y morbilidad por causas cardiovasculares y puede ser un tratamiento adecuado en pacientes con recurrencia de FA persistente después de cardioversión eléctrica.

Estos estudios, AFFIRM y RACE, así como los previos PIAF y STAF, son importantes para establecer conductas en pacientes con FA. Pero debe tenerse en cuenta que no se trata de poblaciones con IC predominante, por lo cual la estrategia puede variar cuando se plantea inestabilidad hemodinámica o descompensaciones severas.

La existencia de nuevos fármacos,[25] como la ya mencionada dofetilida, la dronedarona[26] y la azimilida,[27] pueden modificar la estrategia de manejo de los pacientes con IC que presentan FA, pero tratar a pacientes con IC y FA es dificultoso por las perturbaciones electrofisiológicas asociadas, y los efectos proarrítmicos e inotrópicos negativos de los fármacos antiarrítmicos. En pacientes que han padecido IM, el dL-sotalol, la dofetilida y la amiodarona no han mostrado efectos adversos sobre la supervivencia. Lo mismo puede decirse en caso de IC. En el CHF-STAT,[28] la amiodarona redujo la frecuencia de aparición de FA y mejoró la FE a través del tiempo, y hubo menor mortalidad en los que se produjo la conversión por amiodarona de la FA a ritmo sinusal. En el estudio DIAMOND[19] la dofetilida disminuyó las rehospitalizaciones por IC. Los efectos no perjudiciales sobre sobrevida y favorables hemodinámicamente de la amiodarona y la dofetilida en pacientes con IC han hecho que se considere a estas drogas agentes antiarrítmicos de elección. En cualquier caso, los pacientes con IC y con FA persistente deben ser anticoagulados.[29-31]

Quizás el estudio más importante, actualmente en marcha, en este orden, es el AF-CHF, que investiga distintas estrategias terapéuticas en pacientes con insuficiencia cardíaca y FA. The Atrial Fibrillation and Congestive Heart Failure (AF-CHF) trial.[32] Este estudio analiza si restaurar el ritmo sinusal y mantenerlo tiene un efecto beneficioso en la mortalidad cardiovascular en pacientes con insuficiencia cardíaca. Este aspecto concreto nunca ha sido estudiado en un ensayo randomizado con la potencia apropiada. El estudio llevado a cabo en Estados Unidos y en Europa incluirá un total de 1.450 pacientes con FE < 35 % y FA a una de 2 estrategias terapéuticas:

1) Control del ritmo con el empleo de cardioversión eléctrica y fármacos antiarrítmicos (amiodarona u otros fármacos de clase III).
2) Control de la frecuencia cardíaca con el empleo de BB, digoxina o ablación del nodo AV y marcapasos.

El punto final primario es la mortalidad cardiovascular y el método primario de análisis, la intención de tratar. Los investigadores anticipan una mortalidad cardiovascular a 2 años del 18,75 % en el grupo control de la frecuencia y un 25 % de reducción de la mortalidad en el grupo de control del ritmo. Tendremos que esperar hasta 2007, año en el que previsiblemente contaremos con los resultados del estudio AF-CHF.

En cualquier caso, el control de la frecuencia cardíaca es fundamental en los pacientes con fibrilación auricular persistente y resincronización cardíaca. Si no se consigue con tratamiento farmacológico de manera adecuada, deberemos efectuar la ablación del nodo aurículoventricular para lograr una estimulación óptima en el mayor porcentaje posible de latidos, aparte de los propios beneficios que una frecuencia cardíaca dentro de los límites normales aportará al paciente.

3 Resincronización cardíaca en pacientes con fibrilación auricular: ensayos clínicos

Los primeros ensayos clínicos aleatorizados que se llevaron a cabo, con el objeto de valorar la terapia de resincronización cardíaca, fueron el estudio MUSTIC *(Multisite Stimulation in Cardiomyopathy-Atrial Fibrillation)*,[33] del que derivó el estudio MUSTIC-AF,[33] que fueron planificados como dos ensayos clínicos a doble ciego, aleatorizados, cruzados, con 3 meses de tratamiento con la terapia de resincronización cardíaca (catéteres electrodos en seno coronario, ápex del ventrículo derecho e intervalo aurículoventricular optimizado). En el MUSTIC-AF el criterio de inclusión principal era presentar insuficiencia cardíaca en clase funcional III de la NYHA, con una FE $\leq$ 35 % y un complejo QRS ensanchado (200 ms o más) con optimización en la terapia farmacológica. Se pretendía obtener una diferencia mínima de un 10 %, con respecto a la basal. Como objetivos se establecieron la calidad de vida, el consumo de oxígeno, el test de los 6 minutos y la tasa de hospitalización. Inicialmente se incluyeron a 64 pacientes, completando el estudio 41 pacientes. Los resultados mostraron en la puntuación de la calidad de vida, según el test de Minnesota, un 46 ± 22 en el los pacientes del grupo de FA. La mejoría en la FE fue entre el 5 y el 10 %, controlados por ecocardiografía transtoráxica.

Otro estudio prospectivo, randomizado, simple ciego, es el OPSITE *(Optimal Pacing SITE)*[34] en el cual se enrolaron 56 pacientes con FA y ablación del nodo AV. Se comparó si la estimulación en el ventrículo izquierdo (VI) era mejor que la efectuada en el ventrículo derecho (VD), por espacio de 3 meses, tiempo que duró la primera fase. Luego de la misma forma y por otros tres meses, se comparó la estimulación biventricular versus la estimulación en VD, denominada segunda fase. La hipótesis consistía en establecer si la estimulación cardíaca permanente en VI o en ambos ventrículos era mejor que la efectuada en punta de VD, esto basándose en parámetros clínicos, tales como: calidad de vida, tolerancia al ejercicio, clase funcional de la NYHA y presencia o incremento de síntomas. También se evaluaron parámetros ecocardiográficos como dimensiones sisto-diastólicas del VI, FE e insuficiencia mitral. La fase 1 fue completada por 52 pacientes. La duración del QRS fue de 173 ± 29 ms, en el grupo de estimulación en VD, y de 175 ± 28 ms en los pacientes con estimulación en VI. Comparando la estimulación entre el VD y el VI, las diferencias fueron escasas y solamente las variables ecocardiográficas mostraron cambios estadísticos, siendo el más significativo el que mostró una disminución en la regurgitación mitral con una p = 0,001 en favor de la estimulación en VI. A la inversa, se observó una mejoría manifiesta con ambos modos de estimulación, y en la mayoría de las variables, comparadas con la evaluación basal. Siendo la FE la que marcó mayor diferencia entre la estimulación del VD y su basal (p = 0,04), y la estimulación en VI versus su basal (p = 0,001). La fase 1 y 2 fue completada por 41 pacientes. En la fase 2, la duración del QRS fue de 170 ± 29 ms en la estimulación en el VD y de 156 ± 29 ms con la estimulación biventricular. Los cambios significativos entre ambos modos de estimulación se presentaron en el cuestionario de calidad de vida de Minnesota, en insuficiencia cardíaca (p = 0,08), en FE (p = 0,02) y en insuficiencia mitral (p = 0,001). Todos los parámetros clínicos mejoraron estadísticamente y de manera significativa, en ambos modos de estimulación, comparados individualmente, con sus respectivas evaluaciones basales. Los parámetros ecocardiográficos en el grupo de estimulación biventricular mostraron un cambio estadísticamente significativo en todos los puntos evaluados, excepto en el diámetro diastólico del VI (p = 0,17); en cambio, en el grupo de pacientes con estimulación en VD, los cambios ecocardiográficos con respecto a su basal fueron escasamente significativos. Se concluye con que la regularización del ritmo obtenido por la ablación del nodo aurículoventricular (AV), mejora la calidad de vida y capacidad al ejercicio con los modos de estimulación evaluados. La estimulación en VI y en ambos ventrículos provee una leve mejora comparada con la estimulación estándar en el VD.

El estudio PAVE *(Left Ventricular-Based Cardiac Stimulation Post AV Nodal Ablation Evaluation)*[35] fue diseñado como un estudio prospectivo, aleatorizado, destinado a comparar la estimulación biventricular con la estimulación ventricular derecha en 184 pacientes con fibrilación auricular (FA) crónica, con independencia de la función ventricular izquierda o clase funcional de la NYHA. Se establecieron los siguientes criterios de inclusión: padecer FA crónica durante al menos el último mes, haberse sometido a un procedimiento de ablación con catéter del nodo aurículoventricular seguido de la implantación de un marcapasos permanente, estar en clase funcional de la NYHA I a III y no ser capaz de recorrer una distancia superior a los 450 m en el test de los 6 minutos. Se aleatorizó a los pacientes en una relación 2:1 a recibir estimulación biventricular o derecha, y se llevó a cabo seguimiento durante 6 meses. La edad media de los pacientes fue de 69 años. Al final del seguimiento, los pacientes que recibieron estimulación biventricular fueron capaces de caminar una media de 25,55 m más que los que fueron sometidos a estimulación ventricular derecha (objetivo primario; p = 0,03). El objetivo secundario, el consumo pico de oxígeno (VO$_2$ pico) fue 1,02 ml/kg/min superior en el grupo con estimulación biventricular (p < 0,01), y la duración del ejercicio fue 41,6 s también superior (p < 0,01).

Aunque no se había preestablecido como objetivo del estudio, se observó que la fracción de eyección del ventrículo izquierdo no se modificó en los pacientes que fueron sometidos a estimulación biventricular, pero disminuyó del 44,9 al 40,7 % en los pacientes con estimulación derecha (p = 0,03 comparado con el basal). No se observaron diferencias de supervivencia entre ambos grupos. En la tabla 2 se muestra una comparativa de los diferentes estudios, con respecto a FE preimplante de la TRC, y luego de la misma.

Estudio	Ptes	C. Funcional NYHA	Mejoría de FE Post TRC
Mustic-af	50	Iii	5 - 10 %
Opsite	56	Ii-iii	9
Pave	184	I-iii	Ns

Tabla 2. Comparación entre la FE pre y post implante
de TRC en pacientes con FA.

El estudio MASCOT *(Management of Atrial Fibrillation Suppression in AF-HF COmorbidity Therapy)*,[36] ensayo clínico europeo en desarrollo, fue diseñado con el objeto de examinar si la adición del algoritmo de la supresión del AF a la terapia cardíaca de la resincronización (TCR) mejoraría el pronóstico de pacientes con IC, comparando dos grupos: uno con la terapia activada y otro con la terapia desactivada. El punto final primario del estudio es el desarrollo del AF permanente. Los puntos finales secundarios son la segura aplicación del algoritmo de la supresión de FA y la evolución de variables clínicas múltiples en 24 meses de evolución. La TRC combinada con un algoritmo de prevención de taquiarritmias auriculares puede representar un avance importante en el manejo del FA en IC.

4   ¿Es el paciente con FA menos respondedor a la terapia de resincronización cardíaca?

Desde el inicio en la terapia de resincronización cardíaca, se observó que cerca de un 30 % de los pacientes que eran sometidos a la terapia no respondían según lo esperado. Esto obligó a redefinir a los pacientes candidatos a ser resincronizados, en dos categorías: los respondedores y los no respondedores.[37,38] Es así que un metaanálisis, Bradley *et al* [39], mostró que alrededor de un tercio de los pacientes no mejoran con la TRC y, aunque se relacionaron parámetros ecocardiográficos y relativos a la localización del electrodo con la falla de respuesta a la TRC, no se han identificado claramente variables clínicas previas al implante que puedan predecir una falta de mejoría con dicho tratamiento.

En un estudio observacional prospectivo, se implantó a 63 pacientes un dispositivo de resincronización cardíaca, y se efectuó una evaluación completa de los pacientes a los 6 meses. Se consideró como respuesta positiva a la TRC los que habían mejorado, en función de una variable clínica compuesta que incluía ausencia de muerte de origen cardíaco o trasplante cardíaco y mejoría en la distancia recorrida durante la prueba de la marcha de los 6 minutos. Se exigió un aumento superior a un 10 % en la distancia recorrida en esta prueba, de manera individualizada para cada paciente, para considerar que había habido mejoría en el estado clínico. El principal aporte de este trabajo fue identificar variables clínicas y ecocardiográficas, previas al implante, que pueden ayudar a identificar pacientes con menor probabilidad de mejorar clínicamente con la terapia de resincronización. La mejoría se ha definido en función de una variable combinada que ha incluido a los pacientes que no han completado el seguimiento por muerte cardíaca o trasplante cardíaco, ya que ellos han presentado un cambio en el estado clínico más importante que el cambio en la clase funcional, calidad de vida o tolerancia al ejercicio. Por otro lado, en los pacientes que no respondieron a la terapia de resincronización hubo un empeoramiento importante respecto a la distancia recorrida en el test de los 6 minutos, así como variaciones no significativas en la clase funcional, en la puntuación obtenida en el test de calidad de vida y en las dimensiones y función sistólica del ventrículo izquierdo. El estudio concluye que la terapia de resincronización para el tratamiento de la insuficiencia cardíaca moderada-severa con un complejo QRS ancho por bloqueo de rama izquierda, produce mejoría clínica en aproximadamente un 70 % de los pacientes, mientras que un tercio empeora o no mejora con respecto a la situación basal. Los pacientes que responden lo hacen de manera clara, con una mejoría clínica importante. La cardiopatía isquémica, la TVMS clínicamente documentada y la insuficiencia mitral al menos moderada se comportan como factores predictores de la falta de respuesta al tratamiento de resincronización cardíaca, y deberían ser tenidas en cuenta antes de llevar a cabo la indicación de esta terapia. Como observamos, la fibrilación auricular no es considerada un factor predictivo negativo en la TRC. Se destaca que en este trabajo fueron incluidos 14 pacientes con FA, de los cuales 9 presentaron mejorías de seguimiento, en función de las variables consideradas positivas, representando un 64 % en este subgrupo, comparada con un 69,8 % (44 pacientes) que se encontraban en ritmo sinusal.[40]

Un nuevo estudio en 115 pacientes elaborado por un grupo multicéntrico[41] determinó que las causas por las cuales los pacientes se constituían en no respondedores eran principalmente: isquemia cardíaca, diámetro de fin de diástole del VI ≥ 75 mm, insuficiencia mitral severa y taquicardia ventricular monomorfa sostenida. Concluyendo que la presencia de más de uno de los factores mencionados disminuiría la efectividad de la terapia. La presencia de un factor de los mencionados nos orientaría a un éxito terapéutico del 77 y el 80 %, con dos factores predictivos entre un 53 y un 57 %, con tres o más el éxito de la terapia sería del 27 % aproximadamente. Esta publicación agrega, en contraste con otros,[42] que la presencia de FA no parece disminuir la probabilidad de respuesta favorable.

En cualquier caso, la estimulación en la punta del ventrículo derecho produce un patrón de la conducción hacia el VI similar a un bloqueo de rama izquierda, con un vector QRS inicial y total, de dirección posterior-superior con prolongación en la duración de dicho complejo. Las consecuencias de la estimulación del VD incluyen el movimiento paradójico del *septum* y una reducción en la FE, con un consiguiente efecto deletéreo sobre la presión sistólica y el volumen minuto cardíaco. La estimulación apical crónica del VD produce cambios geométricos similares a los observados por ecocardiografía en el BCRI intrínseco. La estimulación en la punta del VD empeora síntomas y estado funcional cuando es utilizado en el paciente con la disfunción ventricular preexistente.[43]

La TRC revierte las anormalidades mecánicas asociadas al retraso en la conducción ventricular, por lo que mejora los síntomas de los pacientes, así como la capacidad funcional, tolerancia al ejercicio y calidad de la vida.[44] Los mecanismos por los cuales la TRC mejora los síntomas de la IC incluyen la normalización del movimiento ventricular de la pared lateral, la optimización del llenado AV y la reducción en la regurgitación mitral, en pacientes con disfunción del VI y retraso de la conducción con intervalos QRS por encima de 130 ms. Leon *et al*[45] evaluaron si la TRC mejora la función ventricular, clase funcional, calidad de la vida y disminuye la hospitalización en pacientes con IC y FA crónica. El estudio incluyó 20 pacientes, con IC severa, FA permanente, ablación del nodo AV y estimulación del VD con un mínimo de 6 meses antes de ser incluidos. Los criterios de inclusión fueron FE ≤ 35, clase funcional III-IV de NYHA y refractarios a la terapia farmacológica. El seguimiento se efectuó a los 3,6 meses repitiendo los estudios complementarios iniciales (interrogación, ECG de 12 derivaciones, ecocardiograma, interrogación al dispositivo, calidad de vida, Rx. de tórax y examen psicológico). Los puntos que había que analizar incluyeron determinación de la FE y dimensiones por ecocardiografía, clase funcional; la calidad de vida fue valorada por la puntuación de la Universidad de Minnesota para insuficiencia cardíaca, así como también la frecuencia de hospitalizaciones antes y después de las revisiones del dispositivo de estimulación cardíaca.

Todos los pacientes completaron el seguimiento entre los 3 y los 6 meses posteriores. Los resultados fueron muy significativos, ya que la clase funcional cambió de 3,4 ± 0,5 a 2,4 ± 0,6 (p < 0,001). El número de hospitalizaciones que se producían en un año antes del implante de la TRC disminuyeron desde un promedio de 1,9 ± 0,8 a 0,4 ± 0,6 (p < 0,001) y en el primer año postprocedimiento. La puntuación del test de calidad de vida y sobrevida de Minnesota mejoró de 78 ± 24 a 52 < 23 (p < 0,01). En los parámetros eléctricos y ecocardiográficos, los cambios también fueron muy significativos, la duración del QRS disminuyó de 213 ± 40 ms a 172 ± 31 ms (p < 0,0001), la FE del VI de 21,5 ± 6,9 % a 30,9 ± 11,5 % (p < 0,001). Los diámetros diastólicos del VI disminuyeron de 67,9 ± 8,3 a 63,5 ± 7,7 mm (p < 0,003) y el diámetro a fina de sístole fue de 56,3 ± 9,8 mm a 51,5 ± 10,9 mm (p < 0,01). Este estudio concluye, que la TRC mejora los síntomas de IC, e incrementa significativamente la función ventricular en pacientes con ablación del nodo AV; por lo que no se debería excluir a los pacientes con FA y severa IC de ser candidatos a la TRC, cuando la conducción AV puede ser controlada por fármacos o con ablación del nodo AV.

Otros estudios, como el desarrollado por Sander *et al,*[46] han comparado la respuesta de la TRC en pacientes RS versus FA,donde se enrolaron 60 pacientes, 30 con ritmo sinusal y 30 en FA, cuyo objetivo primario fue la posibilidad de los beneficios de la TRC en pacientes con FA. Los beneficios de la terapia fueron valorados por parámetros clínicos (clase de la NYHA, capacidad al ejercicio y puntuación de calidad de vida). El número de no respondedores fue mayor entre los pacientes con FA (RS 80 %, FA 64 %, p = < 0,05). Además, se produjo una disminución en las hospitalizaciones, por causa de insuficiencia cardíaca descompensada (RS p < 0,05, FA p < 0,05). Así también, los pacientes que estaban en FA fueron subdivididos en dos grupos: quienes habían sufrido ablación del nodo A-V y quienes no. El hallazgo fue que el beneficio parece ser mayor en los pacientes en quienes se practicó la ablación del nodo AV. Pese a esto la diferencia entre ambos grupos no fue significativa (71 % versus 54 %, p = NS).

En cualquier caso, existen múltiples indicadores que pueden ser predictores de una inadecuada respuesta a la TRC: ubicación subóptima del catéter, miocardio isquémico no viable o con infarto, pobre umbral u optimización inadecuada del dispositivo y severa dilatación del VI o dilatación irreversible del anillo mitral con insuficiencia severa.

5   ¿Es mayor la morbimortalidad de los pacientes con fibrilación auricular tratados con resincronización?

La morbilidad entre los pacientes resincronizados con RS y FA fue analizada por el estudio MUSTIC.[3-33] En uno de sus puntos de análisis se determinó que el costo por cuidado hospitalario es el principal de los gastos en el manejo de los pacientes con ICC. Las observaciones presentadas por el mencionado estudio revelaron que los cuidados hospitalarios por ICC fueron 7 veces menores en el grupo de RS y 4 veces menos en el grupo de FA. La supervivencia a un año fue del 85 %. Estos datos no fueron aportados directamente por los resultados del MUSTIC,[33] sino por otros estudios con medicación, que incluían a la misma población.

La mortalidad, así como su análisis con respecto a la frecuencia y las causas, en pacientes resincronizados y en FA, es una asignatura pendiente, para trabajos futuros aleatorizados, que incluyan un número significativo de pacientes, así como un largo tiempo de seguimiento, para después poder establecer parámetros concluyentes y definitivos. Probablemente, las limitaciones residen sobre todo en las dos variables mencionadas.

La mortalidad de los pacientes con FA y resincronización sigue siendo objeto de estudio. Sander *et al* mostraron que la supervivencia entre pacientes resincronizados con FA mostraban una tendencia a una mayor mortalidad (10 % versus 23 %, p = 0,07). La supervivencia a largo plazo, en los pacientes con FA que reciben TRC, aún no está valorada, y los resultados nos hacen pensar que sería similar en ambos grupos (FA versus RS).[47]

6   Manejo de los pacientes en fibrilacion auricular y resincronización cardíaca

Los pacientes con ICC y FA plantean el problema de la resincronización subóptima (véanse las figuras 1a y 1b), al no contar con la contracción auricular, existiendo aún pocos datos publicados que avalen su manejo adecuado, sobre todo en cuanto a la necesidad de practicar sistemáticamente ablación del nodo. Ya desde el mismo implante existen distintas alternativas como cardiovertirlos y añadir un electrodo auricular. En ocasiones, cuando ya se ha implantado el sistema y se va a medir, los umbrales de desfibrilación

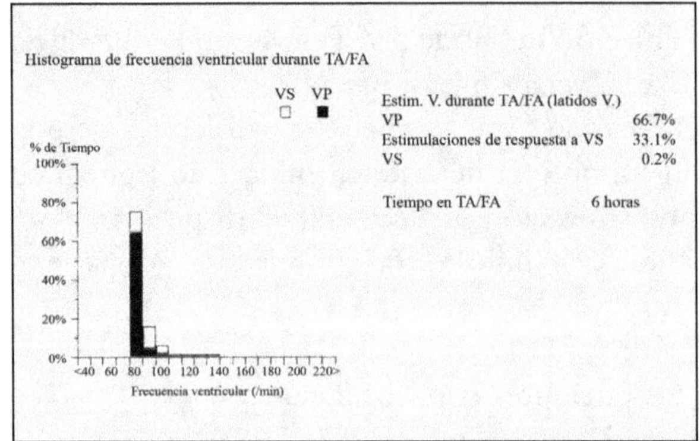

Figura 1a. Paciente en fibrilación auricular, con el 33,1 % de los latidos que pertenecen a la actividad intrínseca cardíaca, en los que el resincronizador detecta esta actividad y emite un estímulo biventricular simultáneo de manera automática.

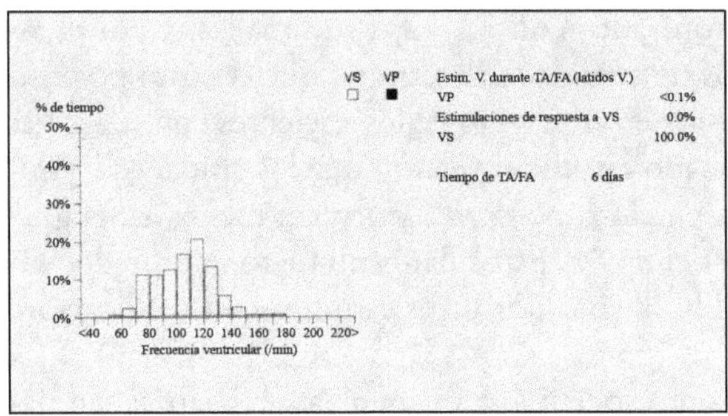

Figura 1b. Paciente con insuficiente control de la fibrilación auricular, el 100 % de los latidos corresponden a la actividad propia, y el resincronizador, automáticamente, estimula una vez detectada esta actividad intrínseca. Este paciente, a pesar de este estímulo automático, creemos que necesitaría una optimización mayor del control de la frecuencia cardíaca.

revierten a ritmo sinusal, pero sin haber implantado un electrodo auricular, lo que dificulta la resincronización efectiva de manera inmediata. Algunos pacientes, además, tras obtener mejoría hemodinámica en el seguimiento revierten posteriormente a los meses a ritmo sinusal y de nuevo nos plantean el problema.

7   Estrategias terapéuticas

Existen diferentes estrategias terapéuticas para la FA permanente (véase la figura 2). Para retornar el control fisiológico del ritmo y de la secuencia AV, la cardioversión eléctrica es la opción más aceptada. Un estudio de los cambios hemodinámicos mostró una mejora en la FE y también una mejora sustancial en el consumo de oxigeno postcardioversión inmediata.[45]

Étienne *et al* [48] mostró dos grupos: uno con estimulación biventricular y otro con estimulación permanente en VI. Ambos modos de estimulación en pacientes con IC severa. Las mejoras hemodinámicas agudas observadas fueron similares en los pacientes en RS y en el grupo de pacientes con FA, sugiriendo que la estimulación en el ventrículo izquierdo puede ser beneficiosa en pacientes con IC severa, sin reparar si están o no en RS.

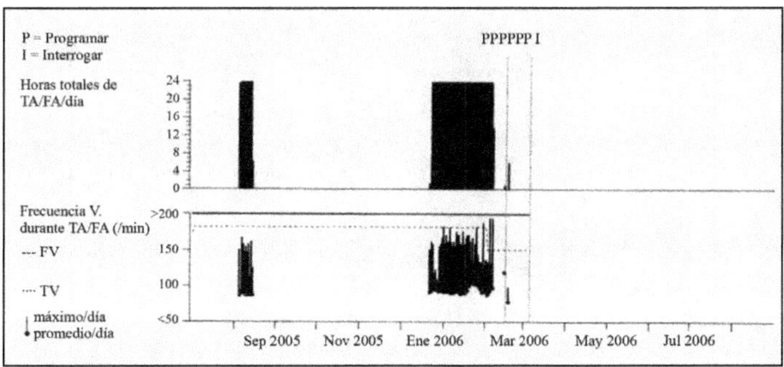

Figura 2. Informe de un paciente con episodios de fibrilación auricular paroxística en el mes de septiembre, que se transforma en persistente entre los meses de enero y marzo.

Si la frecuencia ventricular es refractaria al control farmacológico, en pacientes que no están en ritmo sinusal estable postcardioversión eléctrica, una alternativa válida sería la ablación del nodo AV y el implante de un marcapasos. Estas estrategias terapéuticas han sido mostradas en algunos estudios para mejorar la FE del VI en pacientes con y sin IC.[49,50]

Si estas estrategias pueden ser extrapoladas a los pacientes con ICC y BCRI, no se sabe con exactitud hasta este momento. Los datos obtenidos desde el registro italiano de IC muestran claramente que el BCRI y la FA están en conjunto asociados a un incremento en la mortalidad y su asociación tiene un efecto sinérgico desfavorable en el pronóstico. Este efecto acumulativo es evidente, a pesar de la ausencia de otros factores clínicos. Estos datos apoyan la hipótesis de que la resincronización ventricular así como la restauración del ritmo sinusal pueden mejorar el pronóstico de la ICC.[51] Solamente algunos pequeños estudios, en lo que a cantidad de pacientes se refiere, nos han aportado alguna información favorable con respecto a la restauración del ritmo sinusal en pacientes con ICC, basados en simples parámetros como la fracción de acortamiento y clase funcional de la NYHA.

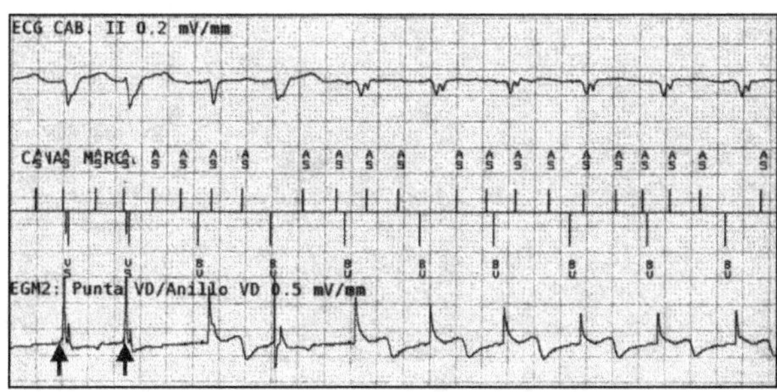

Figura 3. Electrocardiograma de superficie, electrograma intracavitario y canal de marcas, en un paciente en fibrilación auricular. Las flechas indican los dos primeros latidos, donde es sensada la actividad intrínseca del paciente, sin estímulos del resincronizador (VS). El resto de los latidos, a frecuencia más lenta, es estimulado por el resincronizador (BV).

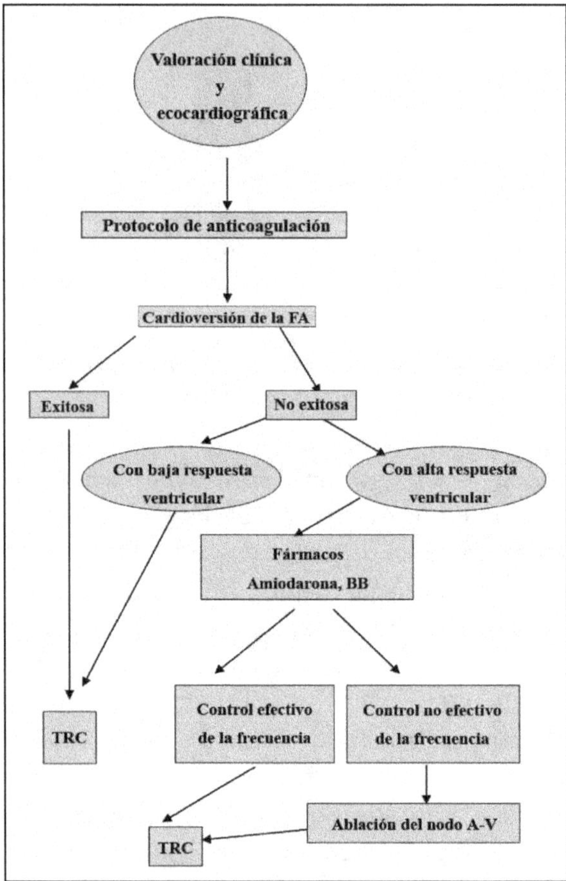

*Figura 4.*Nota: pese a permanecer en FA, después del intento de cardioversión, se debería implantar un catéter electrodo auricular, por probabilidad de reversión espontánea.*

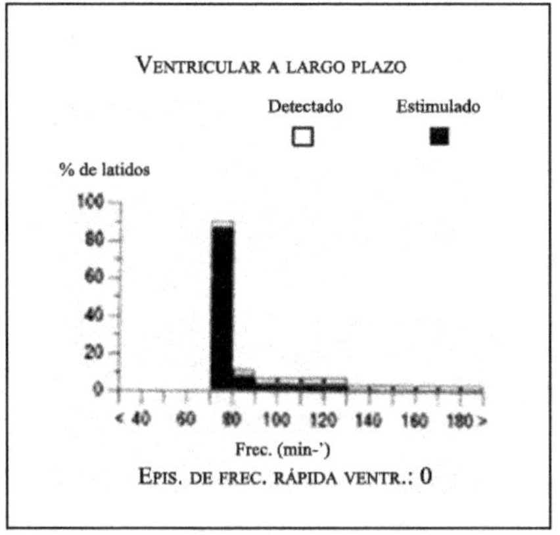

Figura 5. Paciente con FA permanente, y marcapasos en modo VVIR. La fibrilación auricular está bien controlada, y la mayoría de los latidos son estimulados por el resincronizador.

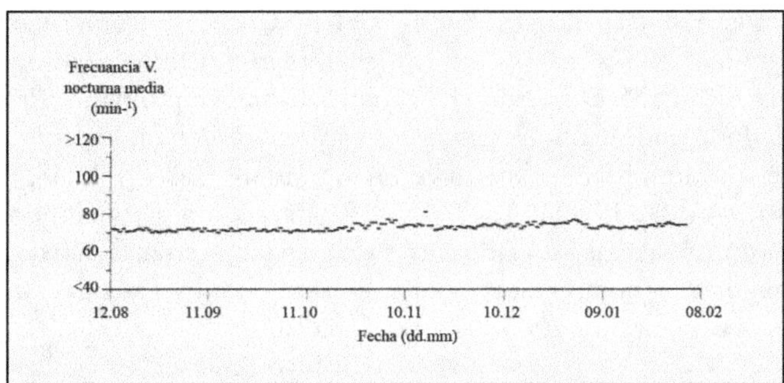

Figura 6. Informe de tendencia del mismo paciente de la figura anterior, donde se observa un adecuado control de la frecuencia cardíaca a lo largo del tiempo.

8   Implicaciones clínicas

La fibrilación auricular es, por lo general, acompañante de los pacientes con insuficiencia cardíaca. Con una terapia farmacológica optimizada, la necesidad de ablación del nodo AV o su modulación están limitadas a casos excepcionales (véanse las figuras 3, 4 y 5).[52] Mantener el ritmo sinusal puede ser beneficioso para ofrecer la máxima efectividad de la terapia de resincronización. En cualquier caso, esta terapia es también una opción terapéutica válida en pacientes con fibrilación auricular.

BIBLIOGRAFÍA

1. Bax JJ, Abraham T, Barold SS, Breithardt OA, Fung JW, Garrigue S *et al.* Cardiac Resynchronization Therapy: Part 2-Issues During And After Device Implantation And Unresolved Questions. J Am Coll Cardiol. 2005; 46: 2168-82.

2. Stellbrink C, Breithardt OA, Franke A, Sack S, Bakker P, Auricchio *et al*, APATH-CHF (PAcing Therapies in Congestive Heart Failure) Investigators. Impact of cardiac resynchronization therapy using hemodynamically optimized pacing on left ventricular remodeling in patients with congestive heart failure and ventricular conduction disturbances. J Am Coll Cardiol. 2001; 38: 1957-65.

3. Linde C, Leclercq C, Rex S, Garrigue S, Lavergne T, Cazeau S *et al.* Long-term benefits of biventricular pacing in congestive heart failure: Results from me Multisite Stimulation in cardiomyopathy (MUSTIC) study. J Am Coll Cardiol. 2002; 40: 1111-18.

4. Young JB, Abraham WT, Smith AL, Leon AR, Lieberman R, Wilkoff B. Multicenter InSync ICD Randomized Clinical Evaluation (MIRACLE ICD) Trial Investigators. Combined cardiac resynchronization and implantable cardioversion defibrillation in advanced chronic heart failure (MIRACLE). JAMA. 2003; 289:2685-94.

5. Bristow MR, Saxon LA, Boehmer J, Krueger S, Kass DA, De Marco T *et al.* Comparison of Medical Therapy, Pacing, and Defibrillation in Heart Failure (COMPANION) Investigators. N Engl J Med. 2004; 350: 2140-50.

6. Swedberg K, Cleland J, Dargie H, Rexier H, Follath F, Komajda M *et al.* Guidelines for the diagnosis and treatment of Chronic Heart Failure (2005). The Task Force for the diagnosis and treatment of CHF of the European Society of Cardiology. Eur Heart J. 2005; 26: 1115-40.

7. Isnard R, Komajda M. Thromboembolism in

heart failure, old ideas and new challenges. Eur J Heart Fail. 2001; 3:265-69.

8. Benjamin EJ, Levy D, Vaziri SM, D'Agostino RB, Belanger AJ, Wolf PA. Independent risk factors for atrial fibrillation in a population-based cohort. The Framingham Heart Study. JAMA. 1994; 271:840-4.

9. Maisel WH, Stevenson LW. Atrial fibrillation in heart failure; epidemiology, pathophysiology, and rationale for therapy. Am J Cardiol. 2003; 91 (6 A):2D-8D.

10. Dries DL, Exner DV, Gersh BJ, Domanski MJ, Waclawiw MA, Stevenson LW. Atrial fibrillation is associated with an increased ratio for mortality and heart failure progression in patients with asymptomatic and symptomatic left ventricular systolic dysfunction: A retrospective analysis of the SOLVD trials. J Am Coll Cardiol. 1998; 32:695-703.

11. Pardaens K, Van Cleemput J, Vanhaeche J, Fagard RH. Atrial fibrillation is associated with a lower exercise capacity in male chronic heart failure patients. Heart. 1997; 78:564-68.

12. Grogan M, Smith HC, Gersh BJ, Wood DL. Left ventricular dysfunction due to atrial fibrillation in patients initially believed to have idiopathic dilated cardiomyopathy. Am J Cardiol. 1992; 99: 1570-73.

13. Clark DM, Plumb VJ, Epstein AE, Kay GN. Homodynamic effects of an irregular sequence of ventricular cycle lengths during atrial fibrillation. J Am Coll Cardiol. 1997; 30:1039-45.

14. Rodríguez LM, Smeets JL, Xie B, de Chillou C, Cheriex E, Pieters F *et al.* Improvement in left ventricular function by ablation of atrioventricular nodal conduction in selected patients with lone atrial fibrillation. Am J Cardiol. 1993; 72:1137-41.

15. Mounsey JP, DiMarco JP. Dofetilide. Circulation. 2000; 102:2665-70.

16. Norgaard BL, Wachtell K, Christensen PD, Madsen B, Johansen JB, Christiansen EH *et al.* Efficacy and safety of intravenously administered dofetilide in acute termination of atrial fibrillation and flutter; a multicenter, randomized, double-blind, placebo-controlled Trial, Danish Dofetilide in Atrial Fibrillation and Flutter Study Group. Am Heart J. 1999; 137:1062-69.

17. Singh S, Zoble RG, Yellen L, Brodsky MA, Feid GK, Berk M *et al.* Efficacy and safety of oral dofetilide in converting to and maintaining sinus rhythm in patients with chronic atrial fibrillation or flutter the Symptomatic Atrial Fibrillation Investigative Research on Dofetilide (SAFIRE-D) study. Circulation. 2000; 102:2385-90.

18. Greenbaum R, Campbell TJ, Channer KS. Conversion of atrial fibrillation and maintenance of sinus rhythm by dofetilide: the EMERALD study. Circulation. 1998; 98:1-633. (abstract)

19. Torp-Pedersen C, Móller M. Bloch-Thomsen PE, Kober L, Sandoe E, Egstrup K *et al.* Dofetilide in patients with congestive heart failure and left ventricular dysfunction. Danish Investigations of Arrhythmia and Mortality on Dofetilide Study Group. N Engl J Med. 1999; 341:857-865.

20. Saxonhouse SJ, Curtis AB. Risks and benefits of rate control versus maintenance of sinus rhythm. Am J Cardiol. 2003; 91(6A):27D-32D.

21. Hohnloser SH, Kuck KH, Lilienthal J. Rhythm or rate control in atrial fibrillation-Pharmacological Intervention in Atrial Fibrillation (PIAF): a randomised trial. Lancet. 2000: 356:1789-94.

22. Louis A, Cleland JGF, Crabbe S, Ford S, Thackray S, Houghton T *et al.* Clinical trials update. Highlights of the Scientific Sessions of the American College of Cardiology, 2001. Eur J Heart Failure. 2001: 3:381-87.

23. Wyse G, Waldo AL, DiMarco JP, Domanski MJ, Rosenberg Y, Schron EB *et al.* Atrial Fibrillation Follow-up Investigator of Rhythm Management (AFFIRM) Investigators. A comparison of rate control and rhythm control in patients with atrial fibrillation. N Engl J Med. 2002; 347:1825-33.

24. Van Gelder IC, Hagens VE, Bosker HA, Kingma JH, Kamp O, Kingma T *et al.* Rate Control versus Electrical Cardioversion for Persistent Atrial Fibrillation Study Group. A comparison of rate control and rhythm control in patients with recurrent persistent atrial fibrillation. N Engl J Med. 2002; 347:1834-40.

25. Naccarelli GV, Wolbrette DL, Khan M, Bhatta L, Hynes J, Samil S *et al.* Old and new antiarrhythmic drugs for converting and maintaining sinus rhythm in atrial fibrillation: comparative efficacy and result of trials. Am J Cardiol. 2003; 91(6A): 15D-26D.

26. Sun W, Sarma JS, Singh BN. Electrophysiolo-

gical effects of dronedarone (SR33589), a noniodinated benzofuran derivative, in the rabbit heart: comparison with amiodarone. Circulation. 1999; 100: 2276-81.

27. Page RL, Tilsch TW, Connolly SJ, Schnell DJ, Marcello SR, Wikinson WE, Pritchett EL. Azimilide Supraventricular Arrhythmia Program (ASAP) Investigators. Asymptomatic or "silent" atrial fibrillation: frequency in untreated patients and patients receiving azimilide, Circulation. 2003; 107:1141-5.

28. Deedwania PC, Singh BN, Ellenbogen K, Fisher S, Fletcher R, Singh SN, for the Department of Veterans Affairs CHF-STAT Investigators. Spontaneous conversion and maintenance of sinus rhythm by amiodarone in patients with heart failure and atrial fibrillation. Observations from the Veterans Affairs Congestive Heart Failure Survival Trial of Antiarrhythmic Therapy (CHF-STAT). Circulation. 1998; 98:2574-79.

29. Frykman V, Ayers GM, Darpo B, Rosenqvist M. What characterizes episodes of atrial fibrillation requiring cardioversion? Experience from patients with an implantable atrial cardioverter. Am Heart J. 2003; 145:670-5.

30. Naccarelli GV, Deirorfano JT, Wofbrette DL, Patel H, Luck JC. Acute cost-effective management of atrial fibrillation role of rale control, spontaneous conversion, cardioversion, and antiembolic therapy. Am J Cardiol. 2000; 85:36D-45D.

31. Fuster V, Rydén LE, Asinger RW, Cannom DS, Crijns HJ, Frye RL et al. ACC/AHA/ESC guidelines for the management of patients with atrial fibrillation: executive summary. J Am Coll Cardiol. 2001; 38:1231-65.

32. The AF-CHF Trial Investigators. Rationale and design of a study assessing treatment strategies of atrial fibrillation in patients with heart failure: The Atrial Fibrillation and Congestive Heart Failure (AF-CHF) trial. Am Heart J. 2002; 144:597-607.

33. Linde C, Leclercq C, Rex S, Garrigue S, Lavergene T, Daubert JC et al. Long-Term Benefits of Biventricular Pacing in Congestive Heart Failure: Results From the MUltisite STimulation In Cardiomyopathy (MUSTIC) Study. J Am Coll Cardiol. 2002; 40:111-8.

34. Brignole M, Gammage M, Puggioni E, Alboni P, Raviele A, Sutton R, on behalf of the Optimal Pacing SITE (OPSITE) Study Investigators. Comparative assessment of right, left, and biventricular pacing in patients with permanent atrial fibrillation. Eur Heart J. 2005; 26: 712-22.

35. Doshi RN, Daoud EG, Felows C, Turk K, Duran A, Hamdan MH et al. Left ventricular-based cardiac stimulation post AV nodal ablation evaluation (the PAVE study). J Cardiovasc. Electrophysiol 2005; 11:1166-7

36. Padeletti L, Musilli N, Porciani MC, Colella A, Di Biase L, Ricciardi G et al. Atrial fibrillation and cardiac resynchronization therapy: the MASCOT study. Europace. 2004; 5 Suppl 1:S49-54.

37. Abraham WT, Fisher WG, Smith AL. Delurgili DB, León AR, Loh E et al for the MIRACLE Study Group, Cardiac resynchronization in chronic heart failure. N Engl J Med. 2002: 346:1845-53.

38. Auricchio A, Stellbrink C, Sack S, Block M, Vogt J, Bakker P et al. for the PATH-CHF Study Group. Long-term clinical effect of hemodynamically optimized cardiac resynchronization therapy in patients with heart failure and ventricular conduction delay. J Am Coll Cardiol. 2002; 39; 2026-33.

39. Bradley DJ, Bradley EA, Baughman KL. Berger RD. Caikins H. Goodman SN et al. Cardiac resynchronization and death from progressive Heart failure. A meta-analysis of randomized controlled trials. JAMA. 2003; 289:730-40.

40. Díaz-Infante E, Berruezo A, Mont L, Osorio P, García-Morán E, Marigiano A et al. Predictores de ausencia de mejoría clínica a medio plazo con la terapia de resincronización cardíaca. Rev Esp Cardiol. 2004; 57: 306-12.

41. Díaz-Infante E, Mont L, Leal J, García Bolao I, Fernández-Losano I, Hernández-Madrid A et al. Predictors of Lack of Response to Resynchronization Therapy. Am J Cardiol. 2005; 95: 1436-40.

42. Leclercq C, Walker S, Linde C, Clementy J, Marshall AJ, Ritter P, on behalf of the MUSTIC study Group. Comparative effects of permanent biventricular and right-univentricular pacing in heart failure patients with chronic atrial fibrillation. Eur Heart J. 2002; 23: 1780-87.

43. Giudici MC, Thornburg GA, Buck DL, Coyne EP, Walton MC, Paul DL et al. Comparison of right ventricular outflow tract and apical lead permanent pacing on cardiac output. Am J Cardiol. 1997; 79: 209-12.

44. Cazeau S, Lecterco C, Lavergne T, Walker S, Varma C, Linde C *et al.* Multisite Stimulation in Cardiomyopathies (MUSTIC) Study Investigators. Effects of multisite biventricular pacing in patients with heart failure and intraventricular conduction delay. N Engl J Med. 2001; 344:873-80.

45. Leon A, Greenberg J, Kanuru N, Baker C, Mera F, Smith A *et al.* Cardiac Resynchronization in Patients With Congestive Heart Failure and Chronic Atrial Fibrillation (Effect of Upgrading to Biventricular Pacing After Chronic Right Ventricular Pacing). J Am Coll Cardiol. 2002; 39: 1779-5.

46. Molhoek S, Box J, Bleeker G, Boersma E, van Erven L, Steendijk P *et al.* Comparison of Response to Cardiac Resynchronization Therapy in Patients with Sinus Rhythm versus Chronic Atrial Fibrillation. Am J Cardiol. 2004; 94: (12):1506-9.

47. Van Gelder IC, Crijns HJ, Blanksma PK, Landsman ML, Posma JL, Van Den Berg MP *et al.* Time course of hemodynamic changes and improvement of exercise tolerance after cardioversion of chronic atrial fibrillation unassociated with cardiac valve disease. Am J Cardiol. 1993; 72: 560-6.

48. Étienne Y, Mansourati J. Touiza A, Gilard M, Bertault-Valss V, Guillo P *et al.* Evaluation of left ventricular function and mitral regurgitation during left ventricular-based pacing in patients with heart failure. Eur J Heart Fail 2001; 3:441-7.

49. Brignole M. Gianfranchi L, Menozzi C, Musso G, Mureddu R, Bottoni N *et al.* Assessment of atrioventricular junction ablation and DDDR mode-switching pacemaker versus pharmacological treatment in patients with severely symptomatic paroxysmal atrial fibrillation. Circulation. 1998; 98: 953-60.

50. Wood MA, Brown-Mahoney C, Kay GN, Ellenbogen KA. Clinical outcomes after ablation and pacing therapy for atrial fibrillation: a meta-analysis. Circulation. 2000; 101:1138-44.

51. AFFIRM Investigators. A comparison of rate control and rhythm control in patients with atrial fibrillation. N Engl J Med. 2002; 347:1825-33.

52. Malinowski K. Spontaneous conversion of permanent atrial fibrillation into stable sinus rhythm after 17 months of biventricular pacing. Pacing Clinical Electrophysiol. 2003: 26 (7 Pt 1):1554-5.

Capítulo 11

Neurohormonas, citoquinas y resincronización cardíaca

J. María Tolosana Viu

Hospital Clínic Universitari
Instituto del Tórax
Servicio de Cardiología
Barcelona

IDIBAPS (Institut d'Investigacions Biomèdiques August Pi i Sunyer)
Facultat de Medicina
Universitat de Barcelona
Barcelona

Dirección para correspondencia
Hospital Clínic i Provincial de Barcelona
Dr. J. M. Tolosana Viu
tolosanaviu@hotmail.com

INTRODUCCIÓN

Los pacientes con insuficiencia cardíaca crónica por disfunción sistólica presentan un descenso del gasto cardíaco que provoca la activación de unos mecanismos de compensación que permiten mantener una estabilidad hemodinámica. Dichos mecanismos están mediados por la liberación de una serie de hormonas y péptidos que actúan a nivel renal, vascular periférico y en el miocardio.

En un principio, la activación neurohormonal mantiene la estabilidad hemodinámica en estos pacientes, pero esta activación de forma mantenida contribuye a un empeoramiento de la función ventricular (aumento de fibrosis y remodelado cardíaco).[1]

En estos pacientes la activación mantenida de ciertas neurohormonas así como estímulos locales (aumento de la presión de las paredes cardíacas, disminución de la perfusión tisular, etc.) estimulan una reacción inmunitaria con liberación de citocinas, mediadores de la inflamación y factores de crecimiento a nivel local y sistémico. Dichos mediadores contribuyen a perpetuar la disfunción ventricular.[2]

1   Activación neurohormonal en la insuficiencia cardíaca

1.1 Noradrenalina

El aumento plasmático de noradrenalina viene definido por el descenso del gasto cardíaco, que estimula a los barorreceptores vasculares y aumenta su liberación en el sistema nervioso central. La activación del sistema renina-angiotensina también contribuye al aumento de noradrenalina. Con la activación simpática aumentan la frecuencia cardíaca, la contractilidad y, además, se produce una vasoconstricción periférica que ayuda a mantener la presión arterial. En pacientes con insuficiencia cardíaca crónica, el mantenimiento a largo plazo de la actividad simpática produce un deterioro progresivo de la función ventricular, ya que origina un aumento del consumo de oxígeno por los miocitos y un incremento del trabajo cardíaco. Además, la noradrenalina por sí misma ocasiona necrosis miocárdica y apoptosis celular, con lo que a largo plazo agrava aún más el remodelado cardíaco y la disfunción ventricular.[3]

El estímulo β adrenérgico continuo induce la producción de citocinas proinflamatorias (TNF-α; IL-1 e IL-6) que, como veremos más adelante, empeoran la contracción cardíaca y aumentan la desestructuración cardíaca.[4]

Los valores elevados de noradrenalina plasmática se asocian a un peor pronóstico en estos pacientes. El aumento de la concentración plasmática es directamente proporcional a la clase funcional NYHA. En diversos estudios los valores plasmáticos elevados de noradrenalina se correlacionaban con presiones endocavitarias y resistencias pulmonares más altas junto con un peor índice cardíaco.[5]

Son numerosos los estudios (como el V-HeFT, CONSENSUS, SOLVD y SOLVD-prevención) que han demostrado que los pacientes con valores elevados de noradrenalina tienen una peor evolución clínica y una mayor mortalidad, incluso en aquéllos con disfunción ventricular severa que permanecen asintomáticos.[6-9]

En pacientes con insuficiencia cardíaca crónica, el tratamiento a largo plazo con betabloqueantes (> 3 meses) se asocia con una disminución de los diámetros ventriculares así como una mejoría en la fracción de eyección. Estos efectos son responsables de los beneficios del tratamiento con tales agentes, produciendo una disminución en la mortalidad y una reducción en ingresos hospitalarios por insuficiencia cardíaca.

1.2 *Renina-Angiotensina II-Aldosterona*

En pacientes con insuficiencia cardíaca, la hipoperfusión renal y el aumento de la actividad simpática estimulan la liberación de renina por el aparato yuxtaglomerular renal. Esta última activa una seríe de estímulos que aumentan la formación de angiotensina II, que media en la mayoría de reacciones adversas secundarias a la activación del sistema renina-angiotensina (SRA). La actividad de renina plasmática suele aumentar en pacientes con insuficiencia cardíaca, y en algún estudio se identifica como predictor independiente de mortalidad o nuevas descompensaciones.[10]

Los niveles de angiotensina II también son elevados en pacientes con insuficiencia cardíaca. Dicha neurohormona tiene un potente efecto vasoconstrictor periférico que incrementa la postcarga ventricular y, por lo tanto, el trabajo cardíaco. Además, es un importante estimulador de fibrosis y de hipertrofia miocárdica que causa hipertrofia y apoptosis de los miocitos así como un aumento de fibrosis intersticial y, en consecuencia, un remodelado progresivo cardíaco y vascular. Los niveles de angiotensina II identifican a pacientes con insuficiencia cardíaca severa y peor pronóstico.[11]

La angiotensina II es el principal estímulo para la secreción de aldosterona, que es una hormona que produce un aumento de la reabsorción de sodio y agua en el túbulo renal distal; además, interacciona con el sistema simpático (reduciendo la recaptación de norepinefrina) aumentando el tono vascular. Asimismo, desempeña un importante papel en el remodelado cardíaco, ya que favorece la proliferación de fibroblastos y depósito de colágeno.[12] Estos cambios aumentan la rigidez en el llenado de los ventrículos y del lecho vascular, interfiriendo con el llenado vascular.[13] Los niveles de aldosterona también son predictores de mal pronóstico en pacientes con insuficiencia cardíaca, aunque es un marcador de riesgo menos potente que los niveles de angiotensina o noradrenalina.[7]

1.3 Arginina-Vasopresina (AVP)

El aumento de los niveles de norepinefrina y angiotensina II, así como el de los de osmo laridad plasmática, favorecen la secreción de AVP. Dicha neurohormona tiene distintas acciones, dependiendo del receptor al que se una. Si se une al receptor V_1 tiene un efecto vasoconstrictor. Si se une al receptor V_2 aumenta la reabsorción de agua, reduciendo la diuresis y favoreciendo la hipoosmolaridad y la hiponatremia. El valor pronóstico de los niveles de AVP es menor que el de las neurohormonas descritas previamente.[14]

1.4 Endotelina (ET-1)

Los niveles elevados de angiotensina II, norepinefrina, AVP e IL-1 estimulan la producción de endotelina en la vasculatura periférica. Dicha neurohormona activa los receptores de endotelina A, causando una contracción de la musculatura lisa vascular y, por lo tanto, una mayor vasoconstricción.[18] La concentración de niveles plasmáticos de endotelina es un importante predictor de eventos adversos en la insuficiencia cardíaca.[4]

1.5 Péptido natriurético auricular (ANP)

El aumento de la presión en la pared auricular es el principal estímulo para la secreción de ANP, que también aumenta con niveles elevados de angiotensina II y endotelina. Esta neurohormona tiene un efecto vasodilatador y también incrementa la natriuresis y diuresis, pero a medida que empeora la insuficiencia cardíaca sus efectos beneficiosos son más escasos. Esto se produce tanto por una disminución en el número de receptores como por un aumento en su degradación. El ANP es un marcador indirecto de la gravedad de la insuficiencia cardíaca que no contribuye a empeorar su pronóstico.[14]

1.6 Péptido natriurético cerebral (BNP)

El péptido natriurético cerebral se libera en los miocitos ventriculares al aumentar la presión de la pared ventricular. Las acciones de este péptido son similares a las del ANP. Los valores plasmáticos de BNP y de pro-BNP (precursor más estable) tienen una alta sensibilidad y especificidad para diagnosticar la disfunción ventricular izquierda.[15,16] También son predictores pronósticos de la insuficiencia cardíaca, tanto en pacientes poco sintomáticos como en los que presentan insuficiencia cardíaca avanzada.[17]

2   Papel de las citocinas proinflamatorias en la insuficiencia cardíaca

En la insuficiencia cardíaca crónica, el aumento de la tensión de las paredes ventriculares (por aumento de la presión telediastólica) así como la alteración de la perfusión periférica y el grado de hipoxia tisular a nivel sistémico producen un aumento de mediadores inflamatorios (citocinas) con repercusiones a nivel local y sistémico.[14,19]

Estas citocinas ocasionan un incremento de la degradación de la matriz extracelular cardíaca y de la fibrosis cardíaca, por lo que favorecen el aumento del remodelado cardíaco y de la disfunción ventricular. Durante el siguiente apartado analizaremos las principales citocinas estudiadas en la insuficiencia cardíaca.

2.1 *Factor de necrosis tumoral alfa (TNF-α)*

El TNF-α es un péptido de bajo peso molecular. Las principales células que lo producen son los macrófagos activados, aunque también pueden hacerlo otras células como los linfocitos y los neutrófilos.

Los miocitos son capaces de producirlo cuando están sometidos a ciertos estímulos, como el aumento de la tensión de la pared miocárdica o la hipoxia tisular.[14,19] La angiotensina II también estimula la liberación de TNF-α por el miocito.

Las acciones del TNF-α se realizan a través de receptores situados en las células diana: sTNFRI y sTNRFII. El TNF-α activa la sintasa inducible de óxido nítrico (SION) que libera grandes cantidades de este último. Esto produce un efecto vasodilatador e inotrópico negativo y forma radicales libres que son citotóxicos. Toda esta cascada de activación se denomina estrés oxidativo.[2]

A corto plazo, el TNF-α forma parte de la respuesta inflamatoria que se produce tras un daño miocárdico, si bien la expresión mantenida de TNF-α, como ocurre en los pacientes con insuficiencia cardíaca crónica, tiene efectos perjudiciales, ya que estimula la hipertrofia, la apoptosis y la necrosis de los miocitos. Además, aumenta el remodelado ventricular, pues produce un aumento de la degradación de la matriz extracelular. Todos estos efectos provocan un empeoramiento progresivo de la función ventricular.[19]

Los niveles plasmáticos elevados de TNF-α así como de sus receptores (sTNFRI y sTNRFII) se asocian a un peor pronóstico.[14,19]

2.2 Interleucina 6 (IL-6)

La IL-6 está producida por distintos tipos de células como los monocitos, linfocitos T activados, células del endotelio vascular y fibroblastos. Esta citocina se activa ante numerosos estímulos como niveles elevados de angiotensina II, hipoxia tisular y TNF-α.

La IL-6 actúa igual que el TNF-α, activando la SION y liberando grandes cantidades de óxido nítrico con el consiguiente efecto vasodilatador, inotrópico negativo y la formación de radicales libres citotóxicos.[2]

Los valores plasmáticos de IL-6 aumentan progresivamente conforme avanza o empeora la clase funcional. Diversos estudios han demostrado que los niveles de IL- 6 son un marcador de mal pronóstico en estos pacientes. Incluso en pacientes con insuficiencia cardíaca clínicamente estables se ha demostrado que los niveles elevados de IL-6 se asocian a una mayor mortalidad o descompensación.[14,19-21]

3 Efectos de la resincronización cardíaca sobre la activación neurohormonal y las citoquinas proinflamatorias

La terapia de resincronización cardíaca (TRC) ha demostrado efectos beneficiosos en pacientes con disfunción ventricular e insuficiencia cardíaca evolucionada con presencia de asincronía intraventricular.

Ya en la fase aguda de la estimulación se ha objetivado un descenso de la presión pulmonar y las presiones de llenado, mejoría del gasto cardíaco y presiones sistémicas.[22-24]

A medio y largo plazo, mejora la clase funcional, la calidad de vida y la tolerancia al ejercicio. Ecocardiográficamente, tiene un efecto de remodelado inverso mejorando la fracción de eyección y disminuyendo los diámetros ventriculares así como la insuficiencia mitral secundaria a la dilatación del ventrículo izquierdo. Todo esto hace que disminuya el número de ingresos por descompensación cardíaca y la mortalidad.[25, 26]

Muy pocos son los estudios que han analizado los efectos de la resincronización cardíaca sobre la activación neurohormonal o sobre las citocinas proinflamatorias que están elevadas en estos pacientes y que son determinantes en la evolución de la enfermedad.

3.1 Efectos de la resincronización cardíaca sobre la actividad simpática

Como hemos visto anteriormente, en los pacientes con insuficiencia cardíaca existe un aumento de la actividad adrenérgica; esto produce un incremento de la frecuencia y la contractilidad cardíacas, así como una vasoconstricción periférica. Ambos efectos ayudan a mantener la presión arterial.

En pacientes con insuficiencia cardíaca crónica, el mantenimiento a largo plazo de la actividad simpática produce un deterioro progresivo de la función ventricular y a la larga empeora el remodelado cardíaco, lo cual aumenta la disfunción ventricular.

La actividad simpática a nivel periférico puede medirse de manera indirecta mediante los niveles plasmáticos de norepinefrina, aunque dichos niveles dependen de varios factores y hacen que haya variaciones entre los distintos estudios que han intentado medir la variación de la actividad simpática en la resincronización cardíaca. Aunque sí existe una tendencia a disminuir los niveles plasmáticos de norepinefrina que no alcanza significación estadística.

La actividad simpática también se puede medir de manera directa, midiendo la actividad nerviosa simpática muscular mediante microneurografía. Esta última medición es mucho más fiable, ya que se trata de una medida directa de la actividad simpática y no depende de otros factores que pueden alterar la concentración plasmática como los valores plasmáticos de norepinefrina.

La estimulación biventricular en pacientes con insuficiencia cardíaca evolucionada, disfunción ventricular y asincronía intraventricular produce un descenso de la actividad nerviosa muscular simpática en comparación con el ritmo intrínseco del paciente. La disminución de la actividad simpática se produce ya de forma aguda a los pocos minutos de comenzar la resincronización, y se mantiene meses después tras el comienzo de la resincronización cardíaca.[27-29] (Véase la figura 1).

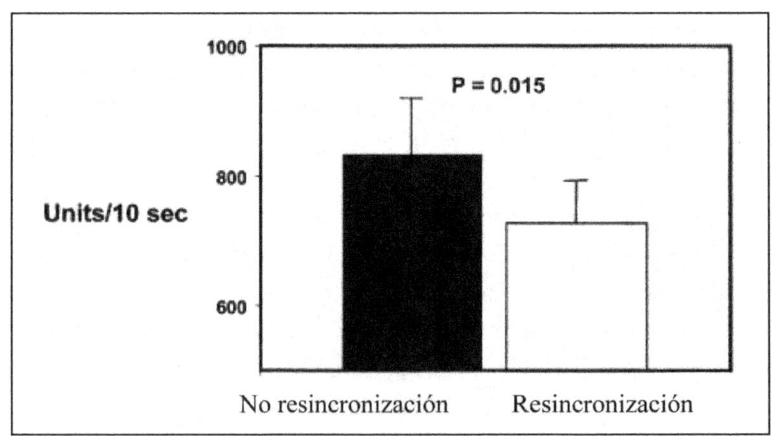

Figura 1. Variación en el descenso de la actividad nerviosa simpática con la resincronización cardíaca respecto a la no resincronización. Figura modificada de Hamdan M et al. Am J Cardiol 2002; 89:1047-1051, editada con el permiso de Exceepta Medica, Inc.

Varios son los mecanismos que provocan el descenso de la actividad simpática en estos pacientes: el mecanismo principal es el aumento de las cifras de presión arterial que ocurre durante la estimulación biventricular; dicho aumento produce la activación de barorreceptores arteriales que disminuyen de forma refleja la actividad simpática muscular. Por otro lado, también se produce un aumento del tono vagal al estimular los receptores localizados en el ventrículo izquierdo que responden al aumento de las presiones del mismo, así como al incremento de la contractilidad.[29] Además, la mejoría de la clase funcional produce un aumento de actividad física del paciente y, por tanto, también favorece la inhibición de la actividad simpática.[28]

La resincronización cardíaca, por lo tanto, disminuye la activación simpática en estos pacientes, lo cual contribuye a la mejoría clínica y ecocardiográfica así como al descenso en la mortalidad cardíaca que presentan los pacientes respondedores a la terapia de resincronización cardíaca.

3.2 Resincronización cardíaca y niveles de BNP y ANP

Varios estudios han demostrado la disminución de los valores plasmáticos de estos neuropéptidos con la terapia de resincronización cardíaca. Dicho descenso se debe, por una parte, a que la resincronización permite mejorar y complementar el tratamiento de la insuficiencia cardíaca, aumentando la dosis de IECAS y de betabloqueantes que en ocasiones no son tolerados por los pacientes. Por otro lado, la terapia de resincronización por sí misma también disminuye los niveles de ANP y BNP, ya que reduce la tensión de las paredes del ventrículo izquierdo (corrigiendo la asincronía intraventricular) y las presiones de llenado auricular y ventricular.[26,30-32]

El cese temporal de la estimulación biventricular se asocia a un nuevo incremento de los niveles de BNP y ANP que se corrige nuevamente con el comienzo de la resincronización cardíaca.[30]

Varios ensayos clínicos han estudiado si los niveles basales de BNP y ANP previo comienzo a la terapia de resincronización cardíaca tienen valor predictivo sobre dicha terapia, es decir, si pueden predecir si el paciente será respondedor a la resincronización cardíaca, lo cual nos permitiría seleccionarlos mejor. Hasta la fecha, todo parece indicar que los valores plasmáticos basales de ANP y BNP no tienen un valor predictor sobre la eficacia de la resincronización cardíaca.

Sí se ha objetivado un mayor descenso de los niveles plasmáticos de los valores de BNP y ANP en pacientes respondedores a la terapia de resincronización respecto a aquéllos no respondedores (véase la figura 2).[31,32] De hecho, el descenso de los valores plasmáticos de BNP y endotelina 1 (ET- 1) en los tres primeros meses tras el comienzo de la resincronización cardíaca tiene un valor predictivo sobre la eficacia clínica y ecocardiográfica de esta terapia a largo plazo (12- 24 meses).[32] Por lo tanto, el porcentaje de descenso de los niveles de BNP a corto plazo nos podría servir para estudiar mejor a nuestros pacientes y predecir así posibles eventos a largo plazo.

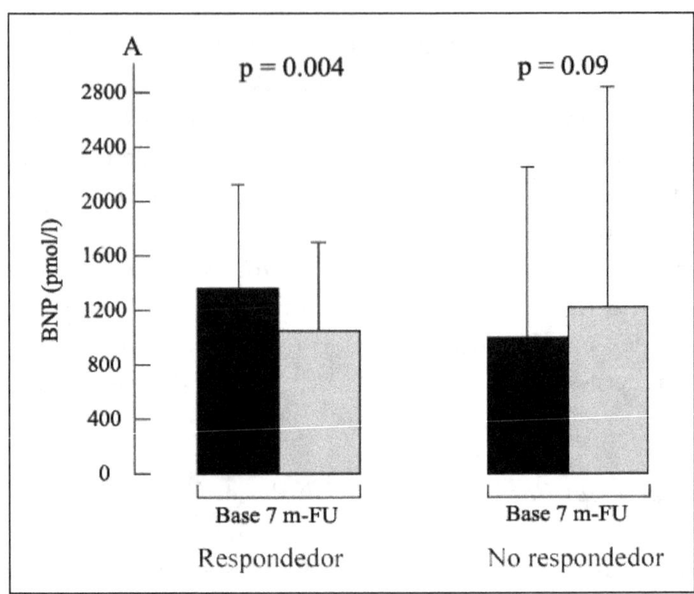

*Figura 2. Diferencia de variación de niveles BNP entre respondedores o no respondedores
a la TRC. Figura modificada de Molhoek et al. Heart 2004; 90:97-98.
Reproducida y corregida con el permiso
de BMJ Publishing Group.*

3.3 *Efectos antiinflamatorios de la resincronización cardíaca*

Como hemos visto en apartados anteriores, en los pacientes con insuficiencia cardíaca existe un aumento de citoquinas proinflamatorias como el TNF-α y sus receptores sTNFRI y sTNRFII así como IL-6. Estas citocinas, por medio de la estimulación de la sintasa inducible de óxido nítrico (SION), participan activamente en el estrés oxidativo y, por lo tanto, en el daño miocárdico.

La resincronización cardíaca produce a los 3 meses de su comienzo un descenso significativo de los niveles plasmáticos de TNF-α, STNFRI, sTNRFII e IL-6.[33] A nivel tisular (mediante biopsia miocárdica) la resincronización cardíaca reduce el remodelado del intersticio cardíaco, la apoptosis de los miocitos y la expresión de TNF-α en el miocardio. La resincronización cardíaca, por lo tanto, disminuye el volumen de colágeno a nivel tisular e incrementa la densidad capilar, favoreciendo la capacidad de difusión de oxígeno a nivel tisular.[34]

Así, pues, la resincronización cardíaca tiene efectos antiinflamatorios, disminuyendo la activación de las citocinas proinflamatorias. Esto disminuye el grado y la progresión del remodelado del ventrículo izquierdo, lo que conlleva una mejora de la función ventricular y del pronóstico de la insuficiencia cardíaca en pacientes que son respondedores a la terapia de resincronización.

BIBLIOGRAFÍA

1. Kart Am. Heart failure. The hemodynamic defense reaction. Pathophysiology, molecular biology and clinical management. Philadelphia: Lippincott, Willians&Wilkins, 2000; p.109-52.

2. Katz Am. Heart failure. Neurohormonal response II: the inflamatory response. Pathophysiology, molecular biology and clinical management. Philadelphia: Lippincott, Willians & Wilkins, 200; p. 153-71.

3. Ferrari R, Ceconi C, Curello S *et al.* The neuroendocrine and sympathetic nervous system in congestive heart failure. Eur Heart J. 1998; 19 (supl F): 45-51.

4. Branunwald E, Bristow M. Congestive Heart Failure: Fifty years of Progress. Circulation. 2000; 102: IV-14-IV-23.

5. Levine G, Francis G; Goldsmith R *et al.* Activity of the sympathetic nervous system and renin-angiotensin system assessed by plasma hormone levels and their relation to hemodynamic abnormalities in congestive heart failure. Am J Cardiol. 1982; 49: 1659-65.

6. Cohn J, Johnson G, Shabetai R *et al.* For the V-HeFT Cooperative Studies Group. Ejection Fraction, peak exercise oxygen consumption, cardiothoracic ratio, ventricular arrhytmias and plasma norepinephrine as determinants of prognosis in heart failure. Circulation. 1997; 87 (supl VI): 5-16.

7. Swedberg K, Eneroth P, Kjekshus J *et al.* Hormones regulating cardivascular function in patients with severe congestive heart failure and their relation to mortality. CONSENSUS Trial Study Group. Circulation. 1990; 82: 1730-36.

8. Benedict Cr, Shelton B, Johnstone DE *et al.* Prognostic significance of plasma norepinephrine in patients with left ventricular dysfunction. SOLVD Investigators. Am J Cardiol. 1995; 75: 1151-57.

9. Francis G, Benedict C, Johnstone DE *et al.* Comparison of neuroendocrine activation in patients with left ventricular dysfunction with and without congestive heart failure. A substudy of the Studies of Left Ventricular Dysfunction (SOLVD). Circulation. 1990; 82: 1724-49.

10. Vantrimport P, Rouleau JL, Ciampi A *et al.* Two-years time course and significance of neurohormonal activation in the Survival and Ventricular Enlargement (SAVE) Study. Eur Heart J. 1998; 19: 1552-63.

11. Vidal B, Roig E, Pérez-Villa F *et al.* Valor pronóstico de los niveles de citocinas y neurohormonas en la insuficiencia cardíaca severa. Rev Esp Cardiol. 2002; 55 (5): 481-86.

12. Weber Kt. Extracellular matriz remodeling in Heart failure. Circulation. 1997; 96: 4065-82.

13. Duprez DA, DeBuyzere Ml, Rietschel ER *et al.* Inverse relationship between aldosterona and large artery compiance in chronically treated heart failure patients. Eur Heart J. 1998; 19: 1371-76.

14. Roig E. Utilidad clínica de los marcadores neurohormonales en la insuficiencia cardíaca. Rev Esp Cardiol. 2004; 57 (4): 347-56.

15. Osca J, Quesada A, Arnau MA *et al.* Péptido cerebral natriurético. Valor diagnóstico en la insuficiencia cardíaca. Rev Esp Cardiol. 2002; 55: 7-15.

16. Lemos J, McGuire D, Drazner M *et al.* B-Type natriuretic peptide in cardiovascular disease. Lancet. 2003; 362: 316-22.

17. Latini R, Masson S, Anand I *et al.* For the Val-HeFT investigators. Effects of valsartan on circulating brain natriuretic peptide and norepinephrine in symptomatic chronic heart failure. Circulation. 2002; 106: 2454-58.

18. Pacher R, Stanek B, Hulsmann M *et al.* Pronostic impact of big endothelin-1 plasma concentrations compared with invasive hemodynamic evaluation in severe heart failure. J Am Coll Cardiol. 1996; 27: 633-41.

19. Stamatis A, Parissis J, Kremastinos D. A glossary of circulating cytokines in chronic heart failure. The European J of heart failure. 2001; 3: 517-52.

20. Tsutamoto T, Hisanaga T, Wada T *et al.* Interleukin-6 spillover in the peripheral circulation increases wih the severity of heart failure, and the high plasma level of interleukin-6 is an important prognostic predictor in patients with congestive heart failure. J Am Coll Cardiol. 1998; 31: 391-98.

21. Orus J, Roig E, Pérez-Villa F *et al.* Prognostic value of serum citoquines in patients with congestive heart failure. J Heart Lung Transplant. 2000; 19: 419-25.

22. Cazeau S, Ritter P, Lazarus A *et al.* Multisite pac-

ing for end-stage heart failure: early experience. PACE. 1996; 9: 1748-57.

23. Leclerq C, Cazeau S, Le Breton H *et al.* Acute hemodynamic effects of biventricular DDD pacing in patients with end stage of heart failure. J Am Coll Cardiol. 1998; 32: 1825-31.

24. Butter C, Auricchio A, Stellbrink C *et al.* Effect of resynchronization therapy stimulation site on the systolic function of heart failure patients. Circulation. 2001; 104: 3026-29.

25. Cazeau S *et al* for the MUSTIC groups. Effects of multisite biventricular pacing in patients with heart failure and intraventricular conduction delay. N Engl J Med. 2001; 344: 873-80.

26. Gleeland JGF, Daubert JCl, Erdmann E *et al.* For the Cardiac Resynchonization – Heart Failure (CARE-HF) Study Investigators. The effect of cardiac resynchronization on morbidity and mortality in heart failure. N Eng J Med. 2004; 352: 2140-50.

27. Hamdan M, Barbera S, Kowal R *et al.* Effects of Resynchonizaion therapy on sympatetic activity in patients with depressed ejection fraction and intraventricular conduction delay due to ischemic or idiopathic dilated cardiomyopathy. Am J Cardiol. 2002; 89: 1047-51.

28. Grassi G, Vincenti A, Brambilla R *et al.* Sustained sympathoinhibitory effects of cardiac Resynchonization therapy in severe heart failure. Hypertension. 2004; 44: 727-31.

29. Hamdan M, Zagrodzky J, Joglar J *et al.* Biventricular pacing decreases sympathetic activity compared with right ventricular pacing in patients with depressed ejection fraction. Circulation. 2000; 102: 1027-32.

30. Sinha A, Filzmaier K, Breithardt A *et al.* Usefulness of brain natriuretic peptide release as a surrogate marker of the efficacy of long-term Cardiac Resynchronization Therapy in patients with heart failure. Am J Cardiol. 2003; 91: 755-58.

31. Molhoek SG, Bax JJ, Bootsma M *et al.* Atrial an brain natriuretic peptides as markers of response to resynchronization therapy. Heart. 2004; 90: 97-98.

32. Kubánek M, Málek I, Bytesník J *et al.* Decrease in plasma B-type natriuretic peptide early after initiation of cardiac resynchronization therapy predicts clinical improvement at 12 months. European Journal of Heart failure. 2006; in press.

33. Theodorakis G, Flevari P, Kroupis CH *et al.* Antiinflamatory effects of cardiac resynchronization therapy in patients with chronic heart failure. PACE. 2006: 29; 255-61.

34. D'Ascia Cr, Cittadini A, Monti M *et al.* Effects of biventricular pacing on intersticial remodelling, tumor necrosis factor α expression, and apoptotic death in failing human myocardium. Eur J Heart. 2006; 27: 201-06.

Capítulo 12

Papel de las unidades de insuficiencia cardíaca en la terapia de resincronización

R. Muñoz Aguilera, J. A. Serrano, D. Pascual Hernández,
J. A. García Robles, M. Domínguez Muñoa

Hospital General Universitario Gregorio Marañón
Unidad de Insuficiencia Cardíaca
Servicio de Cardiología
Madrid

Dirección para correspondencia
Hospital General Universitario Gregorio Marañón
R. Muñoz Aguilera
rmunozaguilera@telefonica.net

El objetivo de este capítulo es analizar el papel que ejercen las Unidades de Insuficiencia cardíaca (UIC) en relación con la terapéutica de resincronización ventricular (TRC).

La gestión de la enfermedad crónica, a través de las UIC, y la TRC son dos de las herramientas más importantes incorporadas recientemente al arsenal para el manejo y tratamiento de la insuficiencia cardíaca crónica (ICC) y, especialmente, de la insuficiencia cardíaca avanzada. La TRC hay que entenderla como un tratamiento eficaz para un elevado porcentaje de un subgrupo amplio de pacientes con ICC grave que idealmente deberían estar incluidos en un programa de seguimiento crónico. Se trata de una terapéutica compleja que exige la integración de varios equipos de trabajo para abarcar los diferentes aspectos de selección e indicación, implante, optimización del tratamiento, detección y tratamiento de las complicaciones y seguimiento a largo plazo. Por su complejidad, la TRC no puede tener un desarrollo adecuado en el esquema tradicional de atención a la IC. Las UIC constituyen, en términos generales, el mejor soporte organizativo para la gestión integral de la ICC. Se describirán los rasgos esenciales de las UIC y los requerimientos de la TRC a fin de analizar el marco y las condiciones para su desarrollo ideal.

1   Justificación, concepto y aportación de las UIC

1.1 Razón de ser de las UIC

Las unidades para la gestión integral de la ICC, también denominadas programas de ICC (UIC), surgen ante el fracaso del esquema tradicional. Este enfoque no incluía el seguimiento programado e integral del paciente con ICC y se basaba en el tratamiento episódico de los síntomas y signos de enfermedad en un ámbito no necesariamente especializado. Como consecuencia, los avances en el conocimiento fisiopatológico, diagnóstico y tratamiento de la ICC no han tenido la repercusión que se esperaba a nivel poblacional en términos de reducción de la mortalidad y de las hospitalizaciones.[1,2]

Existen múltiples razones que explican este hecho, pero a los efectos de este capítulo merece la pena resaltar la incapacidad para incorporar dichos avances, objetivada en el pobre seguimiento de las recomendaciones diagnósticas y terapéuticas expresadas en las guías de práctica clínica[3,4] y las carencias del entorno en el que se desarrolla la atención a estos pacientes.

La primera causa podría relacionarse, al menos parcialmente, con el grado de experiencia y formación especializada del médico. Estudios elaborados, tanto a nivel hospitalario como en la población general, demuestran que la prescripción y el mantenimiento de fármacos modificadores de la evolución de la ICC (IECAs y ARA II, β-Bloqueantes y espironolactona) y el ajuste de las dosis de los mismos no se hacen adecuadamente.[5,6,7] Del mismo modo, existe una amplia evidencia en la literatura médica acerca del impacto favorable de la atención, en un entorno cardiológico especializado en ICC, sobre el diagnóstico y tratamiento, grado de control y estabilidad alcanzados y del beneficio sobre la supervivencia, tasas de hospitalización, situación funcional y calidad de vida.[8-11]

Por carencias, hay que entender que el sistema no tiene la fluidez necesaria en la coordinación entre los diferentes escalones asistenciales y existe habitualmente una presión asistencial intensa y desordenada que limita el tiempo de atención al paciente y la intensidad del seguimiento. Estas deficiencias afectan negativamente a la actuación médica. En el esquema tradicional, la relación con el paciente no tiene continuidad. No es sencillo desarrollar una planificación individualizada del seguimiento en función de la situación de riesgo, estado funcional, etc., que permita adaptar la intensidad de los cuidados y del tratamiento farmacológico y las indicaciones de tratamiento no farmacológico a las necesidades reales de los enfermos. No es fácil efectuar los controles necesarios para prevenir los potenciales efectos adversos graves derivados del uso necesario de la polimedicación. No puede hacerse una vigilancia estrecha de los factores precipitantes de descompensación y efectuar los cambios terapéuticos pertinentes para prevenir hospitalizaciones. No proporciona la sensación de seguridad, al médico, ni permite fomentar la adherencia al tratamiento por parte del enfermo. El incumplimiento terapéutico es uno de los condicionantes más importantes de reingreso hospitalario y mala evolución[12] y se relaciona, en parte, con el desconocimiento de la enfermedad. El paciente no suele tener información adecuada sobre la ICC y su tratamiento, lo cual dificulta el cumplimiento terapéutico.[13,14] Los pacientes con ICC suelen ser ancianos que tienen una extensa comorbilidad, cosa que favorece que pasen por fases de descompensación y agravamiento de otras patologías, intervenciones quirúrgicas, etc.[15,16] Durante estos períodos, el contacto con la UIC es fundamental para asegurar la continuidad del tratamiento y efectuar los ajustes necesarios.

Se necesitan sistemas organizativos que permitan el manejo integral de esta patología crónica caracterizada por elevada prevalencia, mortalidad, morbilidad, hospitalizaciones y costes económicos y sociales. Es mucho más importante trabajar para el mantenimiento de la estabilidad a largo plazo de los enfermos que limitarnos a tratar eficazmente sus episodios de descompensación, los cuales son eslabones en el deterioro del paciente por progresión del remodelado ventricular y de la activación neurohumoral. Este entorno de atención al enfermo debe reunir las condiciones de especialización, organización e infraestructura capaces de asumir un manejo de la ICC que ha alcanzado un grado de complejidad grande y rápidamente creciente gracias a los avances de la investigación clínica y básica de las últimas décadas.

1.2 Concepto y acciones de las UIC

Este término define la estructuración de la asistencia a los enfermos con ICC mediante programas basados en:

- Personal experto altamente especializado.
- Práctica médica ajustada a las evidencias (guías clínicas).
- Accesibilidad del enfermo a los recursos sanitarios.
- Plan de seguimiento y soporte continuado e «individualizado».
- Diseño de los objetivos del programa y control de su cumplimiento.

Existen múltiples modelos de UIC en función de su composición, población objeto de la atención, tipos de actuación y ámbito de la misma. No obstante, pueden definirse tres formatos básicos:

1. UIC hospitalaria.
2. Programas de ICC con intervención domiciliaria coordinados por personal especializado coordinado desde el hospital.
3. Seguimiento extrahospitalario a cargo de atención primaria.

Las UIC desarrollan distintas intervenciones, que configuran el concepto de intervención crónica activa, con efectos aditivos y posibilitantes de una mayor eficacia terapéutica como son:

- Optimización del tratamiento médico. Prescripción y mantenimiento a lo largo del seguimiento de los fármacos clave para modificar el curso de la enfermedad (IECAs-ARA II, β-Bloqueantes, antagonistas de la aldosterona).
- Identificación y tratamiento de la comorbilidad.
- Manejo adecuado de la polifarmacia.
- Educación, asesoramiento y refuerzo al paciente y a la familia: información sobre la enfermedad, dieta y restricciones, efectos de los fármacos, fomento de la adherencia

al tratamiento y de los hábitos saludables como la limitación en el consumo de alcohol. Información sobre los dispositivos implantables.

- Programas de entrenamiento físico-rehabilitación.
- Soporte social y emocional.
- Promoción de la autoevaluación (control del peso y presión arterial, reconocimiento de los signos de alarma de descompensación y mecanismos de actuación ante los mismos) y del autocontrol *(self-care)* entendido como un régimen flexible de ajuste de diuréticos.
- Tratamiento endovenoso (diuréticos, inotrópicos, etc.) en régimen ambulatorio.
- Implementar mecanismos de ayuda para facilitar el cumplimiento terapéutico en respuesta a limitaciones cognitivas, culturales o problemas de visión de los enfermos.
- Integración del seguimiento y tratamiento hospitalario y ambulatorio. Seguimiento estrecho que debe comenzarse de forma precoz tras el alta hospitalaria.
- Involucración del personal de la UIC en el seguimiento integral de los pacientes constituyéndose en referencia y primer contacto ante problemas derivados de la ICC y del manejo de la misma. Identificación de problemas concretos a domicilio y atención rápida ante los signos y síntomas de alarma gracias al empleo de procedimientos de telemonitorización, atención domiciliaria o acceso a la consulta externa u hospital de día.
- Coordinación con los distintos equipos implicados en el tratamiento no farmacológico de la IC (resincronización cardíaca, cirugía cardíaca coronaria, valvular o del ventrículo izquierdo, trasplante de corazón, programas de asistencia ventricular y tratamiento invasivo de la fibrilación auricular).

La mayoría de estas intervenciones forman parte de los componentes recomendados para las UIC por la Sociedad Europea de Cardiología (ESC) que estimula la multidisciplinariedad de las mismas.[4] En este sentido, la formación e integración de enfermería especializada en las UIC constituye uno de los pilares básicos para su funcionamiento.

1.3 Resultados

Las diferencias entre las poblaciones y los modelos utilizados justifican los distintos resultados obtenidos. No obstante, de manera global, las UIC hospitalarias y los programas de seguimiento extrahospitalario llevados por personal especializado en ICC presentan resultados consistentemente favorables en términos de reducción de las tasas de rehospitalización global y por ICC, disminución de las estancias hospitalarias, mejoría funcional y relación coste/efectividad favorable. Algunos estudios demuestran mejorías en la supervivencia. En consonancia con estos datos, la ESC acepta que los sistemas organizados y especializados para la atención de la ICC mejoran los síntomas y reducen las hospitalizaciones (recomendación tipo IIa y nivel de evidencia A) y disminuyen la mortalidad (recomendación tipo IIa y nivel de evidencia B).[4] Queda admitido de esta manera el papel beneficioso de las UIC en la gestión de la enfermedad a través de la intervención crónica activa. Uno de los pilares básicos de esta actuación, reconocido por la AHA[17] y objetivo común en todos los modelos de UIC, es, sin duda, la optimización terapéutica.

La capacidad para lograr y mantener unos estándares de tratamiento médico adecuados ha sido demostrada en múltiples programas de gestión de la ICC con modelos de organización e intervenciones diversas.

En estos casos se ha objetivado la consiguiente repercusión favorable sobre los objetivos clínicos de mejoría de la supervivencia, situación funcional, calidad de vida y disminución de las hospitalizaciones.[18-31]

2   TRC: desarrollo de un nuevo tratamiento de la ICC. Papel de las UIC

La TRC es exigente en los requisitos para su indicación y compleja en su seguimiento. Como ha sido expresado previamente, requiere la coordinación de grupos de trabajo altamente especializados para abarcar los aspectos de selección e indicación, implante, optimización del tratamiento, detección y tratamiento de las complicaciones y seguimiento a largo plazo.

Las UIC asumen el seguimiento integral del paciente y, por lo tanto, la coordinación con los distintos grupos potencialmente involucrados en cada fase (diagnóstico de asincronía por imagen, implante y seguimiento del dispositivo) antes y después de implantarse el resincronizador. La creación de un área virtual de resincronización, que integre estos grupos en cada centro, debería posibilitar el desarrollo asistencial y científico de la TRC.

2.1 Fase preimplante. Indicación

Las indicaciones admitidas en la actualidad requieren una selección de candidatos que, sometidos a tratamiento médico óptimo, presenten:

1. Insuficiencia cardíaca crónica grave con deterioro funcional importante. Clases funcionales III y IV NYHA.
2. Disfunción sistólica del ventrículo izquierdo con fracción de eyección < 35 %.
3. Complejo QRS ensanchado > 120 msg.

Con respecto a la indicación de TRC es importante señalar:

- La eficacia de la TRC ha sido demostrada únicamente en pacientes tratados de manera óptima.

- El deterioro funcional debe estar establemente consolidado. No debe indicarse la TRC precipitadamente ante un episodio de descompensación, habitual en el curso de la ICC y frecuentemente inducido por factores desencadenantes susceptibles de corrección. En estas condiciones existe capacidad para retornar a una situación funcional no avanzada.

- Debe haberse elaborado el diagnóstico de exclusión de una cardiopatía susceptible de tratamiento quirúrgico o percutáneo (enfermedad coronaria, valvulopatías...), y de reversión o mejoría espontánea (miocarditis, miocardiopatía alcohólica...). Es preciso valorar el potencial para mejorar lo relacionado con los efectos del tratamiento establecido previamente (reperfusión durante el IAM, etc.).

- Se trata de un tratamiento para la ICC avanzada, pero no constituye de ninguna manera un recurso para el tratamiento de enfermos terminales.

- En ciertos pacientes su clasificación funcional no es valorable en razón de otras comorbilidades coexistentes, las cuales podrían incluso anular el beneficio sobre la supervivencia, estado funcional y riesgo de hospitalización que se pretende obtener al indicar la TRC.

La valoración adecuada de estos aspectos puede llegar a ser compleja y la decisión final podría ser aventurada. Se requiere experiencia y un buen conocimiento del paciente, su entorno, su historia clínica y su curso evolutivo.

El seguimiento programado e individualizado a largo plazo en el ámbito especializado y cercano al paciente de las UIC es idóneo para ello. El conocimiento profundo de la patología y del propio paciente confiere solidez a la decisión. En los apartados previos se ha argumentado acerca de la capacidad de las UIC para instaurar y mantener el tratamiento óptimo de los enfermos con ICC a diferencia de cualquier otro entorno. Se trata de una aportación fundamental por tratarse de un requisito básico que hay que cumplir antes de efectuar la indicación de TRC.

Existen, además, otros aspectos no claramente establecidos aún, en los que las actuaciones protocolizadas y el acúmulo de experiencia en el grupo son importantes en la toma de decisiones. Por ejemplo, la actitud que es preciso tomar en los pacientes con fibrilación auricular con respecto a la necesidad de ablación concomitante del nodo AV, o la política a seguir con respecto al diagnóstico, previo al implante, de escaras miocárdicas.

2.2 Fase de seguimiento

Después de completar la fase hospitalaria precoz, tras el implante, con seguimiento de las complicaciones precoces y optimización AV y VV, el paciente continuará su seguimiento en la UIC. Desde aquí se coordinarán las revisiones programadas, según protocolo, para ajustes y diagnóstico del funcionamiento del dispositivo y para el seguimiento clínico y de la evolución del remodelado cardíaco. Del mismo modo, y en consonancia con la política de seguimiento, estrecho, integral e individualizado, la UIC constituye el primer eslabón para el enfermo con ICC, quien contactará si aparecen cambios en su situación clínica como empeoramiento funcional, fiebre, etc., que hagan sospechar complicaciones (desplazamiento de los electrodos, hematomas y decúbitos en la bolsa, endocarditis, etc.).

La situación clínica del paciente podrá variar, en este periodo, en función de la respuesta a la TRC. El seguimiento estrecho en la UIC permitirá detectar el sentido y la magnitud de la respuesta al tratamiento resincronizador y llevar a cabo los ajustes de medicación oportunos. En pacientes respondedores, los cambios más habituales son la disminución de las necesidades de diuréticos y la posibilidad de aumentar las dosis de IECAs y β-Bloqueantes, en aquellos pacientes cuya grave situación clínica previa dificultaba poder alcanzar las dosis objetivo.

3 Información para el control de la ICC contenida en los dispositivos. Telemonitorización

Un aspecto que cobra cada vez más importancia para el especialista en ICC es la obtención y utilización de la información clínica, relevante para el manejo de la ICC, obtenida durante la actividad normal de los enfermos y almacenada por los dispositivos implantables. El análisis conjunto de los parámetros de uso habitual (clínicos, bioquímicos, radiológicos, electrocardiográficos y ecocardiográficos) y de los proporcionados por los dispositivos implantables, como la variabilidad de la frecuencia cardíaca, frecuencia cardíaca media diurna y nocturna, actividad del paciente, arritmias e impedancia torácica y su relación con el índice de fluidos, etc., es de gran valor para identificar con mayor exactitud la situación clínica del paciente y su tendencia evolutiva.[32,33] La monitorización hemodinámica continua mediante dispositivos implantables puede constituir una guía para el manejo terapéutico.[34] El estudio COMPASS-HF, presentado en las sesiones científicas de la ACC 2005, demostró una disminución de las hospitalizaciones y eventos relacionados con la ICC con estos dispositivos.

La medida de la impedancia torácica mediante un dispositivo implantable integrado en un resincronizador o desfibrilador-resincronizador se correlaciona inversamente con la presión pulmonar de enclavamiento y el balance de fluidos. Este parámetro disminuye previamente al desarrollo de la sintomatología clínica pudiendo predecir potencialmente un agravamiento de la IC.[32] Estudios que se tienen que elaborar próximamente determinarán si la alerta por el dispositivo justifica la instauración o intensificación de un tratamiento para evitar la hospitalización.

Las UIC constituyen, por la cercanía al paciente, la especialización de sus componentes, y el elevado nivel tecnológico al que generalmente tienen acceso, el enclave ideal para la evaluación y el desarrollo de los avances en telemonitorización en IC. Estos sistemas podrían ser de utilidad para alertar de la inminencia de un episodio de descompensación y poder optimizar el tratamiento médico, en función de la información, previniendo el ingreso hospitalario.

CONCLUSIONES

Las UIC llevan a cabo el seguimiento integral de la ICC a través del desarrollo de sistemas organizativos y acciones con los que personal especializado configura un programa de intervención crónica adaptado a la población objeto de su atención, entorno y posibilidades. A pesar de las diferencias entre distintos modelos de trabajo, puede asumirse que ofrecen los mejores estándares de calidad para el tratamiento y seguimiento de la ICC con resultados muy favorables sobre la morbilidad y mortalidad. La TRC es muy exigente en sus requisitos, tanto para la selección de los candidatos como para la realización de los implantes y el seguimiento crónico. Las UIC responden a estos requisitos y son el eje de la coordinación e integración de los diversos equipos implicados en el proceso. Llevan a cabo, además, la labor de ser los proveedores de la atención al paciente a lo largo de la historia natural de su enfermedad.

Por todo ello, deben considerarse el marco apropiado para el desarrollo de la TRC.

BIBLIOGRAFÍA

1. MacIntyre K, Capewell S, Stewart S *et al*. Evidence of improving prognosis in heart failure: trends in case fatality in 66547 patients hospitalised between 1986 and 1995. Circulation. 2000; 102:1126-31.
2. Jong P, Vowinckel E, Liu PP *et al*. Prognosis and determinants of survival in patients newly hospitalised for heart failure: a population based study. Arch Int Med. 2002; 162:1689-94.
3. Hunt SA, Abraham WT, Chin MH *et al*. ACC/AHA 2005 guideline update for the diagnosis and management of chronic heart failure in the adult: a report of the American Collage of Cardiology/American Heart Association Task Force on Practice Guidelines (Writing Committee to update the 2001 Guidelines for the Evaluation and Management of heart Failure) American College of Cardiology Web Site. Available at: http://www.acc.org/clinical/guidelines/failure/index.pdf.
4. Swedberg K, Cleland J, Dargie H *et al*. Guidelines for the diagnosis and treatment of chronic heart failure: executive summary (update 2005): The Task Force for the Diagnosis and Treatment of Chronic Heart Failure of the European Society of Cardiology. Eur Heart J. 2005; 26: 1115-40.

5. Komajda M, Follath F, Swedberg K, Cleland J, Aguilar JC, Cohen-Solal A *et al*. The Study Group of Diagnosis of the Working Group on Heart Failure of the European Society of Cardiology. The EuroHeart Failure Survey programme -a survey on the quality of care among patients with heart failure in Europe. Part 2: treatment. Eur Heart J. 2005; 24: 466-76.

6. Cleland JGF, Cohen-Solal A, Cosin-Aguilar J *et al*. Management of heart failure in primary care (the IMPROVEMENT of Heart Failure Programme): an internacional survey. Lancet. 2002;360:1631-39.

7. Jencks SF, UHF ED, Cuerdon T. Change in the quality of care delivered to Medicare beneficiares, 1998-1999 to 2000-2001. JAMA. 2003; 289(3): 305-12.

8. Ansari M, Alexander M, Tutar A, Bello D, Massie B. Cardiology participation improves outcomes in patients with new-onset heart failure in the outpatient setting. J Am Coll Cardiol. 2003; 41: 62-68.

9. Jong P, Gong Y, Liu PP, Austin P, Lee DS, Tu JV. Care and outcomes of patients newly hospitalized for congestive heart failure in the community treated by cardiologists compared with other specialists. Circulation. 2003; 108: 184-91.

10. Edep ME, Shah NB, Tateo IM, Massie BM. Differences between primary care physicians and cardiologists in management of congestive heart failure: relation to practice guidelines. J Am Coll Cardiol. 1997; 30: 518-26.

11. Reiss SE, Holubkov R, Edmundowicz D *et al*. Treatment of patients admitted to the hospital with congestive heart failure: specialty-related disparities in practice patterns and outcomes. J Am Coll Cardiol. 1997; 30:733-38.

12. Michalsen A, Konig G, Thimme W. Preventable causative factors leading to hospital admisión with decompensated heart failure. Heart. 1998; 80:437-41.

13. Ni H, Nauman D, Burgess D, Wise K, Crispell K, Hershberger RE. Factors influencing knowledge of and adherente to self care among patients with heart failure. Arch Int Med. 1999; 159(14):1613-19.

14. Martinez-Sellés M, García Robles JA, Muñoz R *et al*. Pharmacological treatment in patients with heart failure: patients knowledge and occurrence of polypharmacy, alternative medicine and immunizations. Eur J Heart Fail. 2004; 6(2):219-26.

15. Braunstein JB, Anderson GF, Gerstenblith G, *et al*. Non cardiac comorbidity increases preventable hospitalizations and mortality among Medicare beneficiaries with chronic heart failure. J Am Coll Cardiol. 2003; 42:1226-33.

16. Dahlström U. Frequent non-cardiac comorbidities in patients with chronic heart failure. Eur J Heart Fail. 2005; 7:309-16.

17. Grady KL, Dracup K, Kennedy G *et al*. Team management of patients with heart failure. Circulation. 2000; 102:2443-56.

18. Galbreath AD, Krauski R, Smith B *et al*. Long term health care and cost outcomes of disease management in a large, randomized, community-based population with heart failure. Circulation. 2004; 110: 3518-26.

19. McDonald K, Ledwidge M, Cahill J *et al*. Heart failure management: multidisciplinary care has intrinsic benefit above the optimization of medical care. J Cardiac Failure. 2002; 8:142-48.

20. Laramee AS, Levinsky SK, Sargent J, Ross R, Callas P. Case management in a heterogeneous congestive heart failure population. Arch Intern Med. 2003; 163:809-17.

21. Doughty RN, Wright SP, Pearl A *et al*. Randomized, controlled trial of integrated heart failure management. The Auckland Heart Failure Management Study. Eur Heart J. 2002; 23:139-46.

22. Stewart S, Marley JE, Horowitz JD. Effects of a multidisciplinary, home based intervention on planned readmissions and survival among patients with chronic congestive heart failure: a randomised controlled study. Lancet. 1999; 354:1077-83.

23. Ledwidge M, Ryan E, O´Loughlin C *et al*. Heart failure care in a hospital unit: a comparison of Standard 3-month and extended 6-month programs. Eur J Heart Fail. 2005; 7:385-91.

24. Whellan D, Gaulden L, Gattis W *et al*. The Benedit of implementing a heart failure disease management program. Arch Int Med. 2001; 161:2223-28.

25. Akosah K, Schaper A, Havlik P, Barnhart S, Devine S. Improving care for patients with chronic heart failure in the community: The importance of a disease management program. Chest. 2002; 122: 906-12.

26. Cline CM, Israelsson YA, Willenheimer RB *et al*. Cost effective management programme for heart

failure reduces hospitalization. Heart. 1998; 80: 442-46.

27. Mejhert M, Kahan T, Persson H, Edner M. Limited long term effects of a management programme for heart failure. Heart. 2004; 90:1010-15.

28. Hershberger RE, Nauman DJ, Byrkyt J *et al*. Prospective evaluation o fan outpatient heart failure disease management program designed for primary care: The Oregon model. J Card Fail. 2005; 11:293-98.

29. Hershberger RE, Ni H, Nauman J *et al*. Prospective evaluation of an outpatient heart failure management program. J Card Fail. 2001; 7: 64-74.

30. GESICA Investigators. Randomised trial of telephone intervention in chronic heart failure: DIAL trial. BMJ 2005;331:425 (20 August), doi:10.1136/bmj.38516.398067.EO (published 1 August 2005).

31. Capomolla S, Febo O, Ceresa M *et al*. Cost/utility ratio in chronic heart failure: comparison between heart failure management program delivered by day-hospital and usual care. J Am Coll Cardiol. 2002; 40:1259-66.

32. Yu CM, Wang L, Chau E *et al*. Intrathoracic impedance monitoring in patients with heart failure. Correlation with fluid status and feasibility of early warning preceding hospitalization. Circulation. 2005; 112:841-48.

33. Adamson PB, Smith AL, Abraham WT *et al*. Continuous autonomic assessment in patients with symptomatic heart failure: prognostic value of heart rate variability measured by an implanted cardiac resynchronization device. Circulation. 2004; 110: 2389-94.

34. Adamson PB, Magalski A, Braunschweig F *et al*. Ongoing right ventricular hemodynamics in heart failure. Clinical value of measurements derived from an implantable monitoring system. J Am Coll Cardiol. 2003; 41: 565-71.

Capítulo 13

Nuevas indicaciones de resincronización: QRS estrecho, bloqueo de rama derecha, pacientes con indicación de marcapasos

I. Fernández Lozano, J. Toquero Ramos, J. Manuel Escudier Villa, M. Cobo, L. Alonso Pulpon

Clínica Puerta de Hierro
Servicio de Cardiología
Madrid

Dirección para correspondencia
Clínica Puerta de Hierro
Dr. I. Fernández Lozano
iflozano@secardiologia.es

INTRODUCCIÓN

La insuficiencia cardíaca (ICC) es uno de los grandes problemas sanitarios de nuestros días. En los Estados Unidos se diagnostican 550.000 nuevos casos anualmente, siendo la responsable de alrededor de 290.000 muertes cada año.[1] Las cifras en España reflejan alrededor de 70.000 nuevos casos anuales y una población total de 600.000 pacientes con dicho diagnóstico.[2]

A pesar de los grandes avances en el tratamiento farmacológico, la morbimortalidad sigue siendo alta. Un subgrupo de pacientes de especial riesgo son aquellos que presentan disfunción sistólica y una duración del QRS mayor de 120-130 ms. Datos derivados de estudios longitudinales y observacionales sugieren que la anchura del complejo QRS es un factor independiente de pronóstico adverso.[3,4] Este subgrupo incluye aproximadamente al 30 % del total de pacientes con insuficiencia cardíaca, siendo el retraso en la conducción secundario, en la mayoría de los casos, a la presencia de bloqueo de rama izquierda (BRI).[5,6]

La terapia de resincronización cardíaca ha demostrado, a lo largo de los últimos años, un claro beneficio en pacientes con insuficiencia cardíaca avanzada, disfunción sistólica del ventrículo izquierdo y un trastorno eléctrico en la activación ventricular. La resincronización de la sístole cardíaca mejora la hemodinámica, sin un incremento del consumo de oxígeno miocárdico.[7] Este beneficio se traduce en una mejoría del grado funcional, calidad de vida, capacidad de ejercicio y un menor número de ingresos por insuficiencia cardíaca.[8-11] Más recientemente, la terapia de resincronización cardíaca ha demostrado también su efectividad en reducir la mortalidad total[12,13] de este grupo de pacientes.

Sin embargo, aunque es mucho lo que hemos aprendido durante los últimos años, todavía queda un largo camino por recorrer. En este capítulo, repasaremos lo que conocemos en la actualidad de la utilidad de la terapia de RSC en poblaciones donde su beneficio es menos claro. Pacientes con QRS estrecho pero con criterios ecocardiográficos de asincronía, pacientes con bloqueo de rama derecha (BRD) y pacientes con indicación de estimulación ventricular permanente.

Abreviaturas: insuficiencia cardíaca congestiva (ICC), bloqueo de rama izquierda (BRI), resincronización cardíaca (RSC), bloqueo de rama derecha (BRD), electrocardiograma (ECG), doppler tisular (TDI), fracción de eyección (FE).

1   Resincronización cardíaca en pacientes con QRS estrecho

1.1 Asincronía y anchura del QRS

En los pacientes con insuficiencia cardíaca, dilatación ventricular y disfunción sistólica, se produce una contracción asincrónica a diferentes niveles. Existe, o puede existir, asincronía atrioventricular (entre aurículas y ventrículos), interventricular (entre el ventrículo derecho e izquierdo) e intraventricular (dentro del propio ventrículo izquierdo). El resultado es una descoordinación en patrón de contracción[14] y relajación[15] cardíaca y un rendimiento hemodinámico pobre. La terapia de resincronización cardíaca puede, mediante la estimulación, disminuir este grado de asincronía y mejorar el patrón de contracción cardíaca.

La presencia de asincronía se relaciona con la existencia de un QRS ancho en el electrocardiograma, generalmente con patrón de BRI, por lo que la anchura del QRS ha sido el criterio más empleado para incluir pacientes en los ensayos de RSC. Sin embargo, la anchura del QRS tiene bastantes limitaciones. En algunos estudios[16], un QRS ancho identifica muy bien a los pacientes con asincronía interventricular, pero no a aquéllos con asincronía intraventricular.

Una serie de trabajos ecocardiográficos han analizado la relación existente entre el patrón y la anchura electrocardiográfica con la presencia de asincronía. Blazeck[17] encuentra asincronía intraventricular en el 46 % de pacientes con BRI y el 36 % en aquéllos con un QRS > 120 ms. No encontró ninguna correlación entre la anchura del complejo QRS y el grado de asincronía mecánica. Yu[18] encontró un mayor grado de asincronía en pacientes con ICC, un 73 % en aquéllos con una duración del QRS > 120 ms y un 51 % en los que el QRS era < 120 ms. Breithard,[19] analizando pacientes incluidos en el estudio PATH-CHF, demostró que el patrón de contracción del ventrículo izquierdo podía ser muy diferente. Algunos pacientes mostraban una contracción sincrónica entre la cara lateral y el septo, mientras otros tenían una activación de la cara lateral muy retrasada con movimiento paradójico de la pared septal.

Fauchier[20] analiza, mediante ventriculografía isotópica, 103 pacientes con miocardiopatía dilatada, y encuentra que el porcentaje de asincronía entre los pacientes con hemibloqueo anterior de rama izquierda y QRS normal, es muy similar al de pacientes con BRI (48% versus 46 %).

Probablemente, el trabajo más completo es el elaborado por Stefano Ghio y cols.[21] Ellos analizan mediante doppler tisular (TDI) 158 pacientes consecutivos con disfunción ventricular avanzada y fracción de eyección (FE) < 35 %. Dividen los pacientes en tres grupos en función de la anchura del complejo QRS: 61 tienen un QRS normal (grupo 1), 21 un BRI con un QRS entre 120 y 150 ms (grupo 2) y 76 tienen un complejo QRS mayor de 150 ms. Se identifica asincronía interventricular (definida como un retraso > 40 ms) en un 12,5 %, 52,4 % y 72 % en los tres grupos y asincronía intraventricular en 29,5 %, 57,1 % y 71 %. Los autores no encuentran ninguna relación entre la presencia de asincronía interventricular e intraventricular.

Por lo tanto, el QRS no es un marcador adecuado para identificar pacientes con asincronía intraventricular, no obtiene un buen grado de correlación entre la anchura y el grado de asincronía y además no identifica a un porcentaje importante de pacientes que, al menos teóricamente, podrían beneficiarse de la terapia de RSC (véase la figura 1).

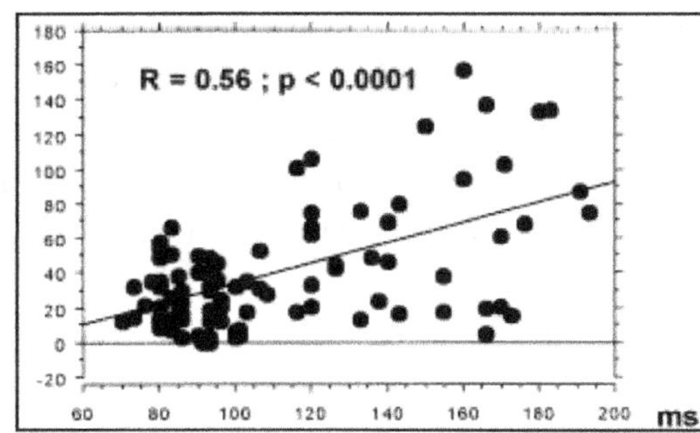

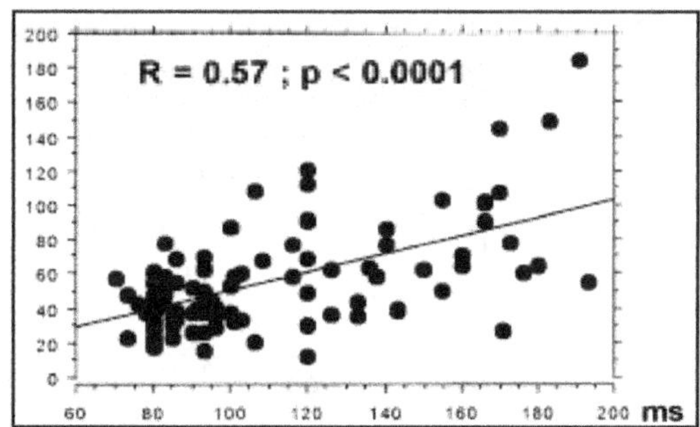

Figura 1. Correlación existente entre la anchura del QRS, la asincronía interventricular (gráfico de la izquierda) y la asincronía intraventricular (gráfico de la derecha). Modificado con permiso de la referencia 20.

2   Anchura del QRS en estudios de RSC

Pese a las limitaciones mencionadas, la anchura del QRS ha sido el método empleado para identificar pacientes en la inmensa mayoría de los estudios de RSC. El valor de corte ha sido diferente, oscilando entre los 150 ms del estudio MUSTIC[10] y los 120 ms del estudio COMPANION.[12] Sólo muy recientemente el estudio CARE[13] ha empleado criterios ecocardiográficos en la selección de pacientes, y sólo en un subgrupo de pacientes con un QRS comprendido entre 120 y 150 ms.

En varios estudios se ha demostrado una asociación entre la anchura del complejo QRS y la respuesta a la terapia de RSC.[22,23] En el estudio PATCH-CHF[23] se analiza la evolución de 86 pacientes, con ICC y disfunción ventricular, sometidos a estimulación en ventrículo izquierdo. Los pacientes con un QRS > 150 ms mostraron una mejoría significativa en el consumo de oxígeno, test de los 6 minutos y pruebas de calidad de vida. Sin embargo, los pacientes con un QRS entre 120 y 150 ms no mostraron ninguna mejoría significativa en los parámetros analizados.

La relación entre la anchura del complejo QRS y la mejoría con la terapia de RSC se comprende de manera intuitiva, ya que los pacientes con mayores retrasos en la conducción eléctrica son los que muestran un mayor grado de asincronía.

Sin embargo, incluso en condiciones ideales el grado de correlación entre la anchura del QRS y la respuesta aguda a la RSC es modesto, con coeficientes de entorno a

0,6, lo que explicaría únicamente un 30 a 40 % de la variabilidad en la respuesta a la RSC. Además, diferentes estudios han analizado la respuesta en remodelado y parámetros de contractilidad del ventrículo izquierdo a la terapia de RSC.[24-26] En general, la anchura del complejo QRS ha sido un pobre predictor de la respuesta a la RSC. Uno de los problemas del ECG es que la duración total del QRS depende de la activación en ambos ventrículos. Así, una activación retrasada por igual puede dar lugar a un QRS relativamente normal y enmascarar una importante asincronía intraventricular.

A diferencia del ECG, la asincronía, especialmente la intraventricular, se ha revelado como un potente predictor de respuesta durante el seguimiento. Nelson[20] ya demostró en el año 2000 cómo la asincronía tridimensional cuantificada mediante resonancia magnética se correlacionaba con la respuesta aguda. Trabajos más recientes con ecocardiograma convencional o doppler tisular, han identificado la asincronía intraventricular basal como el parámetro más importante en la identificación de respondedores.[24,27,28]

3   RSC en pacientes con QRS estrecho

En el año 2003, Achili y cols. publicaron el primer trabajo en el que se analizaba el valor de la terapia de RSC en pacientes con QRS estrecho.[29] Incluyen 52 pacientes, 14 de ellos con un QRS ≤ 120 ms, pero con criterios ecocardiográficos de asincronía interventricular e intraventricular. Al analizar la evolución al cabo de 6 meses, encuentran una mejoría similar en la clase funcional, la FE, los diámetros del ventrículo izquierdo, el grado de regurgitación mitral y la respuesta al test de los 6 minutos (véase la figura 2).

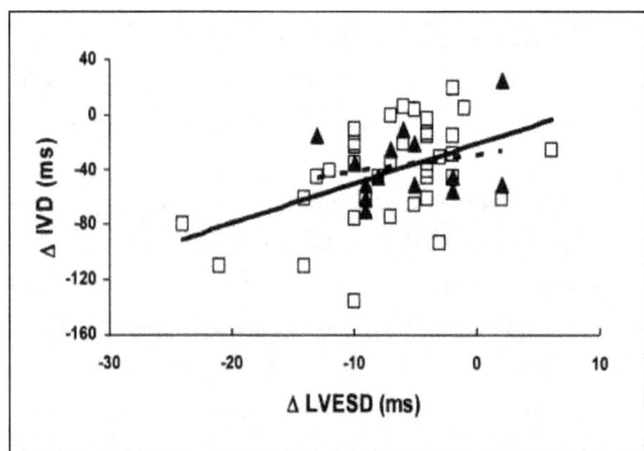

Figura 2. Evolución entre el desarrollo de la asincronía interventricular y el diámetro telesistólico. El resultado es similar en pacientes con QRS ancho (cuadrados) o estrecho (triángulos). Modificado con permiso de la referencia 29.

El estudio tiene algunas limitaciones; la primera de ellas, el pequeño número de enfermos que incluye, que limita mucho la conclusión de que la evolución en pacientes con QRS estrecho y parámetros de asincronía es similar a la de pacientes con QRS ancho. Además, no existe un grupo-control ni tampoco se lleva a cabo de forma ciega, aunque los ecocardiografistas desconocen a qué grupo pertenece cada paciente. También se mezclan pacientes en los que el ensanchamiento del QRS es secundario a la estimulación desde el ápex del ventrículo derecho, con pacientes con un bloqueo de rama. Pese a ello, es un estudio muy interesante que centra la atención sobre un subgrupo de pacientes relativamente grande, que aunque no tengan un QRS ancho podrían beneficiarse de la terapia de resincronización cardíaca.

Unos años después, un grupo galés ha publicado los resultados de la estimulación biventricular, en los parámetros hemodinámicos de pacientes con QRS estrecho.[30] Elaboran un estudio exhaustivo, en el que analizan 20 pacientes en grado funcional IIb a IV con un QRS < 120 ms, y encuentran que en los pacientes en los que la presión de enclavamiento es mayor de 15 mm Hg, el gasto cardíaco aumenta pese a disminuir la presión de enclavamiento. Por el contrario, los pacientes con una presión de enclavamiento < 15 mm Hg no obtienen ningún beneficio hemodinámico significativo con la estimulación biventricular aguda.

CONCLUSIÓN

La anchura del complejo del QRS ha sido el parámetro más empleado para identificar pacientes candidatos a recibir un dispositivo de RSC. Hemos repasado las limitaciones de emplear el QRS como criterio de selección. La principal es que un QRS ancho identifica bien a los pacientes con asincronía interventricular, pero no tan bien a aquellos pacientes con asincronía intraventricular, que son los que más se benefician del tratamiento.

GUÍAS NORTEAMERICANAS
Indicación Tipo I
Pacientes con FE ≤ 35 %, ritmo sinusal, NYHA III o IV en tratamiento farmacológico óptimo y con un QRS > 120 ms. (Nivel de evidencia A.)

GUÍAS EUROPEAS
Indicación Tipo I
Pacientes con FE deprimida y QRS ≥ 120 ms, NYHA III o IV en tratamiento farmacológico óptimo para mejorar síntomas (nivel de evidencia A), hospitalizaciones (nivel de evidencia A) y mortalidad. (Nivel de evidencia B.)

RECOMENDACIONES ESPAÑOLAS
Indicación Tipo II a
Pacientes con miocardiopatía dilatada isquémica o idiopática y: FE < 35 %. QRS > 130 MS. Diámetro telediastólico del V izq > 55 mm. Clase funcional III-IV de la NYHA pese a tratamiento farmacológico óptimo.

Tabla 1. Indicaciones de dispositivos de RSC en pacientes con ICC. Resumen de las guías europeas, norteamericanas y de las recomendaciones de la Sociedad Española de Cardiología. FE: fracción de eyección. RSC: resincronización cardíaca. Tomado de las referencias 31, 32 y 33.

Por el momento no podemos ni debemos dejar de emplearlo. La anchura del QRS es un parámetro sencillo, fácil de medir y prácticamente universal. Además, es el único incluido en las guías de práctica clínica[31-33] y está avalado por miles de enfermos incluidos en ensayos clínicos. Por el contrario, el empleo de parámetros de asincronía se basa en técnicas más complejas, mucho menos universales y sujetas a una gran variabilidad interobservador e intraobservador. No existe un criterio único universalmente aceptado y la utilidad de la RSC basada en este criterio de selección no está avalada por ningún ensayo clínico hasta la fecha. En la tabla 1 se resumen las indicaciones actuales de los dispositivos de RSC.

Sin embargo, debemos tener en cuenta que puede existir un número de pacientes relativamente grande que, pese a no tener un QRS ancho, podrían beneficiarse de la terapia de resincronización cardíaca. En el futuro aparecerán ensayos clínicos, actualmente en marcha, que analizarán el valor de la RSC en esta población de pacientes con QRS estrecho y asincronía cardíaca.

En el momento actual, lo razonable probablemente sea emplear el ecocardiograma en los pacientes dudosos. Pero, hasta que no dispongamos de otros datos, quizá sea un error excluir pacientes con QRS muy anchos por los datos del ecocardiograma, y también resincronizar pacientes con QRS claramente estrechos basados sólo en los datos del ecocardiograma.

4   Resincronización en pacientes con bloqueo de rama derecha

4.1 ICC y bloqueo de rama derecha

La incidencia de QRS ancho en los pacientes con ICC oscila entre el 14 y el 47 %,[34] con una media aproximada del 30 %. La causa es, en la mayoría de los casos, la presencia de un bloqueo de rama izquierda (del 25 al 36 %), mientras que el bloqueo de rama derecha es mucho más infrecuente (del 4 al 6 %).[35-37]

El valor pronóstico de la presencia de un bloqueo de rama izquierda está bien establecido en la literatura,[38-41] mientras que el análisis del valor predictivo del bloqueo de rama derecha ha ofrecido resultados contradictorios.[41-43] En el año 2001, la doctora Hesse publicó los resultados de un estudio en el que se analizaron un total de 7.073 pacientes remitidos a una valoración mediante ergometría isotópica.[44] Tras un seguimiento de 6,7 años encuentran que la presencia de un bloqueo de rama derecha es un factor independiente de mortalidad, con un valor predictivo idéntico al del bloqueo de rama izquierda.

A diferencia de lo que podría parecer, los pacientes con ICC y bloqueo de rama derecha no tienen normal el tiempo de activación del ventrículo izquierdo. Fantoni[45] analizó la activación endocárdica mediante un mapeo electroanatómico detallado de cien pacientes consecutivos con ICC. Los pacientes con BRD tenían un tiempo mayor hasta el inicio de la activación derecha y un tiempo de activación ventricular derecho más prolongado, comparados con aquéllos con BRI. Pero, además, tenían un tiempo de activación total y regional en el ventrículo izquierdo mayor. Por lo tanto, en la mayoría de pacientes con BRD el trastorno en la activación ventricular afecta a ambos ventrículos y podría restaurarse, al menos en parte, mediante la terapia de resincronización (véase la figura 3).

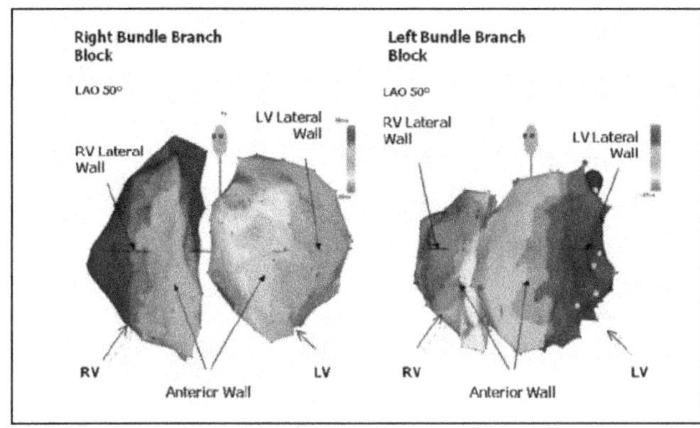

Figura 3. Mapa de activación endocárdica en pacientes con ICC y BRD (panel izquierdo) y BRI (panel derecho). En ambos casos, la activación de la pared lateral del ventrículo izquierdo se encuentra muy retrasada. Modificado con permiso de la referencia 45.

Los estudios de resincronización cardíaca han empleado la anchura del complejo QRS como criterio de inclusión.[46] En algunos de ellos se incluyeron únicamente enfermos con bloqueo de rama izquierda, mientras que en otros el porcentaje de enfermos con bloqueo de rama derecha es tan bajo que impide llegar a conclusiones definitivas. De los pacientes incluidos en ensayos clínicos hasta el año 2004, un 64 % tenían un bloqueo de rama, mientras que el 36 % restante tenían un BRD u otro trastorno de conducción.[46] Desafortunadamente, en muchos estudios no se especifica este dato. En el estudio COMPANION[12] *(The Comparison of Medical Therapy, Pacing, and Defibrillation in Heart Failure)*, se incluyeron 1.520 pacientes, de los que únicamente un 11 % tenía un BRD. Además, en el análisis de subgrupos se analizan todos los enfermos sin BRI como un solo grupo, del que no se extraen conclusiones debido a su pequeño tamaño.

En el año 2001 Garrigue[47] y cols. publicaron una serie corta de 12 pacientes con BRD y disfunción sistólica sometidos a RSC. Tras un seguimiento de 1 año, la RSC logró mejorar de manera significativa la duración del complejo QRS, la integral del flujo aórtico, el grado de regurgitación mitral y el diámetro telediastólico del ventrículo izquierdo. Cuando analizaron la respuesta al tratamiento, 3 pacientes fueron considerados no respondedores en función de su respuesta clínica. Estos 3 pacientes eran los que presentaban un menor grado de asincronía en el estudio ecocardiográfico basal.

Sumando los datos de los estudios MIRACLE ICD[48] y Contak CD,[49] Egoavil y cols.[50] identifican 61 pacientes con BRD, 34 randomizados a terapia de RSC y 27, al grupo de control. Analizando la evolución a 3 y 6 meses, los pacientes con BRD sólo mejoraron en la clase funcional, y también lo hicieron los pacientes del grupo de control. Por ello los autores concluyen que en espera de un estudio prospectivo con un mayor número de pacientes, la terapia de RSC no debería aplicarse a los pacientes con BRD.

Nosotros analizamos la evolución de 17 pacientes con BRD de un total de 160 pacientes sometidos a RSC. Definimos a los pacientes respondedores como aquéllos libres de muerte y trasplante cardíaco que mejoraron al menos un 10 % en el test de los 6 minutos durante el seguimiento. Con estos criterios la tasa de respondedores fue del 81 % en el grupo de pacientes con BRI y de tan sólo el 60 % entre los pacientes con BRD (véase la figura 4). Cuando analizamos los datos ecocardiográficos, observamos que aunque los valores de asincronía interventricular e intraventricular basales eran similares, los pacientes con BRD presentaron un grado menor de mejoría en la asincronía intraventricular durante el seguimiento (véanse las figuras 5 y 6). Al igual que Garrigue, en nuestra serie los pacientes con un mayor grado de asincronía intraventricular basal fueron los que más mejoraron durante el seguimiento.

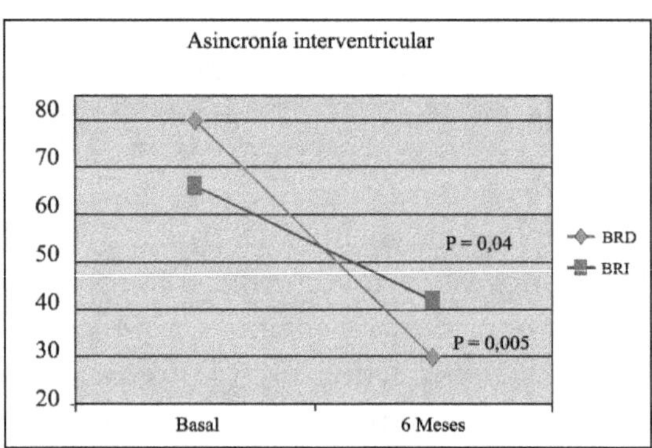

Figura 5. Evolución de la asincronía interventricular en pacientes sometidos a RSC. El grado de asincronía basal y su evolución es similar en pacientes con BRD y BRI.

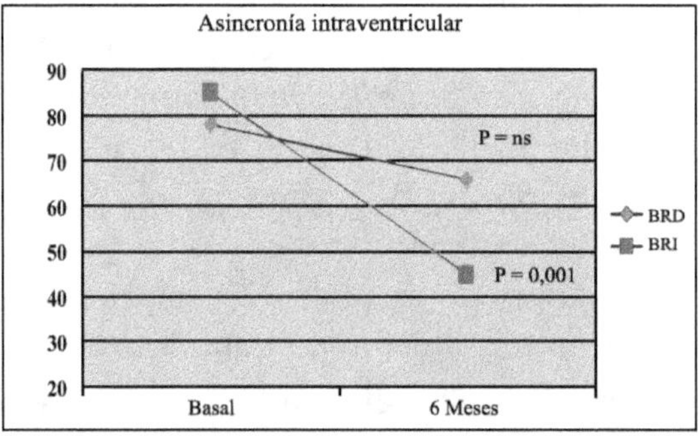

Figura 6. Evolución de la asincronía intraventricular en pacientes sometidos a RSC. El grado de asincronía basal es similar en pacientes con BRD y BRI; sin embargo, los pacientes con BRD tienen un menor grado de mejoría, lo que quizás explique el menor porcentaje de respondedores.

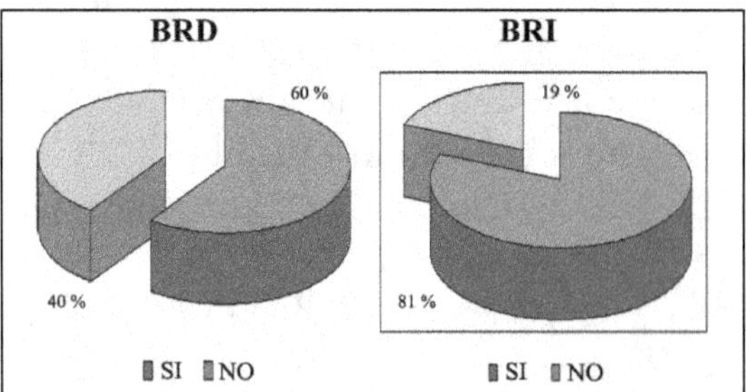

Figura 4. Porcentaje de respondedores en pacientes con BRD (panel izquierdo) y BRI (panel derecho). La diferencia es notable, aunque no alcanza significación estadística.

Conclusión

En resumen, los datos que tenemos del valor de la terapia de RSC en pacientes con BRD son pocos y contradictorios. No es fácil tomar decisiones en este grupo de pacientes; probablemente, debamos buscar datos ecocardiográficos de asincronía basal antes de indicar un dispositivo de RSC.

5 Resincronización en candidatos a estimulación permanente

5.1 Efectos de la estimulación en el ápex del VD

La estimulación en el ápex del ventrículo derecho es la norma en los marcapasos y desfibriladores convencionales. Posicionar el electrodo en ápex es fácil y garantiza la estabilidad a largo plazo. Inicialmente, se creía que carecía de efectos secundarios, o bien que éstos eran mínimos. Sin embargo, los resultados del estudio DAVID[52] (*The Dual Chamber and VVI Implantable Defibrillator Trial*) cambiaron nuestro punto de vista. El DAVID comparó, en 506 pacientes, la eficacia clínica de desfibriladores bicamerales programados en modo DDDR a 70 lxm versus VVI a 40 lxm en pacientes sin indicación de estimulación y FE < 40 %. La programación del intervalo AV se dejó, a juicio del investigador, siendo generalmente de 180 ms, lo que favoreció un alto porcentaje de estimulación ventricular (60 % de estimulación en el grupo DDDR frente al 1 % en el grupo VVI). Al año de seguimiento, el *end point* combinado de mortalidad total y hospitalización por ICC, fue significativamente menor en el grupo randomizado a estimulación VVI. Este estudio demostró cómo la estimulación innecesaria desde el ápex del ventrículo derecho, en pacientes con FE deprimida, podía producir una contracción asincrónica del VD y a la larga provocar un deterioro clínico. Sin embargo, en este estudio, no se practicó una valoración sistemática y continuada de la función ventricular.

El estudio MOST (*The Mode Selection Trial*) también demostró una clara asociación entre el porcentaje de estimulación en el ápex del VD y el desarrollo de ICC,[53] en pacientes con estimulación permanente por enfermedad del nodo sinusal. De los 2.010 pacientes incluidos en el estudio, 1.339 presentaban una anchura del complejo QRS inferior a 120 ms en la visita basal. Analizando el porcentaje de estimulación de este grupo, se encuentra que valores por debajo del 10 % se asocian a tasas bajas de ingreso hospitalario, el riesgo de ingreso por ICC aumenta hasta que el porcentaje alcanza el 60 % y después se estabiliza. También se encontró una correlación durante el seguimiento entre el porcentaje de estimulación ventricular y el riesgo de desarrollar fibrilación auricular. El estudio MADIT II[54] (*Multicenter Automatic Defibrillator Implantation Trial*) aleatorizó 1.232 pacientes con cardiopatía isquémica y FE inferior al 30 % a recibir un DAI o tratamiento convencional. La programación del DAI no estaba definida en el protocolo y, durante el seguimiento, la aparición de un episodio nuevo de ICC fue más probable en el grupo del DAI (19,9 %) que en el grupo randomizado a tratamiento convencional (14,9 %). En el año 2003, Nielsen[55] publicó un estudio randomizado y prospectivo, en 177 pacientes con enfermedad del nodo sinusal, que fueron aleatorizados a recibir un marcapasos AAIR, DDDR con intervalo AV corto y DDDR con intervalo AV largo. Durante el seguimiento se analizó la evolución clínica y de los diámetros ecocardiográficos de cavidades izquierdas. Tras casi 3 años de seguimiento, estos parámetros no se modificaron de manera significativa en el grupo AAIR, mientras que en los dos grupos que recibieron un marcapasos DDDR se dilató la aurícula izquierda y en el grupo DDR con AV corto disminuyó la fracción de acortamiento. No hubo diferencias de mortalidad o desarrollo de ICC, pero la incidencia de aparición de FA fue significativamente menor en el grupo AAIR. Todos estos trabajos han llamado la atención sobre el efecto deletéreo de la estimulación en el ápex del ventrículo derecho. El patrón de contracción descoordinado que produce puede, a la larga, causar la dilatación y pérdida de la función contráctil, incluso en individuos jóvenes y sin cardiopatía previa.[56] En ocasiones, la asincronía puede dar origen a insuficiencia mitral, que puede ser la causa de la aparición de FA y descompensación por ICC. El comienzo de la contracción en el ápex altera la secuencia contráctil de los músculos papilares, alterando el cierre normal del aparato subvalvular mitral. También puede verse afectado el movimiento del anillo mitral. Todos estos cambios pueden ser inicialmente reversibles, pero hacerse definitivos, si el patrón de contracción anormal se mantiene durante un tiempo prolongado.

Por ello, durante los últimos años se ha postulado el uso de dispositivos de resincronización cardíaca, no sólo para enfermos con ICC establecida, sino como «prevención primaria» en pacientes con necesidad de estimulación ventricular permanente.

6   RSC en pacientes con estimulación ventricular permanente previa

Los enfermos portadores de un marcapasos desarrollan con frecuencia ICC durante su evolución, en parte, como hemos visto, provocada por la propia estimulación ventricular. Por ello, hoy en día, plantearse la implantación de un dispositivo de RSC en un paciente con un marcapasos previo es una situación clínicamente frecuente. Sin embargo, la utilización de dispositivos de RSC en esta población de pacientes está poco documentada en la literatura. Se incluyen un número pequeño de pacientes en algunas series y su evolución rara vez se describe como grupo independiente. En pacientes con ICC, FA crónica, una ablación previa del nodo AV y al menos 6 meses de estimulación en el ápex, la implantación de un dispositivo de RSC mejora el grado funcional, la FE y los diámetros del ventrículo izquierdo durante el seguimiento.[57] Horwich[58] describe la evolución eléctrica y ecocardiográfica de 15 pacientes que pasan de ser estimulados desde el ápex del VD a una estimulación biventricular. La RSC redujo significativamente la anchura del QRS, la asincronía intraventricular, la FE y el índice de función miocárdica.

7   RSV frente a estimulación convencional

El estudio PAVE *(Left ventricular-based cardiac stimulation post AV nodal ablation evaluation)*[59] analiza la evolución de 184 pacientes, en FA permanente, que tras una ablación del nodo AV, fueron randomizados a recibir un marcapasos convencional o un dispositivo de RSC. Tras 6 meses de seguimiento, los pacientes que recibieron un dispositivo de RSC tuvieron un mejor resultado en el test de los 6 minutos y una mejor FE. En realidad, los pacientes que fueron estimulados desde el ápex del VD sufrieron un deterioro de la FE durante el seguimiento, mientras que ésta se mantuvo en los pacientes que recibieron un dispositivo de RSC.

El estudio HOBIPACE[60] *(The Homburg Biventricular Pacing Evaluation)* es el primer estudio aleatorizado que analiza el valor de la RSC en pacientes con disfunción ventricular y necesidad de estimulación ventricular. Sesenta pacientes con FE < 40 % fueron seguidos durante 6 meses. La RSC redujo los volúmenes ventriculares, el nivel de NT-pro BNP y mejoró los test de calidad de vida y la FE. El beneficio obtenido por la RSC fue similar en los pacientes en ritmo sinusal o FA permanente.

Conclusión

Aunque los datos de que disponemos son pocos, la RSC parece una alternativa razonable en pacientes con ICC, disfunción sistólica e indicación de estimulación permanente. En este subgrupo de pacientes, la RSC parece alcanzar un beneficio similar a la que obtiene en enfermos en ritmo sinusal y BRI.

Sin embargo, la utilidad en pacientes con indicación de estimulación sin ICC y/o disfunción ventricular no ha sido demostrada. Podría parecer lógico evitar el efecto deletéreo de la estimulación en el ápex, pero hasta que no existan datos sólidos en la literatura el implante de un dispositivo de RSC debe limitarse en estos pacientes.

Actualmente, se están llevando a cabo estudios multicéntricos para determinar el valor de la RSC en esta población de pacientes.

Bibliografía

1. American Heart Association. 2002 Heart and Stroke Statistical Update. Dallas, Tex: American Heart Association. www.americanheart.org.
2. Rodríguez-Artalejo F, Banegas Banegas JR, Guallar-Castillón P. Epidemiología de la insuficiencia cardíaca. Rev Esp Cardiol. 2004; 57:163-70.
3. Gottipaty VK. The resting electrocardiogram provides a sensitive and inexpensive marker or prognosis in patients with chronic heart failure (abstract). J Am Coll Cardiol. 1999; 33 (Supl):145A.

4. Xiao HB, Roy C, Fujimoto S, Gibson DG. Natural history of abnormal conduction and its relation to prognosis in patients with dilated cardiomyopathy. Int J Card. 1996; 53:163-70.

5. Aaronson KD, Scheartz JS, Chen TM, Wong KL, Goin JE, Mancini DM. Development and prospective validation of a clinical index to predict survival in ambulatory patients referred for cardiac transplant evaluation. Circulation. 1997; 95:2660-67.

6. Shamim W, Francis DP, Yousufuddin M, Varney S, Pieopli MF, Anker SD, Coats AJ. Intraventricular conduction delay: a prognostic marker in chronic heart failure. Int J Cardiol. 1999; 70:171-78.

7. Nelson GS, Berger RD, Fetics BJ, Talbot M, Spinelli JC, Hare JM, Kass DA. Left ventricular or biventricular pacing improves cardiac function at diminished energy cost in patients with dilated cardiomyopathy and left bundle-branch block. Circulation. 2000; 102:3053-59.

8. De Teresa PA, Chamorro JL, Pulpón LA, Ruiz C, Rodríguez Bailón I, Alzueta J et al. An even more physiological pacing: changing the sequence of ventricular activation. Proceedings, VIIth World Symposium of Cardiac Pacing 1983; Vienna, Austria:95-100.

9. Abraham WT, Fisher WG, Smith AL, Delurgio DB, Leon AR, Loh E et al; for the MIRACLE Study Group. Cardiac resynchronization in chronic heart failure. N Engl J Med. 2002; 346:1845-53.

10. Cazeau S, Leclercq C, Lavergne T, Walker S, Varma C, Linde C et al; for the Multisite Stimulation In Cardiomyopathies (MUSTIC) Study Investigators. Effects of multisite biventricular pacing in patients with heart failure and intraventricular conduction delay. N Engl J Med. 2001; 344:873-80.

11. Bradley DJ, Bradley EA, Baughman KL, Berger RD, Calkins H, Goodman SN et al. Cardiac resynchronization and death from progressive heart failure. A meta-analysis of randomized controlled trials. JAMA. 2003; 289:730-40.

12. Bristow MR, Saxon LA, Boehmer J, Krueger S, Kass DA, De Marco T et al. Cardiac-resynchronization therapy with or without an implantable defibrillator in advanced chronic heart failure. N Engl J Med. 2004; 350:2140-50.

13. Cleland GF, Daubert JC, Erdmann E, Freemantle N, Gras D, Kappenberger L et al. The effect of cardiac resynchronization on morbility and mortality in heart failure. N Engl J Med. 2005; 352:1539-49.

14. Xiao HB, Brecker SJD, Gibson DG. Effects of abnormal activation on the time course of the left ventricular pressure pulse in dilated cardiomyopathy. Br Heart J. 1992; 68:403-07.

15. Xiao HB, Lee CH, Gibson DG. Effect of left bundle branch block on diastolic function in dilated cardiomyopathy. Br Heart J. 1991; 66: 443-47.

16. Rouleau F, Merheb M, Geffroy S et al. Echocardiographic assessment of the interventricular delay of activation and correlation to the QRS width in dilated cardiomyopathy. Pacing Clin Electrophysiol. 2001; 24: 1500-06.

17. Blazek G, Gessner M, Domaus C et al. Conduction disturbance and left ventricular systolic asynchrony in dilated cardiomyopathy: evaluation of patients in congestive heart failure for resynchronization therapy by tissue Doppler imaging (abstr). Eur J Echocardiogr. 2001; 2:S27.

18. Yu C-M, Lin H, Zhang Q et al. High prevalence of left ventricular systolic and diastolic asynchrony in patients with congestive heart failure and normal QRS duration. Heart. 2003; 89:54-60.

19. Breithard OA, Stellbrink C, Kramer AP et al. Echocardiographic quantification of left ventricular asynchrony predicts an acute hemodynamic benefit of cardiac resynchronization therapy. J Am Coll Cardiol. 2002; 40:536-45.

20. Fauchier L, Marie O, Casset-Senon D, Babuty D, Cosnay P, Fauchier JP. Reliability of QRS Duration and Morphology on Surface Electrocardiogram to Identify Ventricular Dyssynchrony in Patients With Idiopathic Dilated Cardiomyopathy. Am J Cardiol. 2003; 92:341-44, con el permiso de Elsevier.

21. Ghio S, Constantin C, Klersy C et al. Interventricular and intraventricular dyssynchrony are common in patients with heart failure, regardless of QRS duration. Eur Heart J. 2004; 25:571-78.

22. Nelson GS, Curry CW, Wyman BT et al. Predictors of systolic augmentation from left ventricular preexcitation in patients with dilated cardiomyopathy and intraventricular conduction delay. Circulation. 2000; 101:2703-09.

23. Auricchio A, Stellbrink C, Butter C et al. Clinical efficacy of cardiac resynchronization therapy using left ventricular pacing in heart failure pa-

tients stratified by severity of ventricular conduction delay. J Am Coll Cardiol. 2003; 42:2109-16.

24. Pitzalis MV, Iacoviello M, Romito R *et al.* Cardiac resynchronization therapy tailored by echocardiographic evaluation of ventricular asynchrony. J Am Coll Cardiol. 2002; 40:1615-22.

25. Fauchier L, Marie O, Casset-Senon D, Babuty D, Cosnay P, Fauchier JP. Interventricular and intraventricular dyssynchrony in idiopathic dilated cardiomyopathy: a prognostic study with Fourier phase analysis of radionuclide angioscintigraphy. J Am Coll Cardiol. 2002; 40:2022-30.

26. Reuter S, Garrigue S, Barold SS, *et al.* Comparison of characteristics in responders versus nonresponders with biventricular pacing for drug-resistant congestive heart failure. Am J Cardiol. 2002; 89: 346-50.

27. Søgaard P, Egeblad H, Kim WY *et al.* Tissue Doppler imaging predicts improved systolic performance and reversed left ventricular remodeling during long-term cardiac resynchronization therapy. J Am Coll Cardiol. 2002; 40:723-30.

28. Pitzalis MV, Iacoviello M, Romito R, Guida P, De Tommasi E, Luzzi G, Anaclerio M, Forleo C, Rizzon P. Ventricular asynchrony predicts a better outcome in patients with chronic heart failure receiving cardiac resynchronization therapy. J Am Coll Cardiol. 2005; 45:65-9.

29. Achilli A, Sassara M, Ficili S *et al.* Long-term effectiveness of cardiac resynchronization therapy in patients with refractory heart failure and «narrow» QRS. J Am Coll Cardiol. 2003; 42:2117-24, con el permiso de la American College of Cardiology Foundation.

30. Turner MS, Bleasdale RA, Mumford CE, Frenneaux MP and Morris-Thurgood JA. QRS duration variables in patients with heart failure with a normal Left ventricular pacing improves haemodynamic. Heart. 2004; 90;502-05.

31. ACC/AHA 2005 Guideline Update for the Diagnosis and Management of Chronic Heart Failure in the Adult-Summary Article. JACC. 2005; 46:1116-43.

32. Guidelines for the diagnosis and treatment of chronic heart failure: executive summary (update 2005). The Task Force for the Diagnosis and Treatment of Chronic Heart Failure of the European Society of Cardiology. 2005; 26: 1115-40.

33. Díaz-Infante E, Hernández-Madrid A, Brugada J, Fernández-Lozano I, García Bolao I, Leal J *et al.* Consenso sobre indicaciones, programación y seguimiento de dispositivos de resincronización del Grupo de Trabajo de Resincronización Cardíaca de la Sociedad Española de Cardiología. Rev Esp Cardiol Supl. 2005; 5: 3B-11B.

34. Kazan A, Barold S. Significance of QRS Complex Duration in Patients With Heart Failure. J Am Coll Cardiol. 2005; 46:2183-92.

35. Baldasseroni S, Gentile A, Gorini M *et al.* Intraventricular conduction defects in patients with congestive heart failure: left but not right bundle branch block is an independent predictor of prognosis. A report from the Italian Network on Congestive Heart Failure (IN-CHF database). Ital Heart. J 2003; 4:607-13.

36. Wilensky RL, Yudelman P, Cohen AI *et al.* Serial electrocardiographic changes in idiopathic dilated cardiomyopathy confirmed at necropsy. Am J Cardiol. 1988; 62:276-83.

37. Baldasseroni S, Opasich C, Gorini M *et al.* Left bundle-branch block is associated with increased 1-year sudden and total mortality rate in 5,517 outpatients with congestive heart failure: a report from the Italian network on congestive heart failure. Am Heart J. 2002; 143: 398-405.

38. Hod H, Goldbourt U, Behar S. Bundle branch block in acute Q wave inferior wall myocardial infarction. A high risk subgroup of inferior myocardial infarction patients. The SPRINT Study Group. Secondary Prevention Reinfarction Israeli Nifedipine Trial. Eur Heart J. 1995; 16:471-77.

39. Freedman RA, Alderman EL, Sheffield LT *et al.* Bundle Branco block in patients with chronic coronary artery disease: angiographic correlates and prognostic significance. J Am Coll Cardiol. 1987; 10:73-80.

40. Flowers NC. Left bundle branch block: a continuously evolving concept. J Am Coll Cardiol. 1987; 9:684-97.

41. Fahy GJ, Pinski SL, Miller DP *et al.* Natural history of isolated bundle branch block. Am J Cardiol. 1996; 77:1185-90.

42. Edmands RE. An epidemiological assessment of bundle-branch block. Circulation. 1966; 34:1081-87.

43. Eriksson P, Hansson PO, Eriksson H, Dellborg M. Bundle-branch block in a general male popula-

tion: the study of men born 1913. Circulation. 1998; 98:2494-500.

44. Hesse B, Díaz LA, Snader CE, Blackstone EH, Lauer MS. Complete Bundle Branch Block as an Independent Predictor of All-Cause Mortality: Report of 7,073 Patients Referred for Nuclear Exercise Testing. AmJ Med. 2001; 110:253-59.

45. Fantoni C, Kawabata M, Massaro R, Regoli F, Raffa S, Arora V, Salerno-Uriarte JA, Klein H, Auricchio A. Right and left ventricular activation sequence in patients with Heart failure and right bundle Branch block. J Cardiovasc Electrophysiol. 2005 Vol 16: 112-19, con el permiso de Blackwell Publishing.

46. Systematic review: cardiac resynchronization in patients with symptomatic Heart failure. Ann Intern Med. 2004; 141:381-90. [Erratum, Ann Intern Med. 2005; 142:311.]

47. Garrigue S, Reuter S, Labeque JN *et al.* Usefulness of biventricular pacing in patients with congestive heart failure and right bundle branch block. Am J Cardiol. 2001; 88:1436-41, A8.

48. Young JB, Abraham WT, Smith AL, Leon AR, Lieberman R, Wilkoff B *et al.* Combined cardiac resynchronization and implantable cardioversion defibrillation in advanced chronic heart failure: the MIRACLE ICD Trial. JAMA. 2003; 289:2685-94. [PMID: 12771115] 15.

49. Higgins SL, Hummel JD, Niazi IK, Giudici MC, Worley SJ, Saxon LA *et al.* Cardiac resynchronization therapy for the treatment of heart failure in patients with intraventricular conduction delay and malignant ventricular tachyarrhythmias. J Am Coll Cardiol. 2003; 42:1454-9. [PMID: 14563591]

50. Egoavil CA, Ho RT, Greenspon AJ, Pavri BB. Cardiac resynchronization therapy in patients with right bundle branch block: analysis of pooled data from the MIRACLE and Contak CD trials. Heart Rhythm. 2005 Jun;2(6):616-18.

51. Fernández Lozano I, Escudier JM, Díaz Infante E, Leal J, Hernández Madrid A, García Bolao I, Toquero J, Mont L. Biventricular pacing in right bundle-branch block. Europace. 2005 June 7: (supl 1) 64.

52. Wilkoff BL, Cook JR, Epstein AE *et al.* Dual-chamber pacing or ventricular backup pacing in patients with an implantable defibrillator: the Dual Chamber and VVI Implantable Defibrillator (DAVID) trial. JAMA. 2002; 288:3115-23.

53. Sweeney MO, Hellkamp AS, Ellenbogen KA *et al*, for the MOST Investigators. Adverse effect of ventricular pacing on heart failure and atrial fibrillation among patients with normal baseline QRS duration in a clinical trial of pacemaker therapy for sinus node dysfunction. Circulation. 2003; 107: 2932-37.

54. Moss AJ, Zareba W, Hall WJ *et al*. Prophylactic implantation of a defibrillator in patients with myocardial infarction and reduced ejection fraction. N Engl J Med. 2002; 346:877-83.

55. Nielsen JC, Kristensen L, Andersen HR, Mortensen PT, Pedersen OL, Pedersen AK. A randomized comparison of atrial and dual chamber pacing in 177 consecutive patients with sick sinus syndrome: echocardiographic and clinical outcome. J Am Coll Cardiol. 2003; 42: 614-23.

56. Tantengco MV, Thomas RL, Karpawich PP. Left Ventricular Dysfunction After Long-Term Right Ventricular Apical Pacing in the Young. J Am Coll Cardiol. 2001; 37:2093-100.

57. Leon AR, Greenberg JM, Kanuru N, Baker CM, Mera FV, Smith AL, Langberg JL, DeLurgio DB. Cardiac Resynchronization in Patients UIT Congestive Heart Failure and Chronic Atrial Fibrillation Effect of Upgrading to Biventricular Pacing After Chronic Right Ventricular Pacing. J Am Coll Cardiol. 2002; 39:1258-63.

58. Horwich T, Foster E, De Marco T, Tseng Z and Saxon L. Effects of Resynchronization Therapy on Cardiac Function in Pacemakers Patients Upgraded to Biventricular Devices. J Cardiovasc Electrophysiol. 2004 Vol 15, pp 1284-89.

59. Doshi RN, Daoud EG, Fellows C, Turk K, Duran A, Hamdan MH, Pires LA. Left ventricular-based cardiac stimulation post AV nodal ablation evaluation. J Cardiovasc Electrophysiol. 2005 Vol 16, pp 1160-65.

60. Kindermann M, Hennen B, Jung J, Geisel J, Böhm M, Fröhlig, Biventricular Versus Conventional Right Ventricular Stimulation for Patients With Standard Pacing Indication and Left Ventricular Dysfunction. The Homburg Biventricular Pacing Evaluation (HOBIPACE). J Am Coll Cardiol. 2006; 47:1927-37.

Boston Scientific y Guidant.
Podemos y lo haremos.

Juntos, seguiremos desarrollando las tecnologías médicas más innovadoras y eficaces. Continuaremos proporcionando a su médico nuevas alternativas de tratamiento. Mantendremos la calidad de nuestros productos en los estándares más altos. Juntos mejoraremos el cuidado de los pacientes y aumentaremos la relación calidad-precio. Podemos combinar el trabajo de dos grandes compañías que comparten una misma visión de futuro. A partir de hoy, podemos lograrlo y lo haremos.

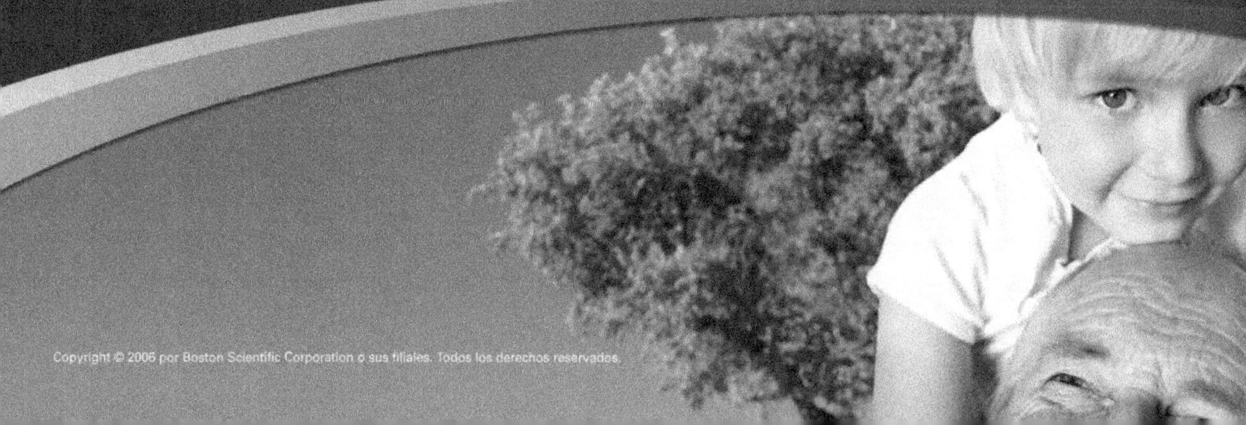